JN056863

はじめに

あん摩マッサージ指圧師、はり師、きゅう師になるための学修を始めた際に、立ちはだかる壁の一つが「経穴の暗記」であろうかと思います。私は養成校の教員として、学生の皆さんが、それぞれ工夫して乗り越えようと努力される姿を見てきて、なんとか手助けができないものかと思い、2005年に『ツボ暗記カード』を発刊するにいたりました。以来、多くの学生さんに親しまれ、ご愛用いただいてきたことに、あらためて感謝申し上げたいと思います。

今回の『ツボ暗記カード』は、従来のカードとは異なり、（公社）東洋療法学校協会の教科書『新版 経絡経穴概論』に完全準拠した内容になっています。教科書の編集に携わっておられる第二次日本経穴委員会、日本理療科教員連盟、（公社）東洋療法学校協会、そして教科書出版元の（株）医道の日本社の皆様方に、ご理解、ご協力をいただき、学生の皆さんにとって、より学習しやすい『ツボ暗記カード』になったことは、発行当初からの目的を実現できたよろこびを感じるとともに、関係者の皆様に感謝いたしているところでございます。実際の試験対策という部分において、今まではひと工夫必要でしたが、これからは、新しい『ツボ暗記カード』によってより効率的に学習を進めていただくことができます。学生の皆さんにおかれましては、あん摩マッサージ指圧師、はり師、きゅう師の臨床において基盤となる経穴の重要性をさらに意識していただき、意欲をもって経穴の学習に取り組んでいただければ幸いです。

あん摩マッサージ指圧師、はり師、きゅう師は、患者さんの日常に寄り添い、健康の増進に寄与するとともに、心の安らぎを提供できる素晴らしい職業だと思います。将来、皆さんが、患者さんの前に立ち「臨床家」として、ご活躍されることを当出版部としても後押ししていきたいと考えております。

新しくなった『ツボ暗記カード』を十分にご活用いただき、試験対策のみならず、臨床の場面においても、役に立ったと思ってもらえることを祈念しております。

ツボ暗記カード編集責任者　清水尚道

使い方

カードの仕様

表

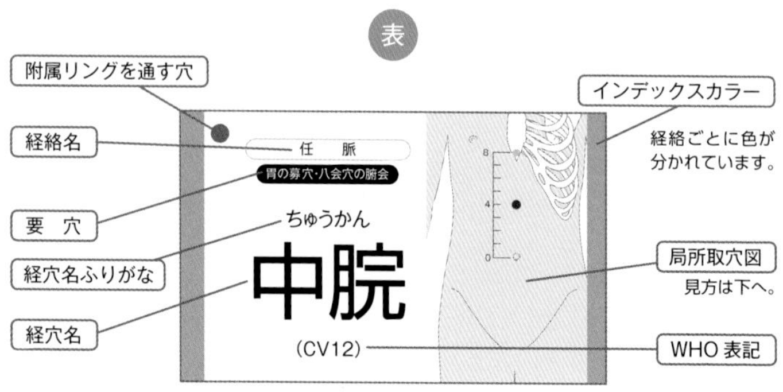

局所取穴図

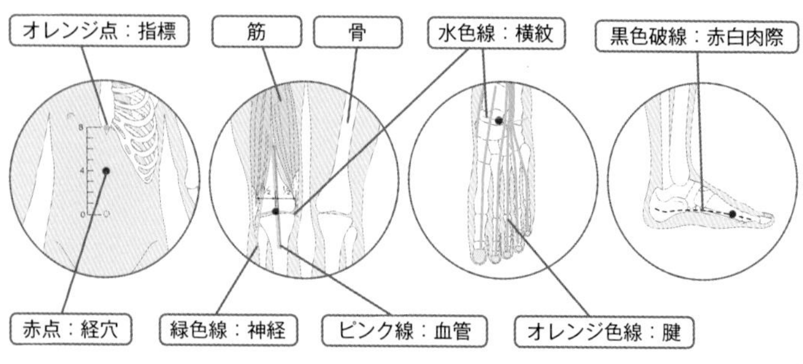

裏

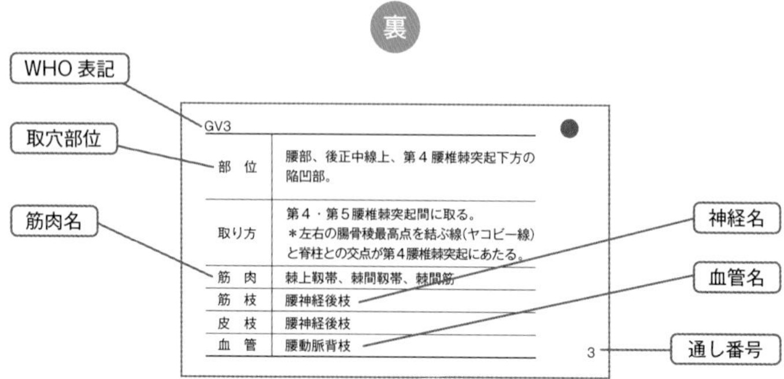

カードの使い方

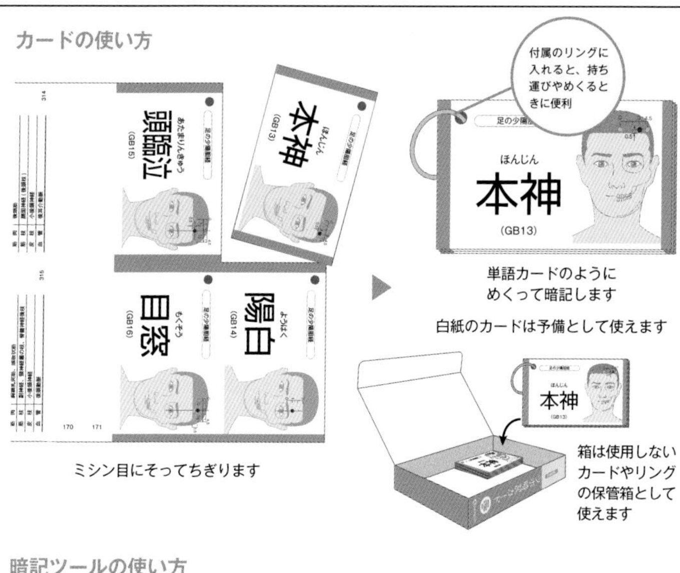

ミシン目にそってちぎります

単語カードのように
めくって暗記します

白紙のカードは予備として使えます

箱は使用しない
カードやリング
の保管箱として
使えます

暗記ツールの使い方

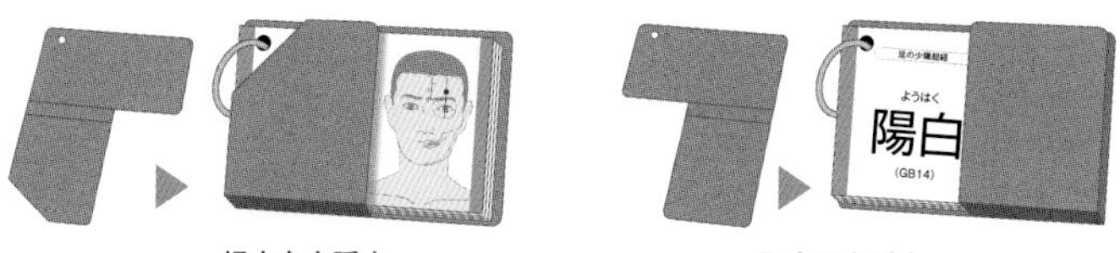

経穴名を隠す　　取穴図を隠す

付属の目隠しカード（黒色各１枚）をカードの一番うしろにおいて
リングでとめると、経穴名（又は取穴図）を隠すことができます

カード目次

新装改訂版　国家試験対策
ツボ暗記カード
教科書『新版経絡経穴概論』準拠

2021年4月16日　第3版第1刷　新装改訂版　発行

発行責任者　清水尚道
発行所　アルテミシア
〒537-0022
大阪府大阪市東成区中本4-1-8 森ノ宮医療学園出版部
電話　06-6976-6889　FAX　06-6973-3133
koudoku@morinomiya.ac.jp
https://book.morinomiya.ac.jp/
編集　森ノ宮医療学園出版部
協力　株式会社医道の日本社
日本経絡経穴研究会
日本理療科教員連盟
公益社団法人東洋療法学校協会
デザイン　藤林昭
印刷製本　株式会社廣済堂

日本理療科教員連盟，東洋療法学校協会．新版 経絡経穴概論　第2版．医道の日本社，2013より転載

 ISBN978-4-902270-10-5 C3047

督　脈

絡穴

ちょうきょう

長強

（GV1）

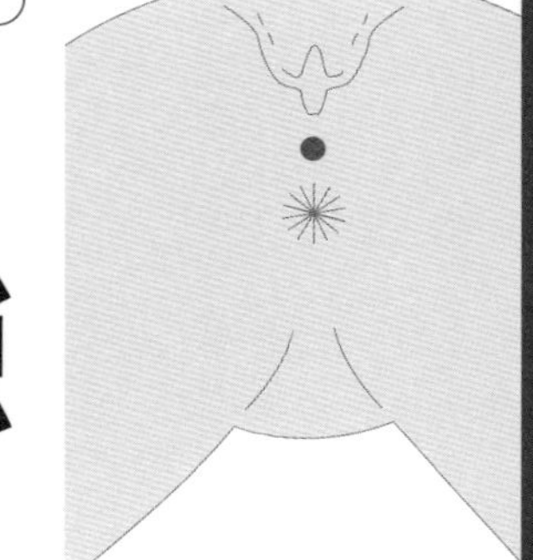

督　脈

ようゆ

腰兪

（GV2）

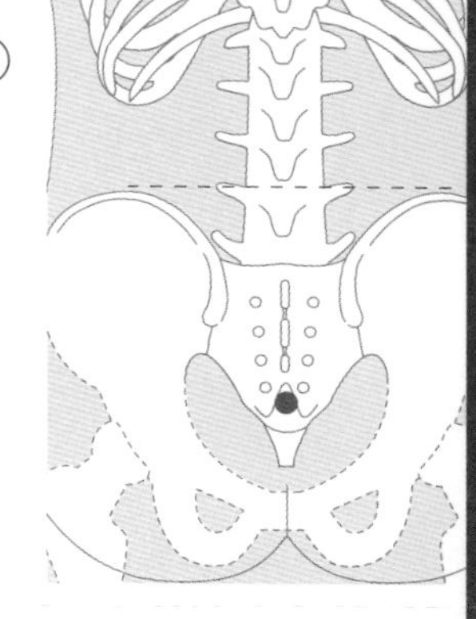

督　脈

こしようかん

腰陽関

（GV3）

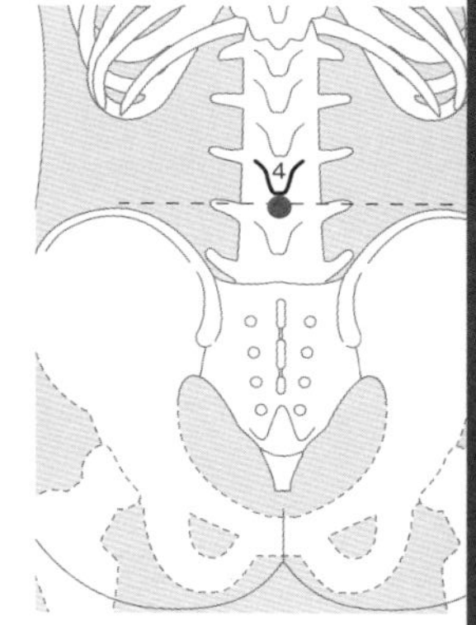

督　脈

めいもん

命門

（GV4）

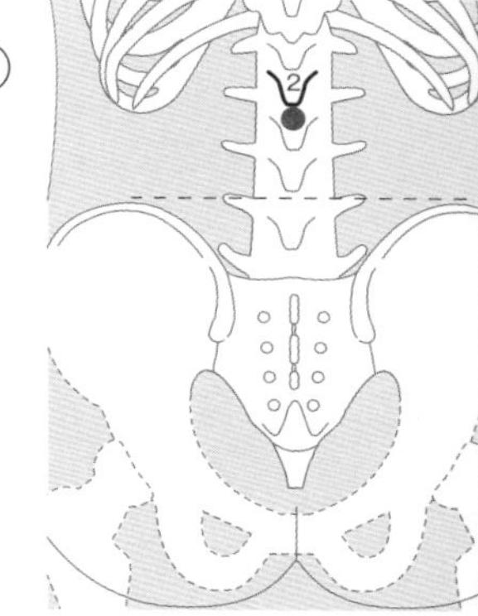

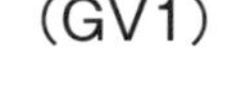
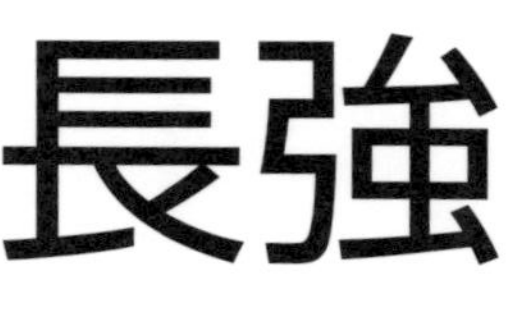
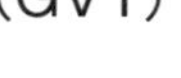

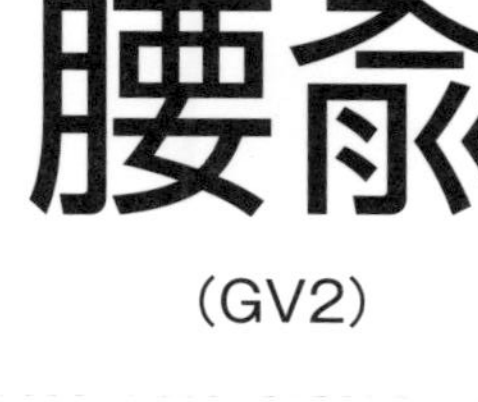
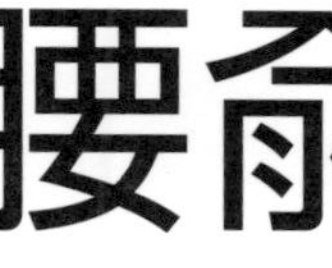
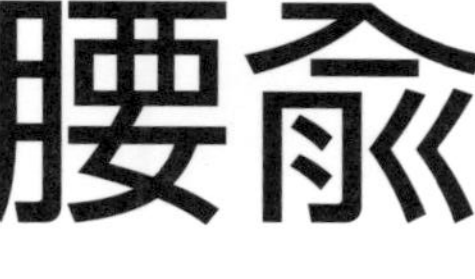
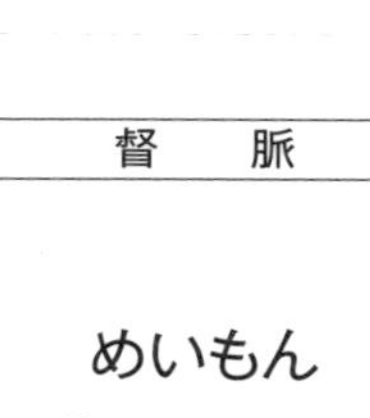

GV1

部　位	会陰部、尾骨の下方、尾骨端と肛門の中央。
取り方	伏臥位あるいは膝胸位にし、尾骨下端の下方で肛門との間に取る。
筋　肉	肛門尾骨靱帯、外肛門括約筋
筋　枝	陰部神経（下直腸神経）
皮　枝	陰部神経（下直腸神経）
血　管	内陰部動脈（下直腸動脈）

1

GV2

部　位	仙骨部、後正中線上、仙骨裂孔。
取り方	殿裂の直上に仙骨裂孔を触れ、その陥凹中に取る。
筋　肉	浅後仙尾靱帯
筋　枝	―
皮　枝	仙骨神経後枝
血　管	下殿動脈

2

GV3

部　位	腰部、後正中線上、第４腰椎棘突起下方の陥凹部。
取り方	第４・第５腰椎棘突起間に取る。 ＊左右の腸骨稜最高点を結ぶ線(ヤコビー線)と脊柱との交点が第４腰椎棘突起にあたる。
筋　肉	棘上靱帯、棘間靱帯、棘間筋
筋　枝	腰神経後枝
皮　枝	腰神経後枝
血　管	腰動脈背枝

3

GV4

部　位	腰部、後正中線上、第２腰椎棘突起下方の陥凹部。
取り方	第２・第３腰椎棘突起間に取る。 ＊左右の第12肋骨先端を結ぶ線と脊柱との交点が第２腰椎棘突起にあたる。
筋　肉	棘上靱帯、棘間靱帯、棘間筋
筋　枝	腰神経後枝
皮　枝	腰神経後枝
血　管	腰動脈背枝

4

督　脈

けんすう

懸枢

（GV5）

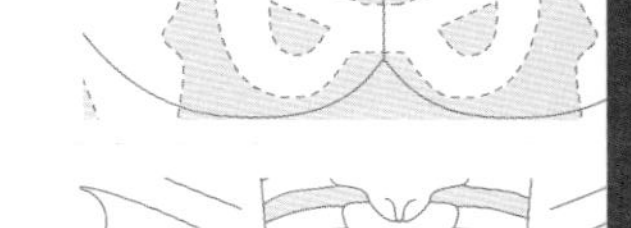

督　脈

せきちゅう

脊中

（GV6）

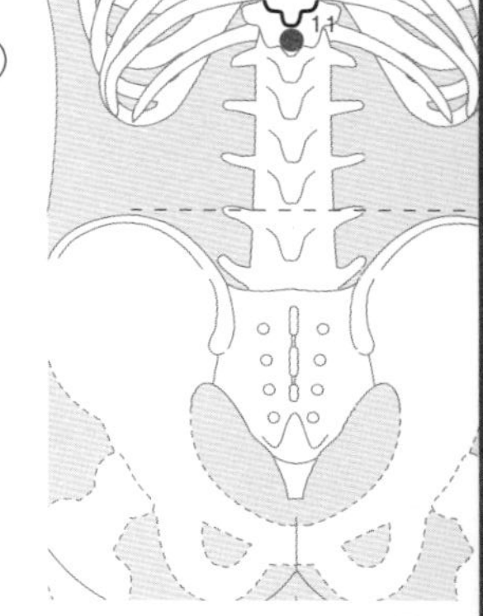

督　脈

ちゅうすう

中枢

（GV7）

督　脈

きんしゅく

筋縮

（GV8）

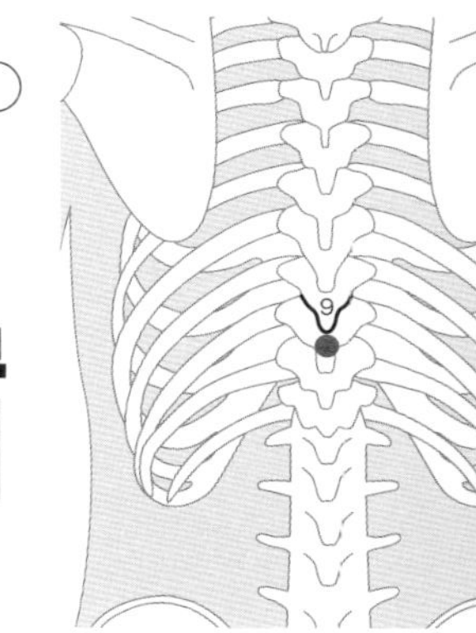

GV5

部　位	腰部、後正中線上、第 1 腰椎棘突起下方の陥凹部。
取り方	第1・第２腰椎棘突起間に取る。
筋　肉	棘上靱帯、棘間靱帯、棘間筋
筋　枝	腰神経後枝
皮　枝	腰神経後枝
血　管	腰動脈背枝

5

GV6

部　位	上背部、後正中線上、第 11 胸椎棘突起下方の陥凹部。
取り方	第11・第12胸椎棘突起間に取る。 ＊第２腰椎棘突起を定め、これを基準にする。
筋　肉	棘上靱帯、棘間靱帯
筋　枝	ー
皮　枝	胸神経後枝
血　管	肋間動脈背枝

6

GV7

部　位	上背部、後正中線上、第 10 胸椎棘突起下方の陥凹部。
取り方	第10・第11胸椎棘突起間に取る。 ＊左右の肩甲骨下角を結ぶ線と脊柱との交点が第７胸椎棘突起にあたり、これを基準にする。
筋　肉	棘上靱帯、棘間靱帯
筋　枝	ー
皮　枝	胸神経後枝
血　管	肋間動脈背枝

7

GV8

部　位	上背部、後正中線上、第 9 胸椎棘突起下方の陥凹部。
取り方	第９・第10胸椎棘突起間に取る。 ＊第7胸椎棘突起を定め、これを基準にする。
筋　肉	棘上靱帯、棘間靱帯
筋　枝	ー
皮　枝	胸神経後枝
血　管	肋間動脈背枝

8

督　脈

しよう

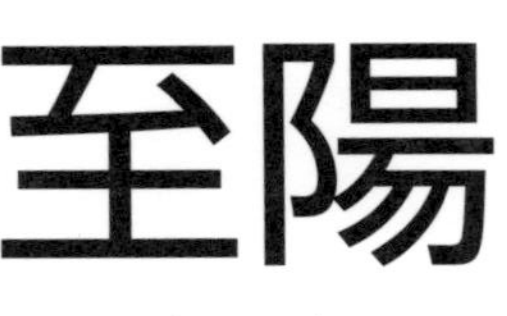

至陽

（GV9）

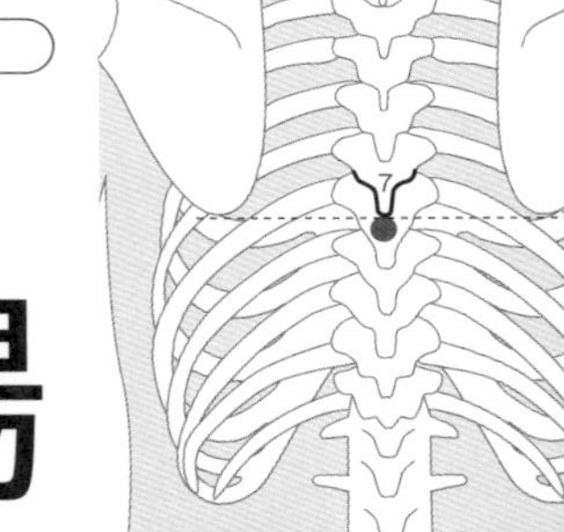

督　脈

れいだい

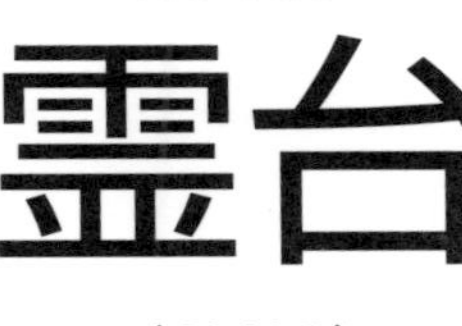

霊台

（GV10）

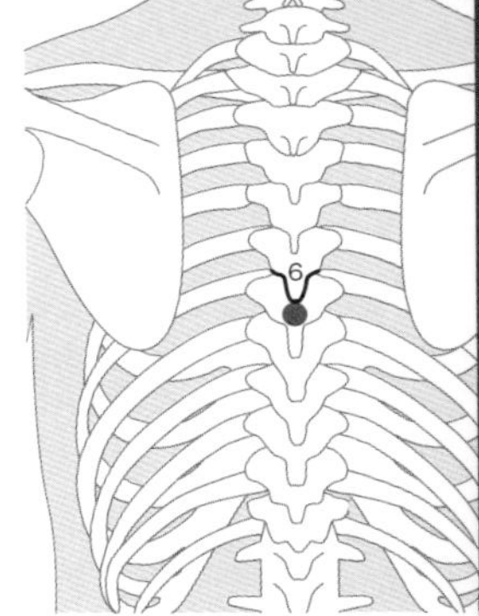

督　脈

しんどう

神道

（GV11）

督　脈

しんちゅう

身柱

（GV12）

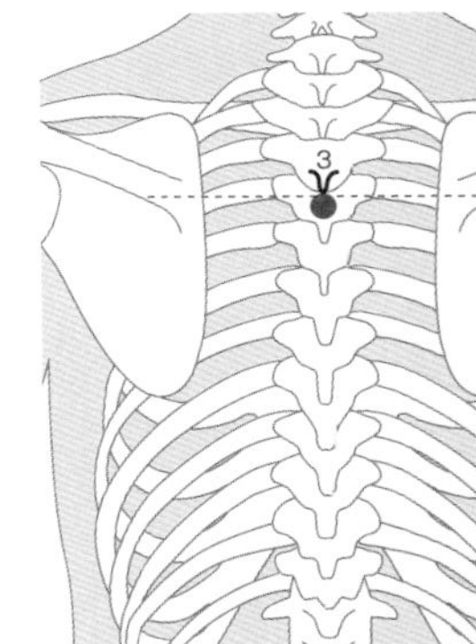

GV9

部　位	上背部、後正中線上、第７胸椎棘突起下方の陥凹部。
取り方	第７·第８胸椎棘突起間に取る。 ＊左右の肩甲骨下角を結ぶ線と脊柱との交点が第７胸椎棘突起にあたる。
筋　肉	棘上靱帯、棘間靱帯
筋　枝	―
皮　枝	胸神経後枝
血　管	肋間動脈背枝

9

GV10

部　位	上背部、後正中線上、第６胸椎棘突起下方の陥凹部。
取り方	第６·第７胸椎棘突起間に取る。 ＊第7胸椎棘突起を定め､これを基準にする。
筋　肉	棘上靱帯、棘間靱帯
筋　枝	―
皮　枝	胸神経後枝
血　管	肋間動脈背枝

10

GV11

部　位	上背部、後正中線上、第５胸椎棘突起下方の陥凹部。
取り方	第５·第６胸椎棘突起間に取る。 ＊第7胸椎棘突起を定め、これを基準にする。
筋　肉	棘上靱帯、棘間靱帯
筋　枝	―
皮　枝	胸神経後枝
血　管	肋間動脈背枝

11

GV12

部　位	上背部、後正中線上、第３胸椎棘突起下方の陥凹部。
取り方	第３·第４胸椎棘突起間に取る。 ＊左右の肩甲棘内端を結ぶ線と脊柱との交点が第３胸椎棘突起にあたる。
筋　肉	棘上靱帯、棘間靱帯
筋　枝	―
皮　枝	胸神経後枝
血　管	肋間動脈背枝

12

督　脈

とうどう
陶道
（GV13）

督　脈

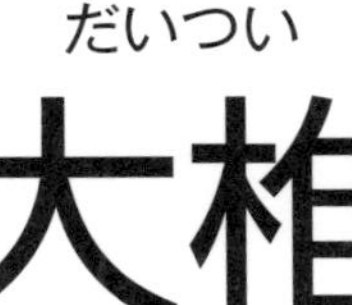
だいつい
大椎
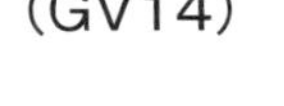
（GV14）

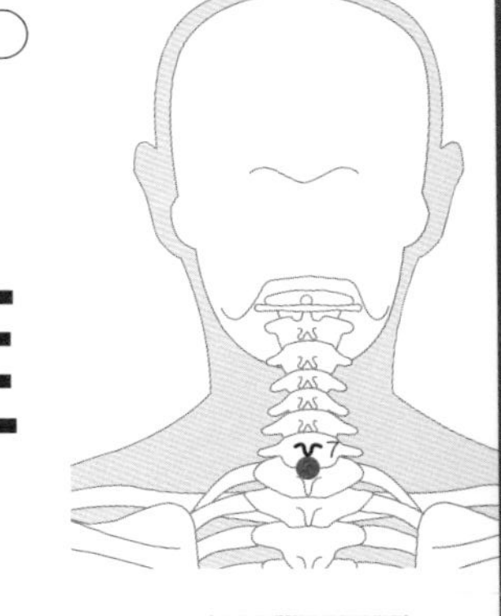

督　脈

あもん
瘂門
（GV15）

督　脈

ふうふ
風府
（GV16）

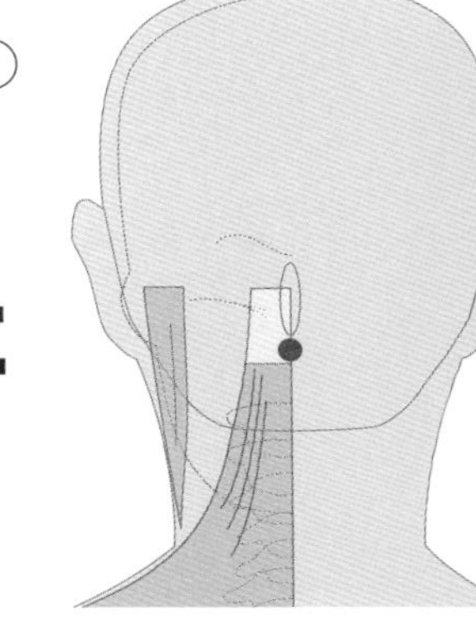

GV13

部　位	上背部、後正中線上、第 1 胸椎棘突起下方の陥凹部。
取り方	第1・第2胸椎棘突起間に取る。 ＊第7頸椎棘突起を定め､これを基準にする。
筋　肉	棘上靱帯、棘間靱帯
筋　枝	―
皮　枝	胸神経後枝
血　管	肋間動脈背枝

13

GV14

部　位	後頸部、後正中線上、第 7 頸椎棘突起下方の陥凹部。
取り方	第7頸椎・第1胸椎棘突起間に取る。 ＊後頸部で最も突出しているのが第7頸椎棘突起にあたる。頸部を軽く前屈し頭部を回旋すると、第7頸椎の回旋を触れる。
筋　肉	棘上靱帯、棘間靱帯、棘間筋
筋　枝	頸神経後枝
皮　枝	頸神経後枝
血　管	頸横動脈上行枝

14

GV15

部　位	後頸部、後正中線上、第 2 頸椎棘突起上方の陥凹部。
取り方	項窩のほぼ中央で後髪際の上方、風府の下方５分に取る。
筋　肉	項靱帯、棘間筋
筋　枝	頸神経後枝
皮　枝	頸神経後枝
血　管	頸横動脈上行枝

15

GV16

部　位	後頸部、後正中線上、外後頭隆起の直下、左右の僧帽筋間の陥凹部。
取り方	頸部を軽く後屈させて僧帽筋の緊張を緩め、後髪際中央から後頭骨に向かって撫で上げたとき、指が止まるところに取る。
筋　肉	項靱帯
筋　枝	―
皮　枝	大後頭神経
血　管	後頭動脈、頸横動脈上行枝

16

督　脈

のうこ

脳戸

（GV17）

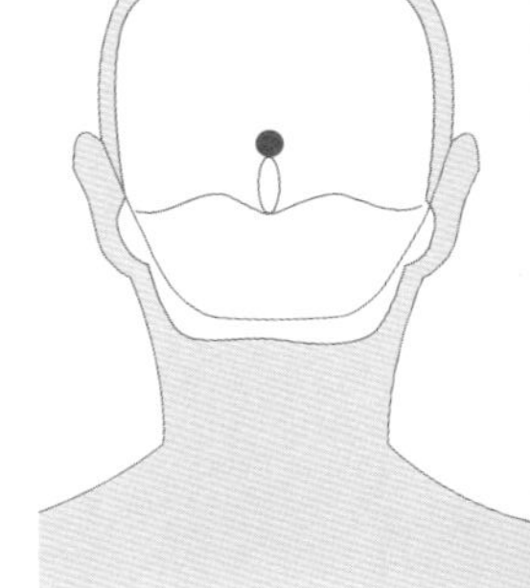

督　脈

きょうかん

強間

（GV18）

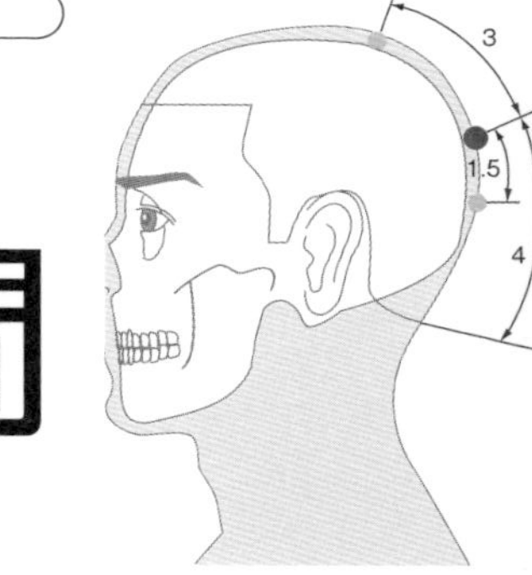

督　脈

ごちょう

後頂

（GV19）

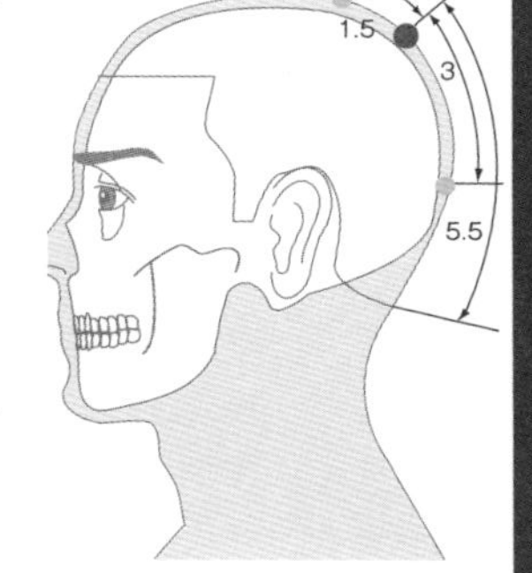

督　脈

ひゃくえ

百会

（GV20）

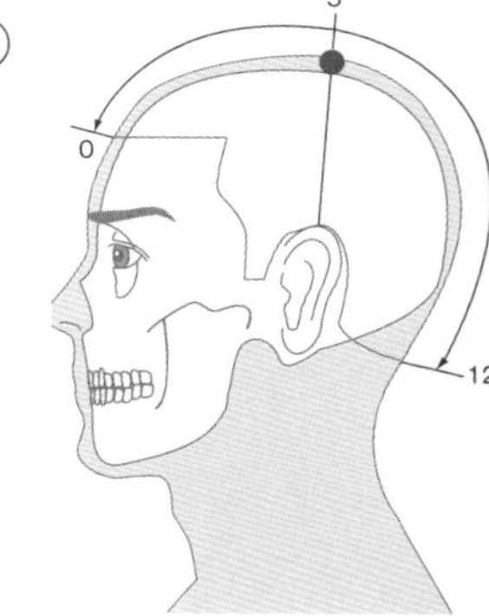

GV17

部　位	頭部、外後頭隆起上方の陥凹部。
取り方	後正中線上で、外後頭隆起の上方の陥凹中に取る。 ＊脳空（胆経）と同じ高さにあたる。
筋　肉	後頭筋
筋　枝	顔面神経
皮　枝	大後頭神経
血　管	後頭動脈

17

GV18

部　位	頭部、後正中線上、後髪際の上方４寸。
取り方	脳戸の上方１寸５分、脳戸と百会とを結ぶ線を３等分し、脳戸から３分の１のところに取る。＊小児では小泉門部にあたる。
筋　肉	帽状腱膜
筋　枝	―
皮　枝	大後頭神経
血　管	後頭動脈

18

GV19

部　位	頭部、後正中線上、後髪際の上方５寸５分。
取り方	脳戸の上方３寸、脳戸と百会とを結ぶ線を3等分し、百会から３分の1のところに取る。
筋　肉	帽状腱膜
筋　枝	―
皮　枝	大後頭神経
血　管	後頭動脈

19

GV20

部　位	頭部、前正中線上、前髪際の後方５寸。
取り方	左右の耳介を前に折り、その上角（耳尖）を結ぶ線の中点に取る。＊前髪際と後髪際とを結ぶ線の中点の前方１寸にあたる。
筋　肉	帽状腱膜
筋　枝	―
皮　枝	大後頭神経、眼神経（三叉神経第１枝）
血　管	眼窩上動脈、浅側頭動脈、後頭動脈

20

督　脈

ぜんちょう

前頂

（GV21）

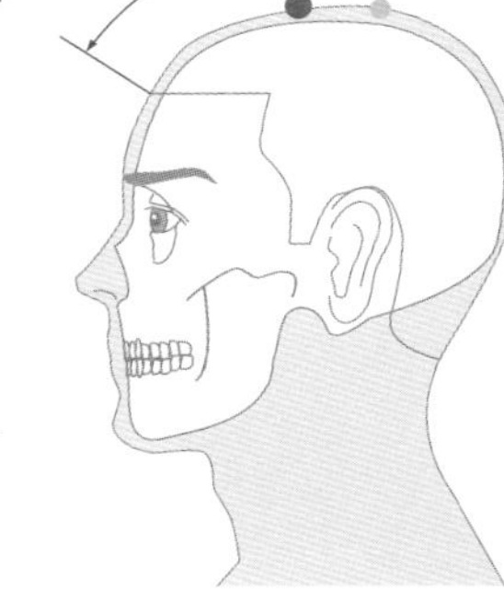

督　脈

しんえ

顖会

（GV22）

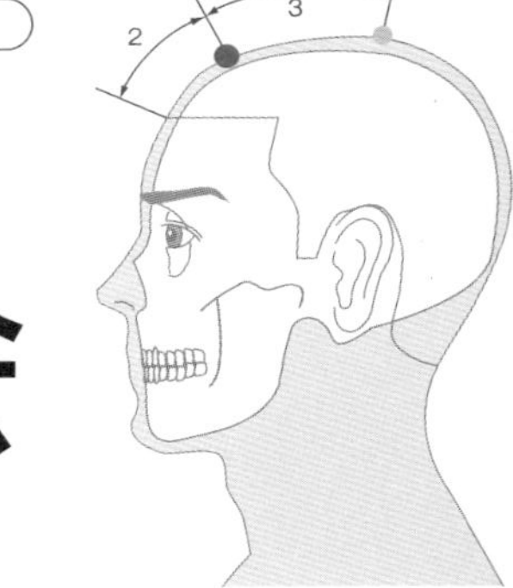

督　脈

じょうせい

上星

（GV23）

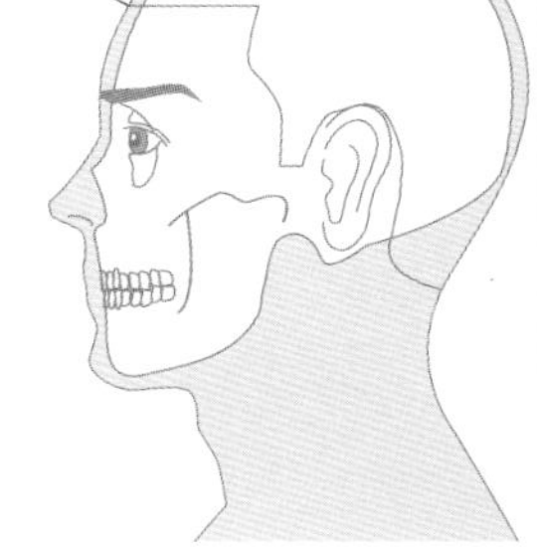

督　脈

しんてい

神庭

（GV24）

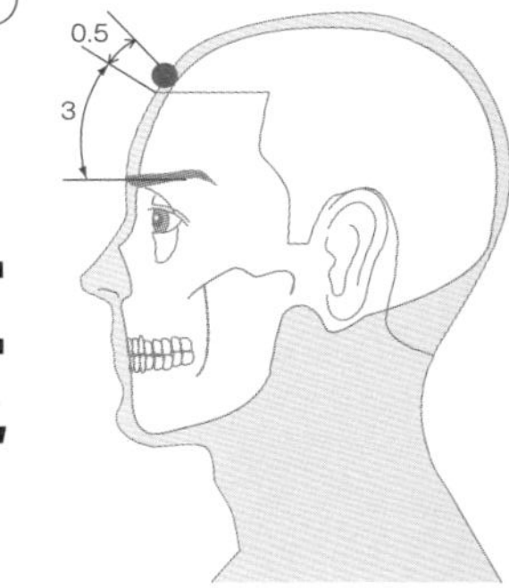

GV21

部　位	頭部、前正中線上、前髪際の後方３寸５分。
取り方	百会の前方１寸５分、百会と神庭とを結ぶ線を３等分し、百会から３分の１のところに取る。
筋　肉	帽状腱膜
筋　枝	ー
皮　枝	眼神経（三叉神経第１枝）
血　管	眼窩上動脈

21

GV22

部　位	頭部、前正中線上、前髪際の後方２寸。
取り方	百会の前方３寸、百会と神庭とを結ぶ線を３等分し、神庭から3分の1のところに取る。＊小児では大泉門部にあたる。
筋　肉	帽状腱膜、前頭筋
筋　枝	顔面神経（側頭枝・頬骨枝）
皮　枝	眼神経（三叉神経第１枝）
血　管	眼窩上動脈

22

GV23

部　位	頭部、前正中線上、前髪際の後方１寸。
取り方	顖会の前方で前髪際との中点に取る。
筋　肉	前頭筋
筋　枝	顔面神経（側頭枝・頬骨枝）
皮　枝	眼神経（三叉神経第１枝）
血　管	滑車上動脈、眼窩上動脈

23

GV24

部　位	頭部、前正中線上、前髪際の後方５分。
取り方	前髪際がはっきりしない場合は、眉間の中点の上方３寸５分に取る。＊前髪際の後方５分には前正中線から、神庭、眉衝（膀胱経）、曲差（膀胱経）、頭臨泣（胆経）、本神（胆経）、頭維（胃経）が並ぶ。
筋　肉	前頭筋
筋　枝	顔面神経（側頭枝・頬骨枝）
皮　枝	眼神経（三叉神経第１枝）
血　管	滑車上動脈、眼窩上動脈

24

督　脈

そりょう

素髎

（GV25）

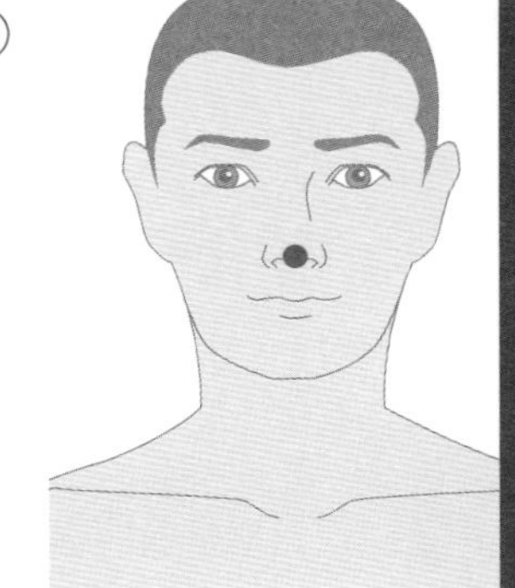

督　脈

すいこう

水溝

（GV26）

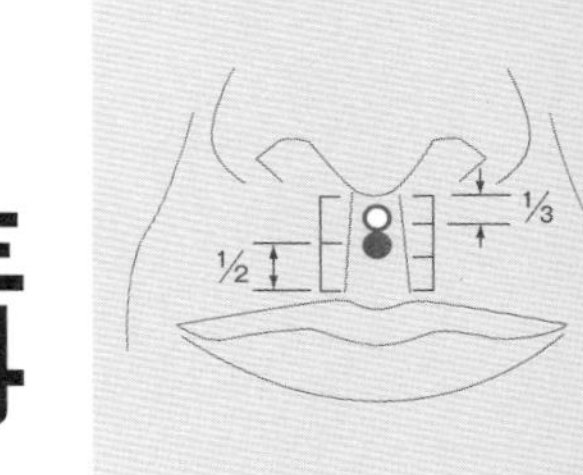

督　脈

だたん

兌端

（GV27）

督　脈

ぎんこう

齦交

（GV28）

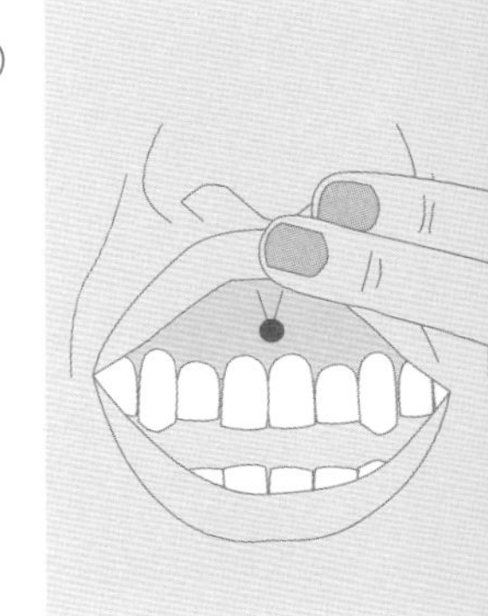

GV25

部　位	顔面部、鼻の尖端。
取り方	鼻尖の中央で、指頭で押すと特にくぼむところに取る。
筋　肉	ー
筋　枝	ー
皮　枝	眼神経 (三叉神経第 1 枝)
血　管	顔面動脈、鼻背動脈

25

GV26

部　位	顔面部、人中溝の中点。 (別説：顔面部、人中溝の上から３分の１。)
取り方	前正中線上で、鼻中隔直下と上唇結節上縁との中点に取る。(別説：鼻中隔直下から上唇に向かって３分の１のところに取る。)
筋　肉	口輪筋
筋　枝	顔面神経 (頬筋枝・下顎縁枝)
皮　枝	上顎神経 (三叉神経第 2 枝)
血　管	上唇動脈

26

GV27

部　位	顔面部、上唇結節上縁の中点。
取り方	上唇の中央で皮膚と粘膜との移行部に取る。
筋　肉	口輪筋
筋　枝	顔面神経 (頬筋枝・下顎縁枝)
皮　枝	上顎神経 (三叉神経第 2 枝)
血　管	上唇動脈

27

GV28

部　位	顔面部、上歯齦、上唇小帯の接合部。
取り方	上唇を上げ、上唇小帯と歯齦との移行部に取る。
筋　肉	上唇小帯
筋　枝	ー
皮　枝	上顎神経 (三叉神経節 2 枝)
血　管	前上歯槽動脈

28

任　脈

えいん

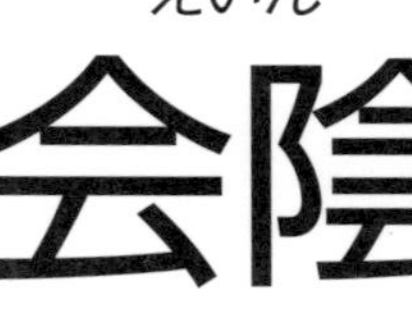
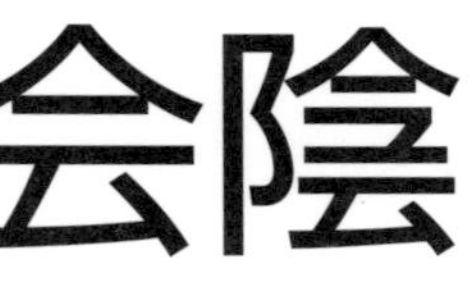

会陰

（CV1）

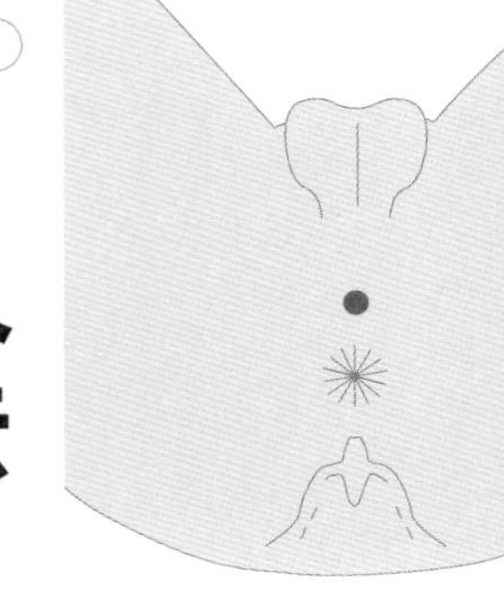

任　脈

きょっこつ

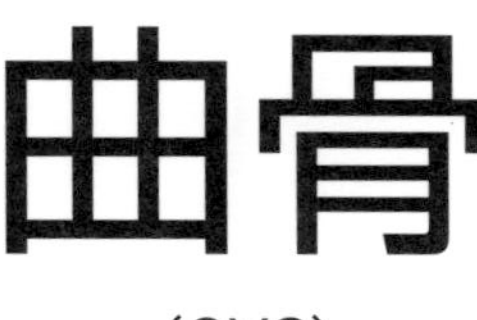

曲骨

（CV2）

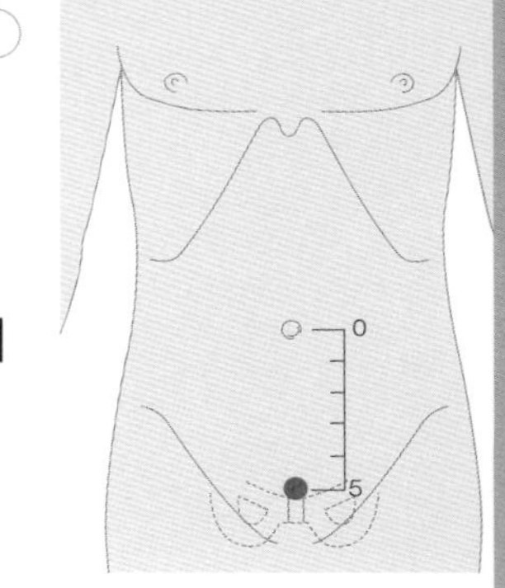

任　脈

膀胱の募穴

ちゅうきょく

中極

（CV3）

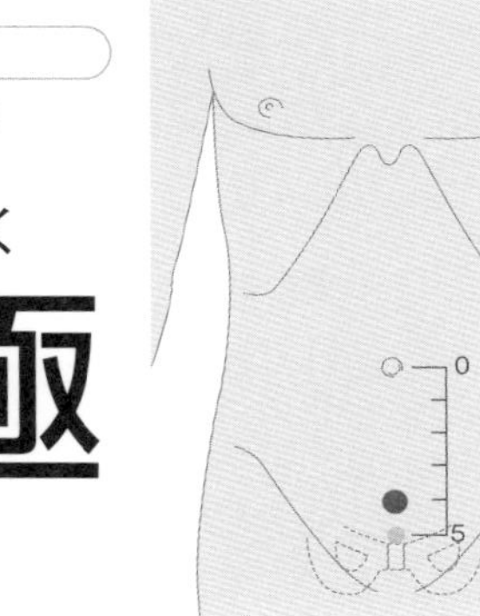

任　脈

小腸の募穴

かんげん

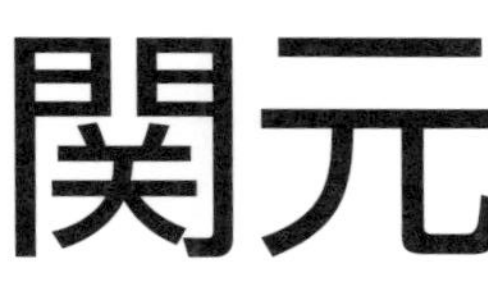

関元

（CV4）

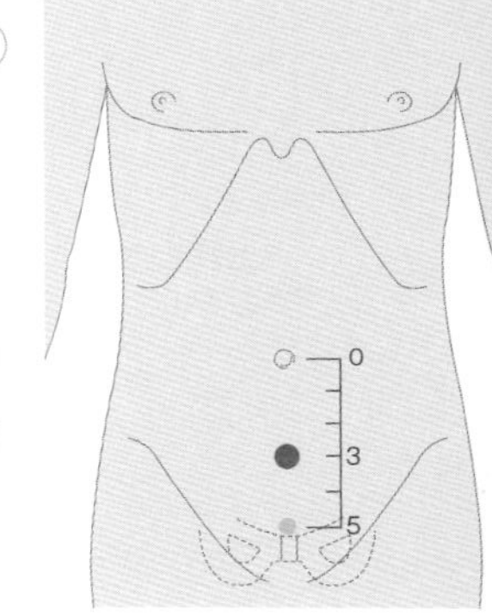

CV1

部　位	会陰部、男性は陰嚢根部と肛門を結ぶ線の中点、女性は後陰唇交連と肛門を結ぶ線の中点。
取り方	側臥位あるいは膝胸位にし、男性は肛門と陰嚢との間に、女性は肛門と後陰唇交連との間に取る。
筋　肉	会陰腱中心、外肛門括約筋
筋　枝	陰部神経
皮　枝	後大腿皮神経（会陰枝）、陰部神経（下直腸神経・会陰神経）
血　管	内陰部動脈

29

CV2

部　位	下腹部、前正中線上、恥骨結合上縁。
取り方	恥骨結合上縁の中点に取る。 ＊神闕から曲骨までの長さを５寸とする。
筋　肉	白線
筋　枝	―
皮　枝	腸骨下腹神経（前皮枝）、腸骨鼡径神経
血　管	浅腹壁動脈、下腹壁動脈

30

CV3

部　位	下腹部、前正中線上、臍中央の下方４寸。
取り方	神闕の下方４寸、曲骨の上方１寸に取る。
筋　肉	白線
筋　枝	―
皮　枝	腸骨下腹神経（前皮枝）
血　管	浅腹壁動脈、下腹壁動脈

31

CV4

部　位	下腹部、前正中線上、臍中央の下方３寸。
取り方	神闕と曲骨とを結ぶ線の中点の下方５分に取る。
筋　肉	白線
筋　枝	―
皮　枝	肋間神経（前皮枝）、腸骨下腹神経（前皮枝）
血　管	浅腹壁動脈、下腹壁動脈

32

任　脈

三焦の募穴

せきもん

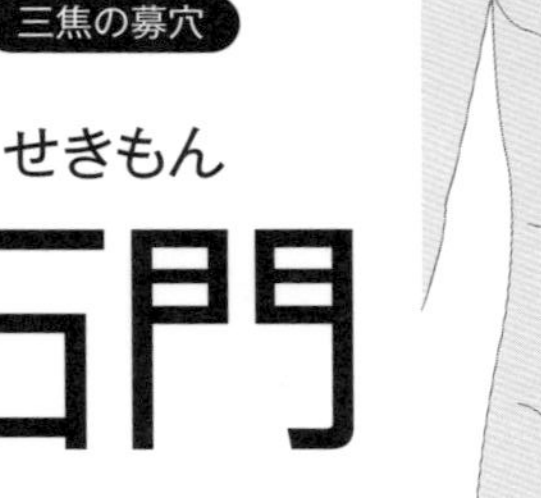

石門

（CV5）

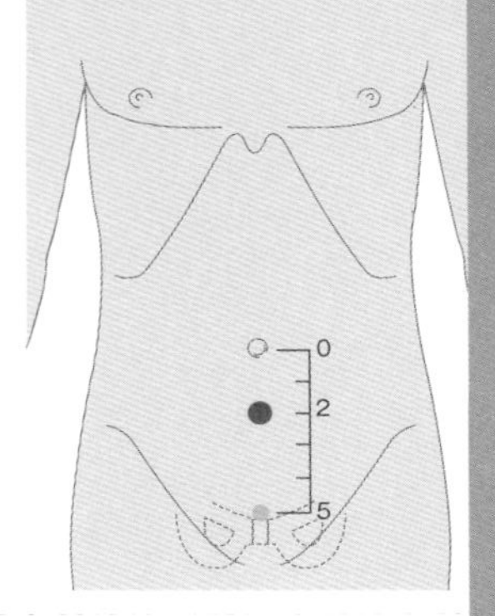

任　脈

きかい

気海

（CV6）

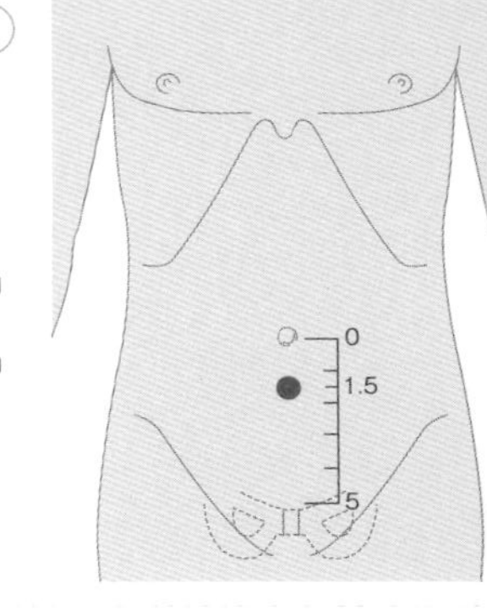

任　脈

いんこう

陰交

（CV7）

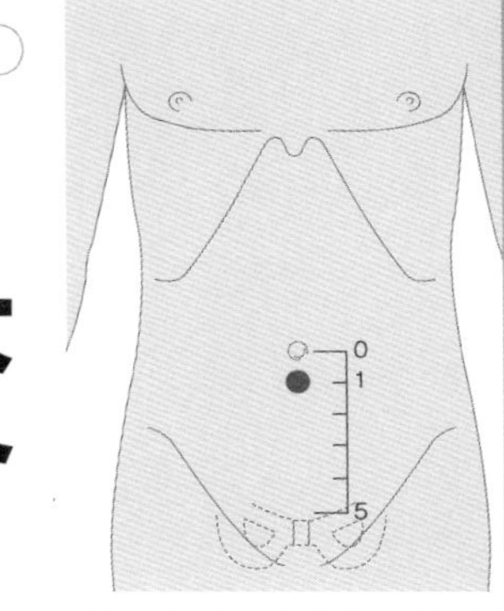

任　脈

しんけつ

神闕

（CV8）

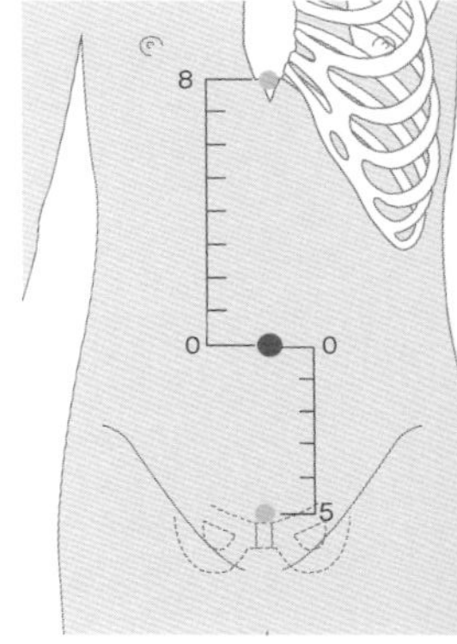

CV5

部　位	下腹部、前正中線上、臍中央の下方２寸。
取り方	神闕と曲骨とを結ぶ線の中点の上方５分に取る。
筋　肉	白線
筋　枝	―
皮　枝	肋間神経 (前皮枝)
血　管	浅腹壁動脈、下腹壁動脈

33

CV6

部　位	下腹部、前正中線上、臍中央の下方１寸５分。
取り方	神闕の下方１寸５分に取る。
筋　肉	白線
筋　枝	―
皮　枝	肋間神経 (前皮枝)
血　管	浅腹壁動脈、下腹壁動脈

34

CV7

部　位	下腹部、前正中線上、臍中央の下方１寸。
取り方	神闕の下方１寸に取る。
筋　肉	白線
筋　枝	―
皮　枝	肋間神経 (前皮枝)
血　管	浅腹壁動脈、下腹壁動脈

35

CV8

部　位	上腹部、臍の中央。
取り方	臍の中央に取る。 ＊中庭から神闕までの長さを８寸とする。
筋　肉	―
筋　枝	―
皮　枝	肋間神経 (前皮枝)
血　管	浅腹壁動脈、下腹壁動脈、上腹壁動脈

36

任　脈

すいぶん

水分

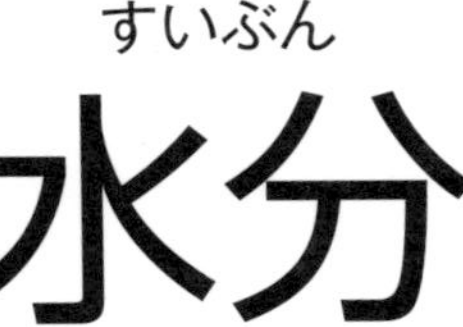

（CV9）

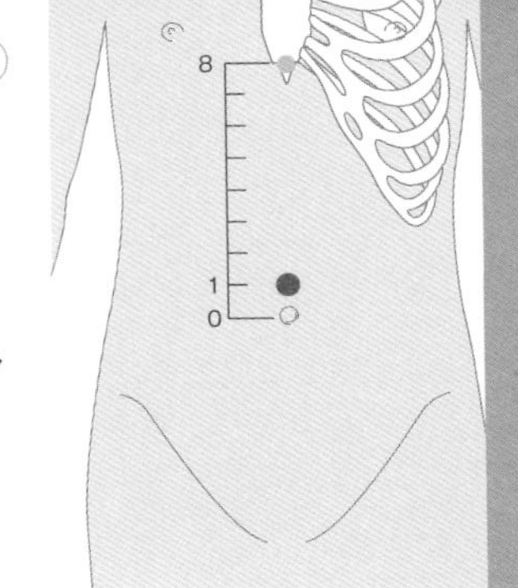

任　脈

げかん

下脘

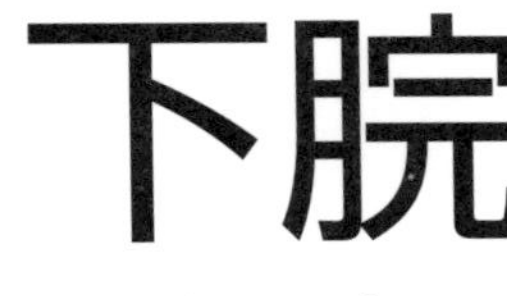

（CV10）

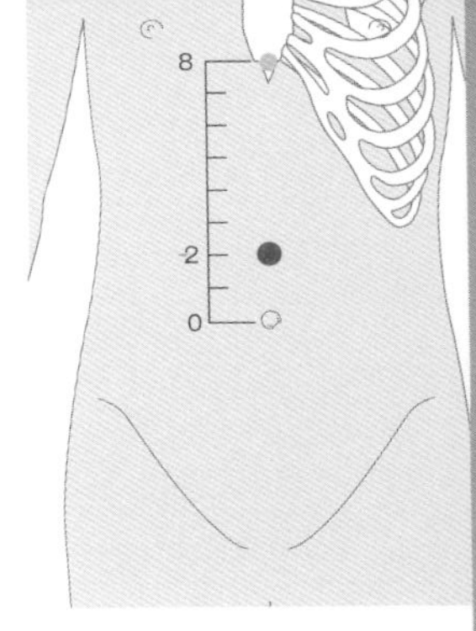

任　脈

けんり

建里

（CV11）

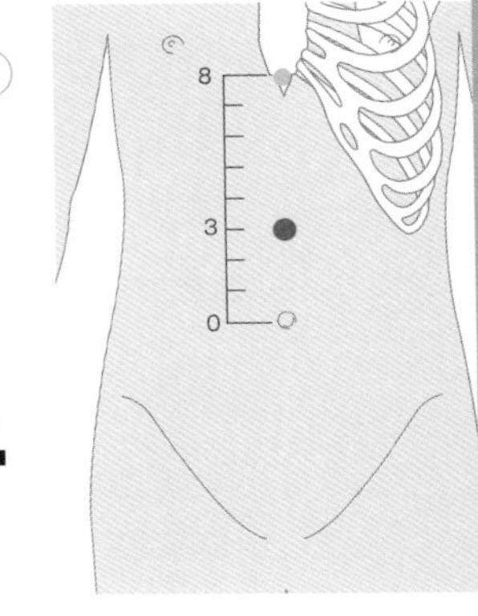

任　脈

胃の募穴·八会穴の腑会

ちゅうかん

中脘

（CV12）

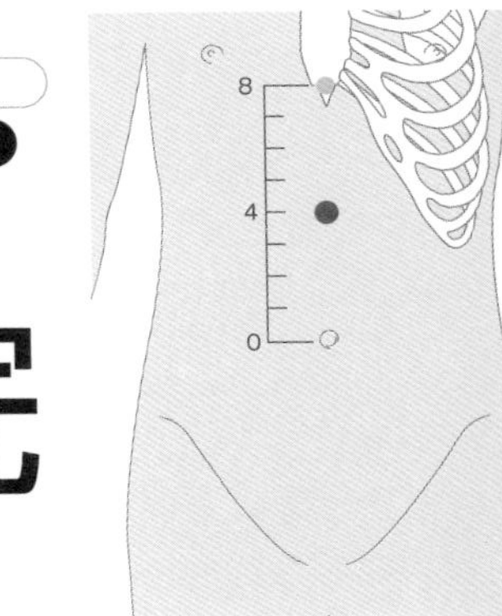

CV9

部　位	上腹部、前正中線上、臍中央の上方１寸。
取り方	神闕の上方１寸に取る。
筋　肉	白線
筋　枝	―
皮　枝	肋間神経（前皮枝）
血　管	上腹壁動脈

37

CV10

部　位	上腹部、前正中線上、臍中央の上方２寸。
取り方	中庭と神闕とを結ぶ線を４等分し、神闕から４分の１のところに取る。
筋　肉	白線
筋　枝	―
皮　枝	肋間神経（前皮枝）
血　管	上腹壁動脈

38

CV11

部　位	上腹部、前正中線上、臍中央の上方３寸。
取り方	中脘を取り、その下方１寸に取る。
筋　肉	白線
筋　枝	―
皮　枝	肋間神経（前皮枝）
血　管	上腹壁動脈

39

CV12

部　位	上腹部、前正中線上、臍中央の上方４寸。
取り方	中庭と神闕とを結ぶ線の中点に取る。
筋　肉	白線
筋　枝	―
皮　枝	肋間神経（前皮枝）
血　管	上腹壁動脈

40

任　脈

じょうかん

上脘

（CV13）

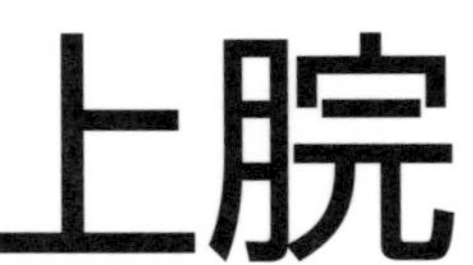

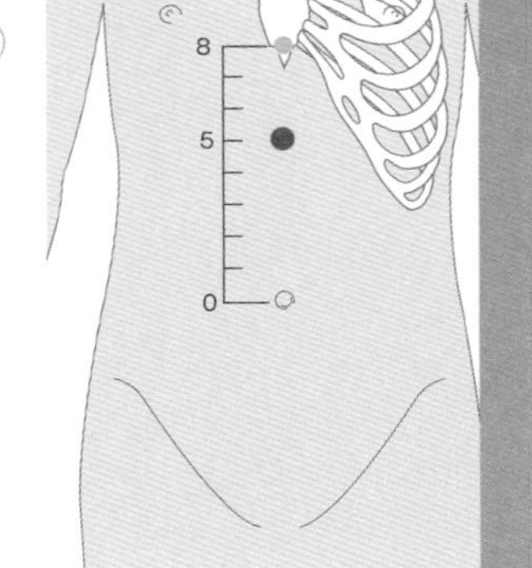

任　脈

心の募穴

こけつ

巨闕

（CV14）

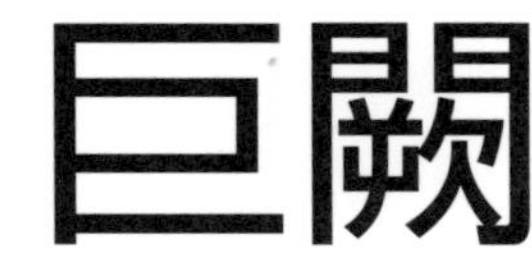

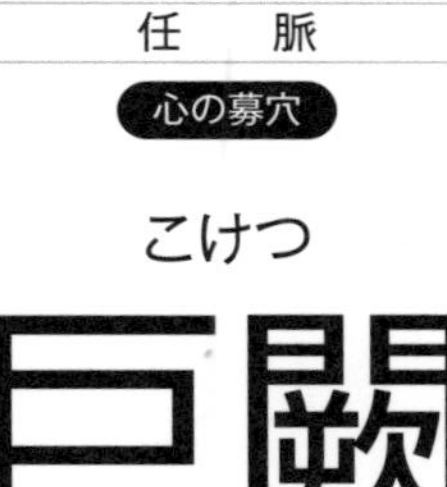

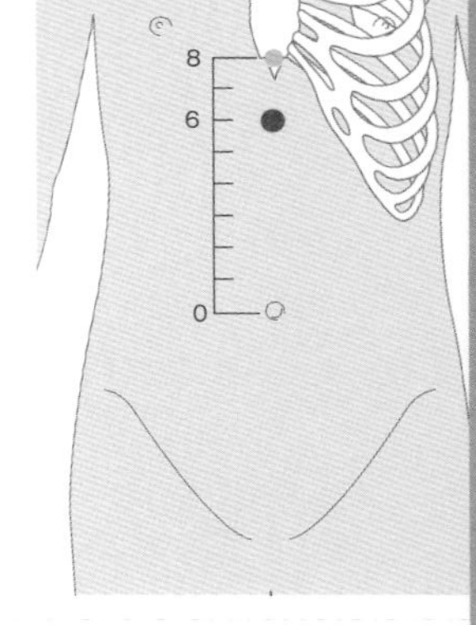

任　脈

絡穴

きゅうび

鳩尾

（CV15）

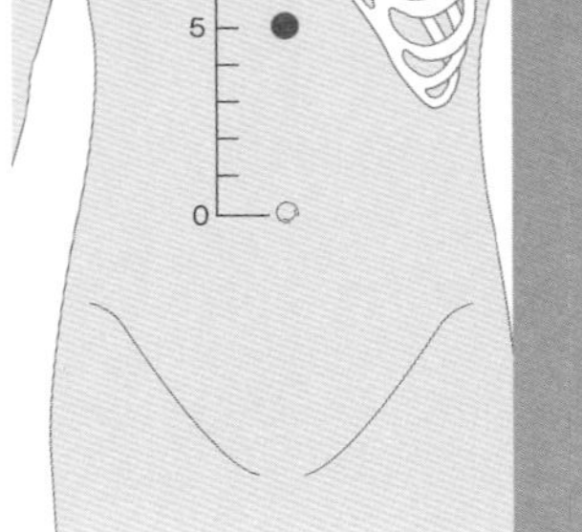

任　脈

ちゅうてい

中庭

（CV16）

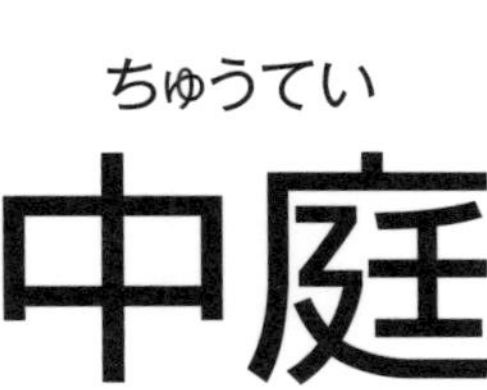

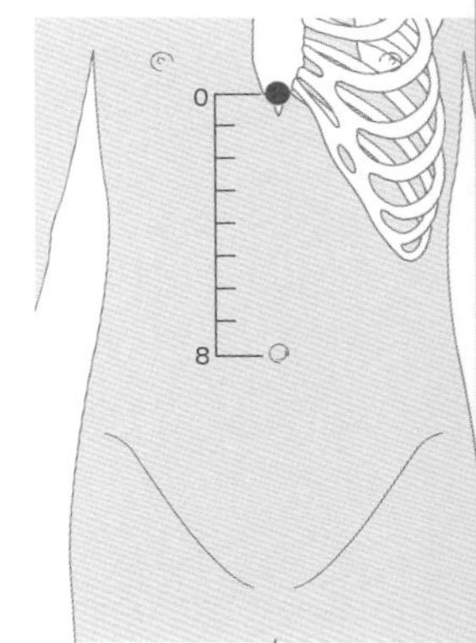

CV13

部　位	上腹部、前正中線上、臍中央の上方５寸。
取り方	中脘を取り、その上方１寸に取る。
筋　肉	白線
筋　枝	―
皮　枝	肋間神経(前皮枝)
血　管	上腹壁動脈

41

CV14

部　位	上腹部、前正中線上、臍中央の上方６寸。
取り方	中庭と神闕とを結ぶ線を４等分し、中庭から４分の１のところに取る。
筋　肉	白線
筋　枝	―
皮　枝	肋間神経(前皮枝)
血　管	上腹壁動脈

42

CV15

部　位	上腹部、前正中線上、胸骨体下端の下方１寸。
取り方	中庭の下方１寸に取る。
筋　肉	白線
筋　枝	―
皮　枝	肋間神経(前皮枝)
血　管	上腹壁動脈

43

CV16

部　位	前胸部、前正中線上、胸骨体下端の中点。
取り方	前正中線と胸骨体下端の交点に取る。
筋　肉	―
筋　枝	―
皮　枝	肋間神経(前皮枝)
血　管	内胸動脈の枝

44

任　脈

心包の募穴 八会穴の気会

だんちゅう

膻中

（CV17）

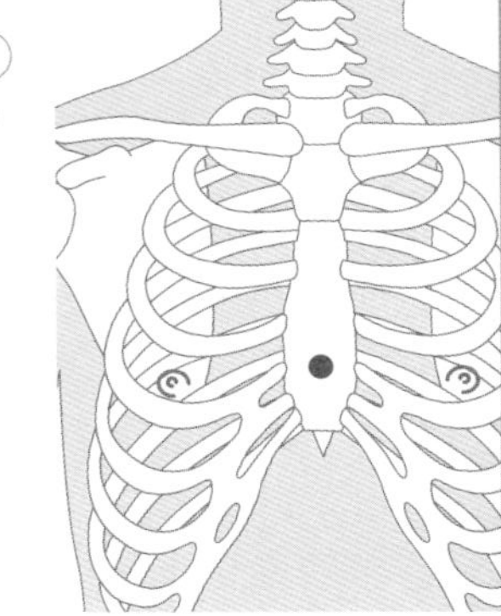

任　脈

ぎょくどう

玉堂

（CV18）

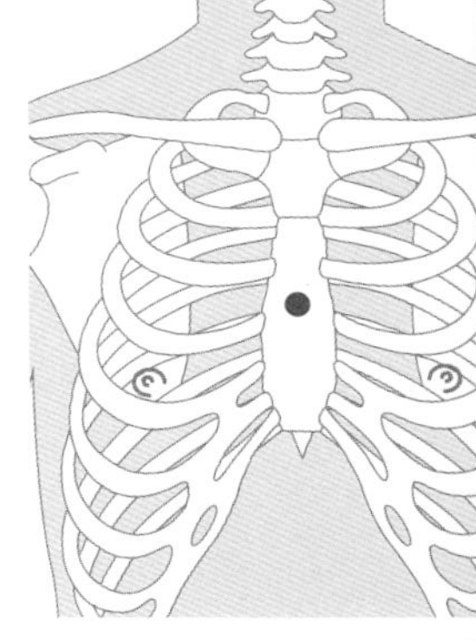

任　脈

しきゅう

紫宮

（CV19）

任　脈

かがい

華蓋

（CV20）

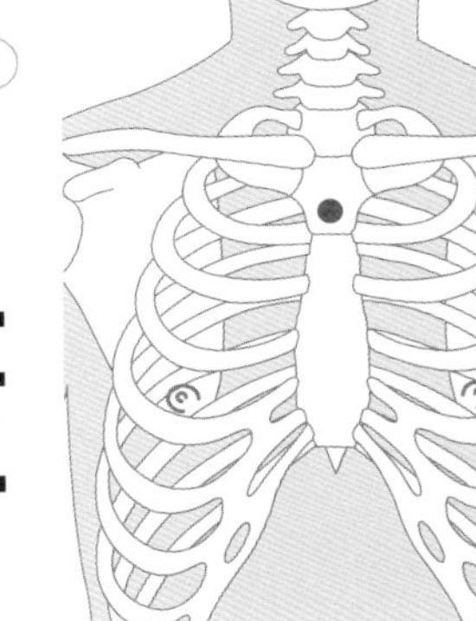

CV17

部　位	前胸部、前正中線上、第４肋間と同じ高さ。
取り方	胸骨前面の正中線上で、第4肋間の高さに取る。*胸骨角（第2肋骨の高さ）を基準にする。*第4肋間の高さには前正中線から、膻中、神封（腎経）、乳中（胃経）、天池（心包）、天渓（脾経）、輒筋（胆経）、淵腋（胆経）が並ぶ。
筋　枝	―
皮　枝	肋間神経（前皮枝）
血　管	内胸動脈の枝
その他	胸骨裂孔が存在する場合があるので刺鍼には注意を要する。

45

CV18

部　位	前胸部、前正中線上、第３肋間と同じ高さ。
取り方	胸骨前面の正中線上で、第３肋間の高さに取る。＊胸骨角を基準にする。
筋　肉	―
筋　枝	―
皮　枝	肋間神経（前皮枝）
血　管	内胸動脈の枝

46

CV19

部　位	前胸部、前正中線上、第２肋間と同じ高さ。
取り方	胸骨前面の正中線上で、胸骨角の下方に取る。
筋　肉	―
筋　枝	―
皮　枝	肋間神経（前皮枝）
血　管	内胸動脈の枝

47

CV20

部　位	前胸部、前正中線上、第１肋間と同じ高さ。
取り方	胸骨前面の正中線上で、胸骨角と胸鎖関節の高さとのほぼ中央に取る。
筋　肉	―
筋　枝	―
皮　枝	鎖骨上神経、肋間神経（前皮枝）
血　管	内胸動脈の枝

48

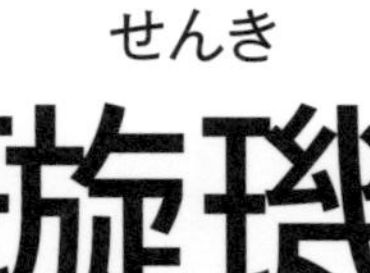

任　脈

せんき

璇璣

（CV21）

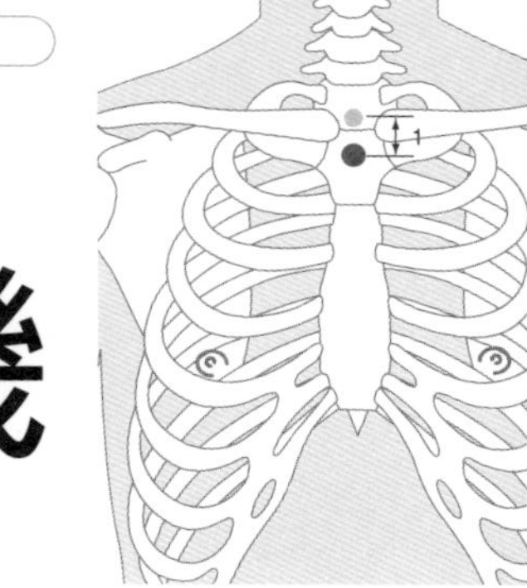

任　脈

てんとつ

天突

（CV22）

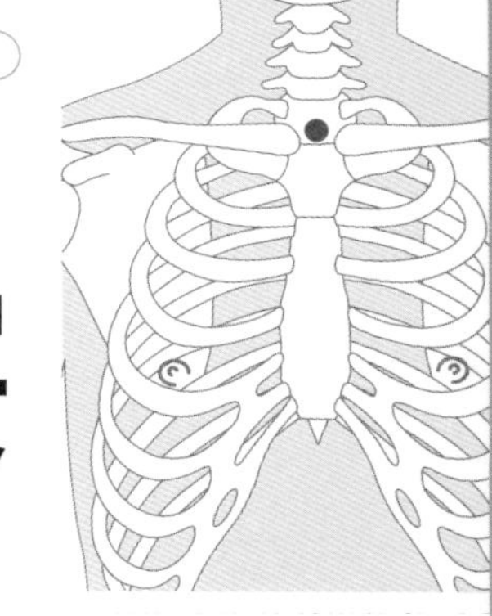

任　脈

れんせん

廉泉

（CV23）

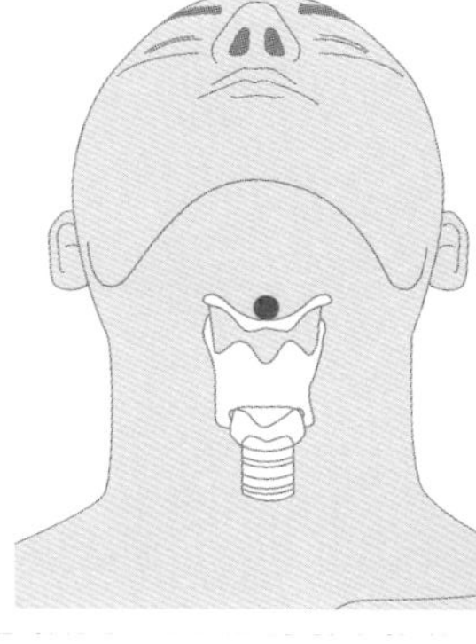

任　脈

しょうしょう

承漿

（CV24）

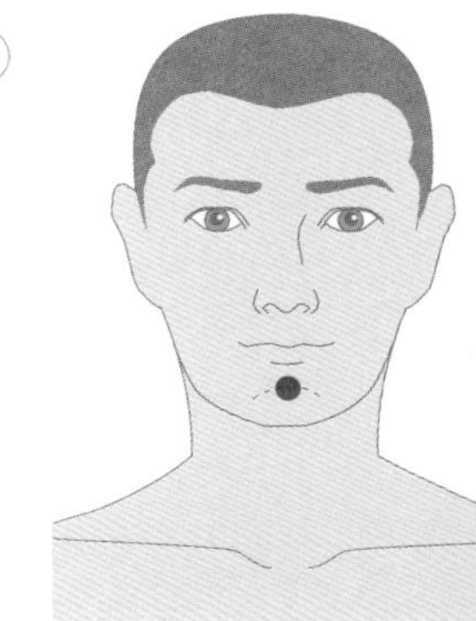

CV21

部　位	前胸部、前正中線上、頸窩（胸骨上窩）の下方１寸。
取り方	天突の下方１寸に取る。
筋　肉	―
筋　枝	―
皮　枝	鎖骨上神経、肋間神経 (前皮枝)
血　管	内胸動脈の枝

49

CV22

部　位	前頸部、前正中線上、頸窩（胸骨上窩）の中央。
取り方	左右の鎖骨内端の間で、最もくぼんだところに取る。
筋　肉	胸骨舌骨筋
筋　枝	頸神経ワナ
皮　枝	頸横神経
血　管	下甲状腺動脈

50

CV23

部　位	前頸部、前正中線上、喉頭隆起上方、舌骨の上方陥凹部。
取り方	頸部を軽く後屈して舌骨を触れ、その上際陥凹部に取る。
筋　肉	―
筋　枝	―
皮　枝	頸横神経
血　管	上甲状腺動脈

51

CV24

部　位	顔面部、オトガイ唇溝中央の陥凹部。
取り方	顔面の正中線上でオトガイ唇溝の中央に取る。
筋　肉	口輪筋、下唇下制筋
筋　枝	顔面神経 (下顎縁枝)
皮　枝	下顎神経 (三叉神経第３枝)
血　管	下唇動脈

52

手の太陰肺経

肺の募穴

ちゅうふ

中府

（LU1）

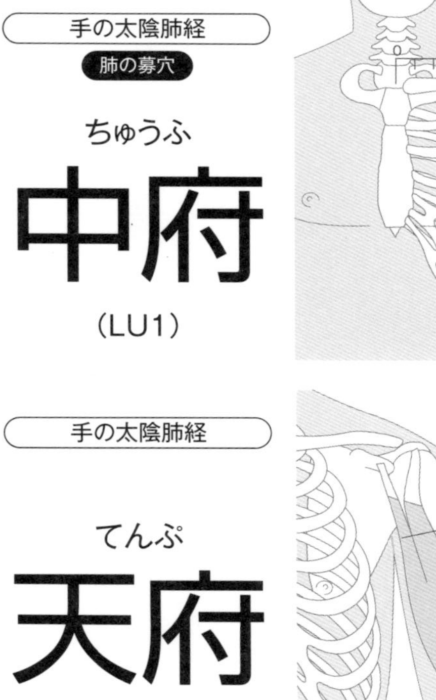

手の太陰肺経

うんもん

雲門

（LU2）

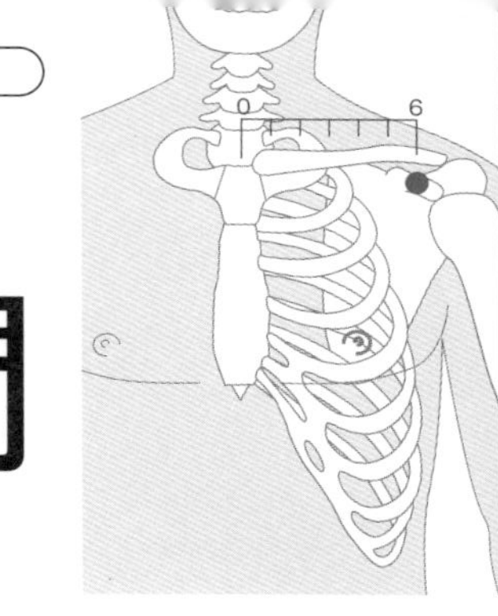

手の太陰肺経

てんぷ

天府

（LU3）

手の太陰肺経

きょうはく

侠白

（LU4）

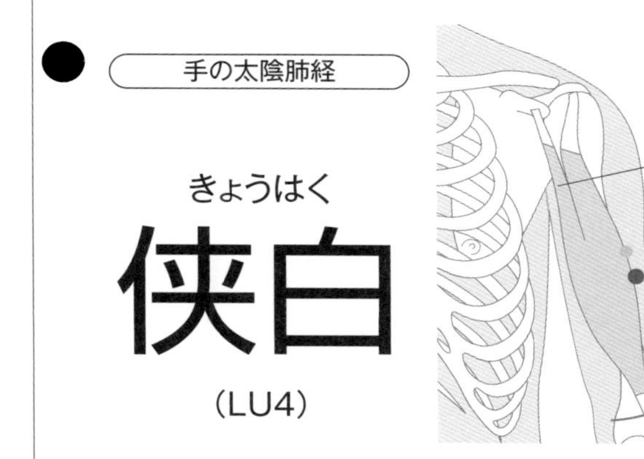

LU1

部　位	前胸部、第 1 肋間と同じ高さ、鎖骨下窩の外側、前正中線の外方 6 寸。
取り方	雲門の下方 1 寸、華蓋（任脈）から第 1 肋間に沿って外方 6 寸、鎖骨下窩で大胸筋の張ったところよりやや上方に取る。
筋　肉	大胸筋、小胸筋
筋　枝	内側・外側胸筋神経
皮　枝	鎖骨上神経
血　管	胸肩峰動脈、外側胸動脈

53

LU2

部　位	前胸部、鎖骨下窩の陥凹部、烏口突起の内方、前正中線の外方 6 寸。
補　足	上肢を前に挙げて、鎖骨中央のやや外方下際にできる陥凹部に取る。
筋　肉	―
筋　枝	―
皮　枝	鎖骨上神経
血　管	胸肩峰動脈、外側胸動脈
その他	腋窩動脈が深部を通る。

54

LU3

部　位	上腕前外側、上腕二頭筋外側縁、腋窩横紋前端の下方 3 寸。
取り方	腋窩横紋の前端と尺沢とを結ぶ線を 3 等分し、腋窩横紋前端から 3 分の 1 のところ、上腕二頭筋の外側縁に取る。＊腋窩横紋の前端から尺沢までの長さを 9 寸とする。
筋　肉	上腕二頭筋、上腕筋
筋　枝	筋皮神経
皮　枝	上外側上腕皮神経
血　管	上腕動脈の枝

55

LU4

部　位	上腕前外側、上腕二頭筋外側縁、腋窩横紋前端の下方 4 寸。
取り方	天府の下方1寸で上腕二頭筋の外側縁に取る。
筋　肉	上腕二頭筋、上腕筋
筋　枝	筋皮神経
皮　枝	上外側上腕皮神経
血　管	上腕動脈の枝

56

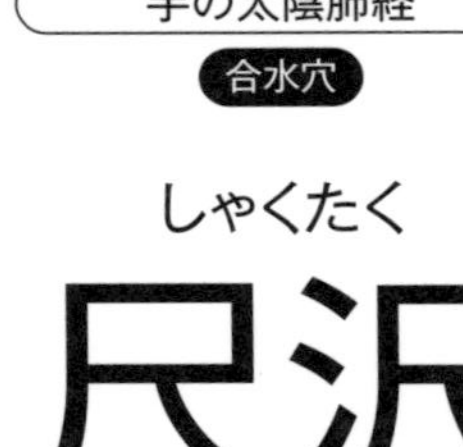
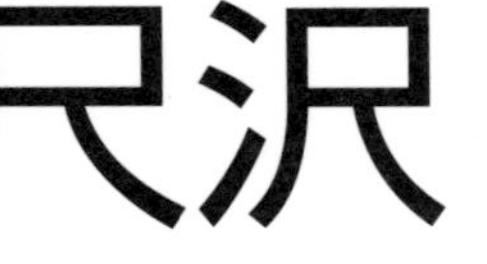

手の太陰肺経

合水穴

しゃくたく

尺沢

（LU5）

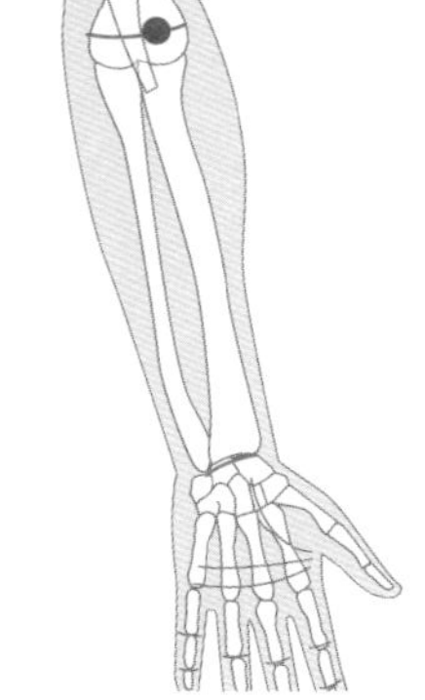

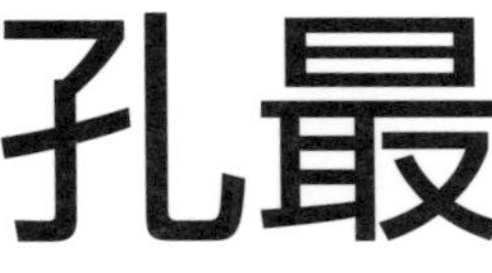

手の太陰肺経

郄穴

こうさい

孔最

（LU6）

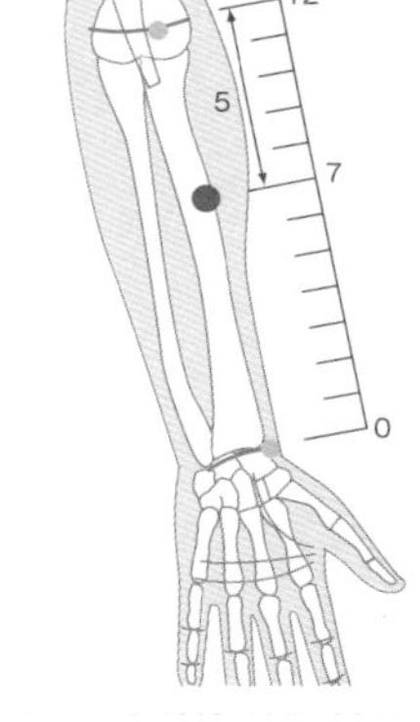

手の太陰肺経

絡穴・四総穴・八脈交会穴

れっけつ

列欠

（LU7）

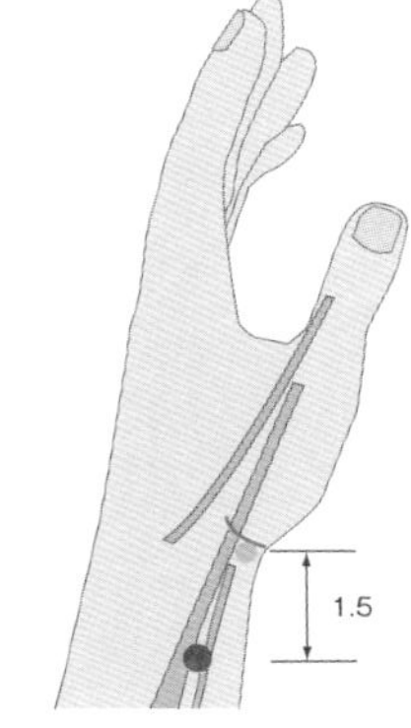

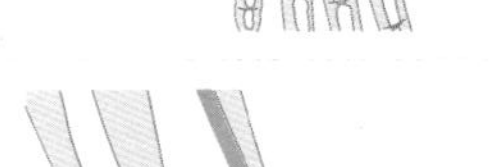

手の太陰肺経

経金穴

けいきょ

経渠

（LU8）

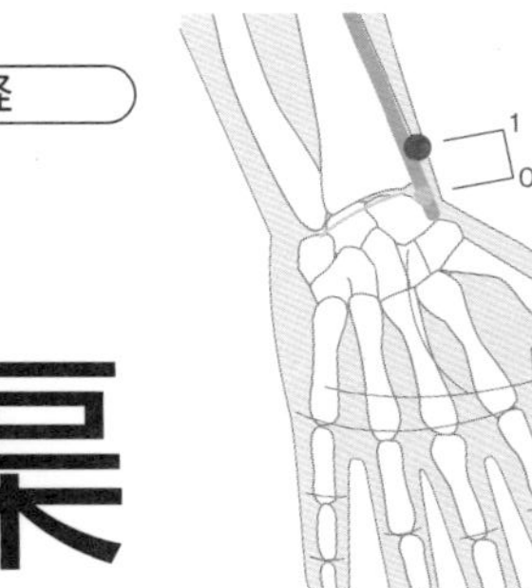

LU5

部　位	肘前部、肘窩横紋上、上腕二頭筋腱外方の陥凹部。
取り方	肘を軽く曲げて上腕二頭筋腱を緊張させ、その外側陥凹部、肘窩横紋上に取る。 *尺沢から太淵までの長さを1尺2寸とする。
筋　肉	上腕二頭筋（腱）、上腕筋
筋　枝	筋皮神経
皮　枝	外側前腕皮神経
血　管	橈側反回動脈（橈骨動脈の枝）

57

LU6

部　位	前腕前外側、尺沢と太淵を結ぶ線上、手関節掌側横紋の上方７寸。
取り方	尺沢と太淵とを結ぶ線の中点の上方１寸に取る。
筋　肉	腕橈骨筋、円回内筋
筋　枝	橈骨神経、正中神経
皮　枝	外側前腕皮神経
血　管	橈骨動脈

58

LU7

部　位	前腕橈側、長母指外転筋腱と短母指伸筋腱の間、手関節掌側横紋の上方１寸５分。
取り方	太淵の上方１寸５分で、母指を外転・伸展して長母指外転筋腱と短母指伸筋を緊張させ、その間の溝に取る。
筋　肉	腕橈骨筋（腱）、長母指外転筋（腱）、短母指伸筋（腱）
筋　枝	橈骨神経
皮　枝	外側前腕皮神経
血　管	橈骨動脈

59

LU8

部　位	前腕前外側、橈骨下端の橈側で外側に最も突出した部位と橈骨動脈の間、手関節掌側横紋の上方１寸。
取り方	太淵の上方１寸で、橈骨下端の外側で最も高くなっているところと橈骨動脈との間に取る。
筋　肉	腕橈骨筋（腱）、長母指外転筋（腱）
筋　枝	橈骨神経
皮　枝	外側前腕皮神経
血　管	橈骨動脈

60

手の太陰肺経

肺の原穴・兪土穴・八会穴の脈会

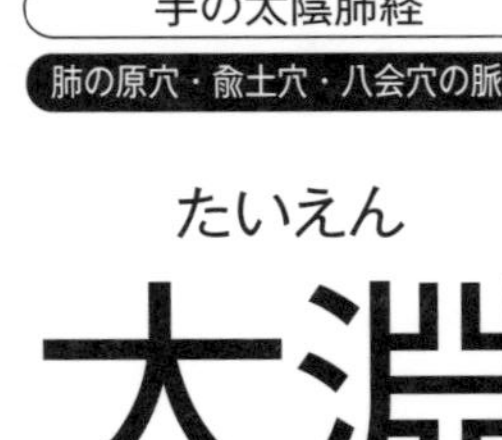

たいえん

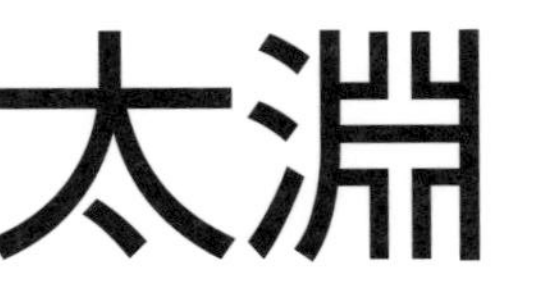

太淵

（LU9）

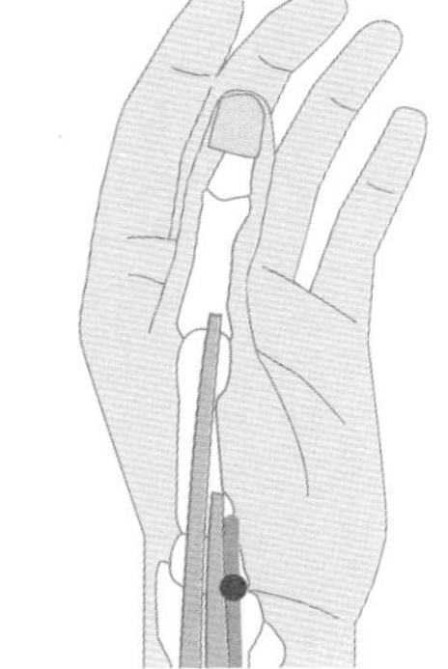

手の太陰肺経

井木穴

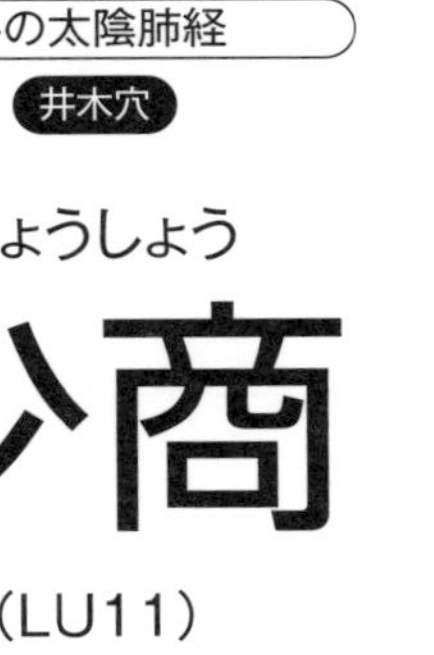

しょうしょう

少商

（LU11）

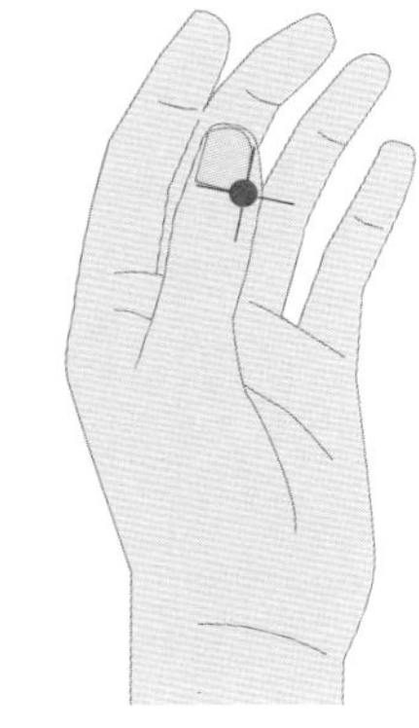

手の太陰肺経

滎火穴

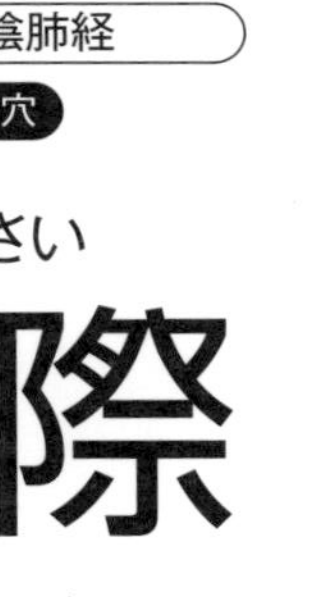

ぎょさい

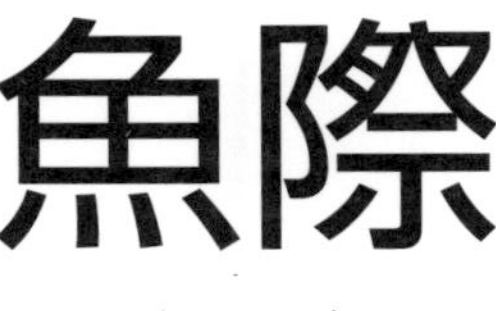

魚際

（LU10）

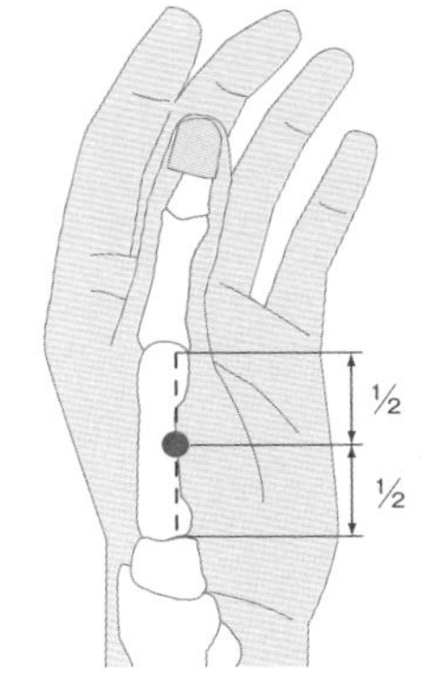

LU9

部　位	手関節前外側、橈骨茎状突起と舟状骨の間、長母指外転筋腱の尺側陥凹部。
取り方	手関節前面横紋上で、橈骨動脈拍動部に取る。＊太淵、大陵（心包経）、神門（心経）は手関節掌側横紋上に並ぶ。
筋　肉	—
筋　枝	—
皮　枝	外側前腕皮神経
血　管	橈骨動脈

61

LU10

部　位	手掌、第 1 中手骨中点の橈側、赤白肉際。
取り方	第 1 中手骨中点の外側、表裏の境目に取る。
筋　肉	短母指外転筋、母指対立筋
筋　枝	正中神経
皮　枝	橈骨神経浅枝
血　管	母指主動脈の枝

62

LU11

部　位	母指、末節骨橈側、爪甲角の近位外方 1 分（指寸）、爪甲橈側縁の垂線と爪甲基底部の水平線との交点。
取り方	母指爪根部近位縁に引いた線と、外側縁に引いた線との交点に取る。
筋　肉	—
筋　枝	—
皮　枝	橈骨神経浅枝
血　管	母指橈側動脈、母指主動脈の枝

63

手の陽明大腸経

井金穴

しょうよう

商陽

（LI1）

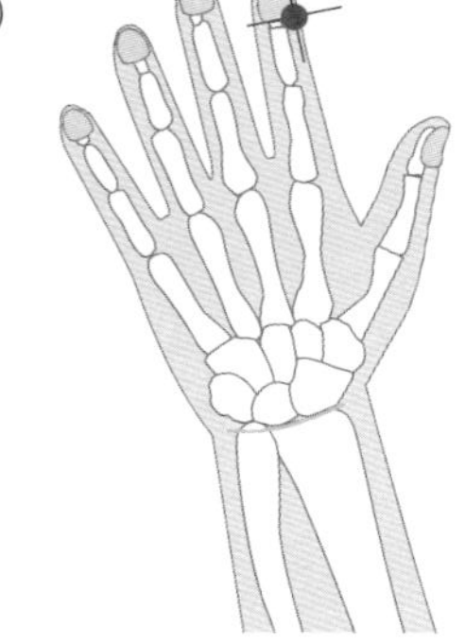

手の陽明大腸経

滎水穴

じかん

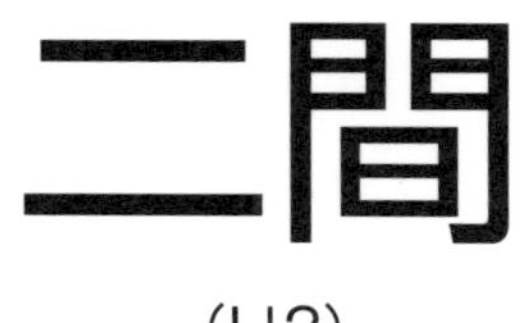

二間

（LI2）

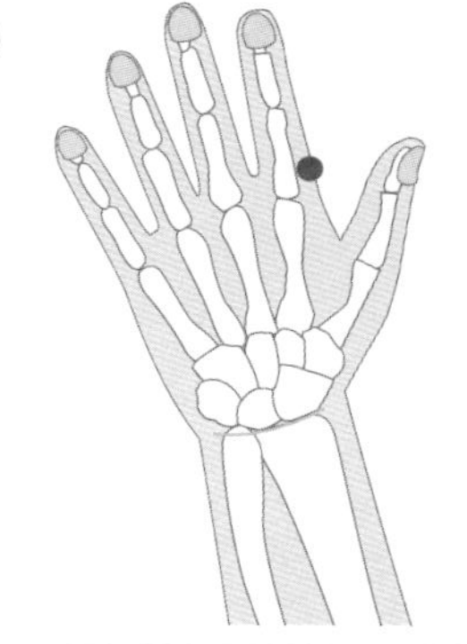

手の陽明大腸経

兪木穴

さんかん

三間

（LI3）

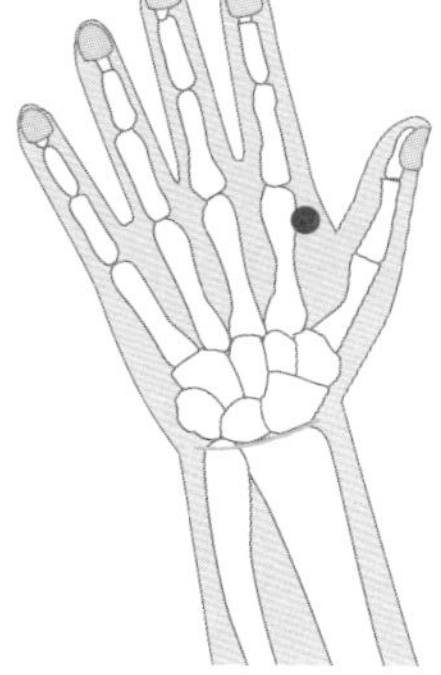

手の陽明大腸経

原穴・四総穴

ごうこく

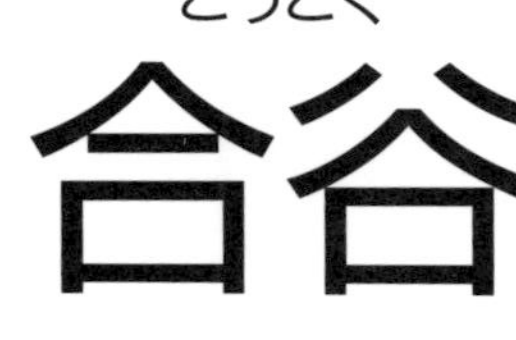

合谷

（LI4）

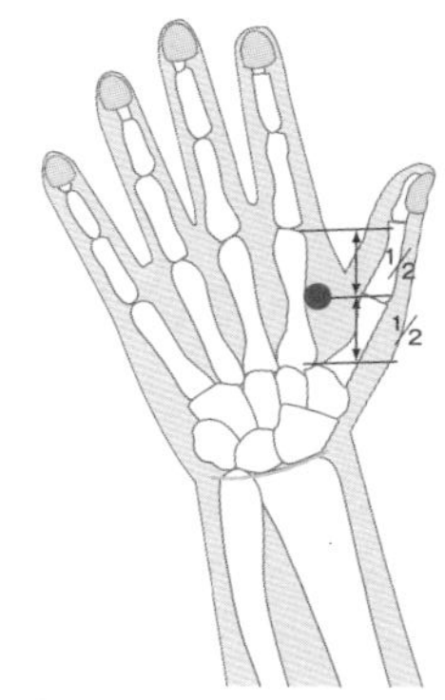

LI1

部　位	示指、末節骨橈側、爪甲角の近位外方 1 分 (指寸)、爪甲橈側縁の垂線と爪甲基底部の水平線の交点。
取り方	示指爪根部近位縁に引いた線と、外側縁に引いた線との交点に取る。
筋　肉	ー
筋　枝	ー
皮　枝	正中神経
血　管	背側指動脈

64

LI2

部　位	示指、第 2 中手指節関節橈側の遠位陥凹部、赤白肉際。
取り方	第 2 中手指節関節の外側を触察し、その下部に触れる陥凹中、表裏の境目に取る。
筋　肉	第 1 背側骨間筋 (腱)
筋　枝	尺骨神経
皮　枝	橈骨神経浅枝
血　管	背側指動脈

65

LI3

部　位	手背、第 2 中手指節関節橈側の近位陥凹部。
取り方	第 2 中手骨の外側縁を指頭で撫で下ろしたとき、指が止まるところに取る。
筋　肉	第 1 背側骨間筋
筋　枝	尺骨神経
皮　枝	橈骨神経浅枝
血　管	背側指動脈

66

LI4

部　位	手背、第 2 中手骨中点の橈側。
取り方	第 2 中手骨中点の外側に取る。
筋　肉	第 1 背側骨間筋
筋　枝	尺骨神経
皮　枝	橈骨神経浅枝
血　管	第 1 背側中手動脈

67

手の陽明大腸経

経火穴

ようけい

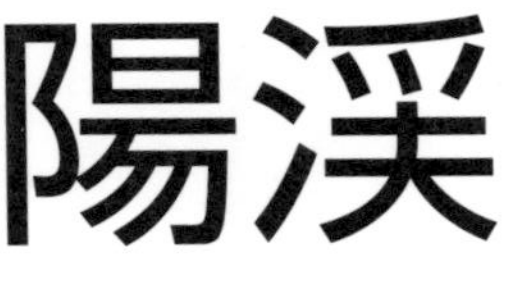

陽渓

(LI5)

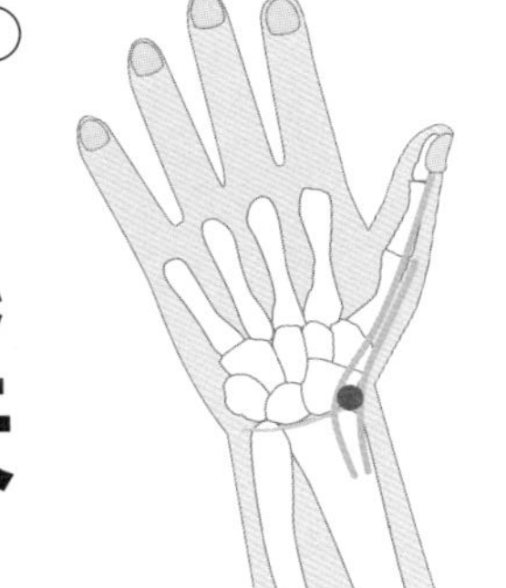

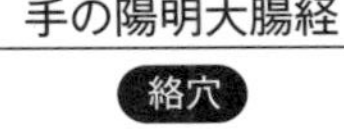

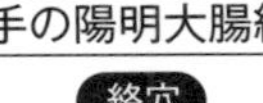

手の陽明大腸経

絡穴

へんれき

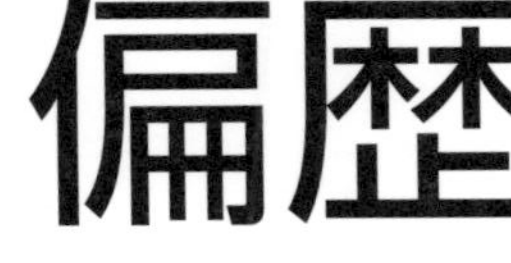

偏歴

(LI6)

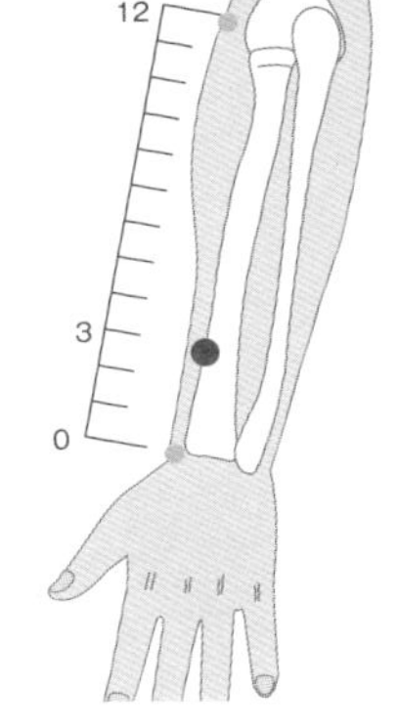

手の陽明大腸経

郄穴

おんる

温溜

(LI7)

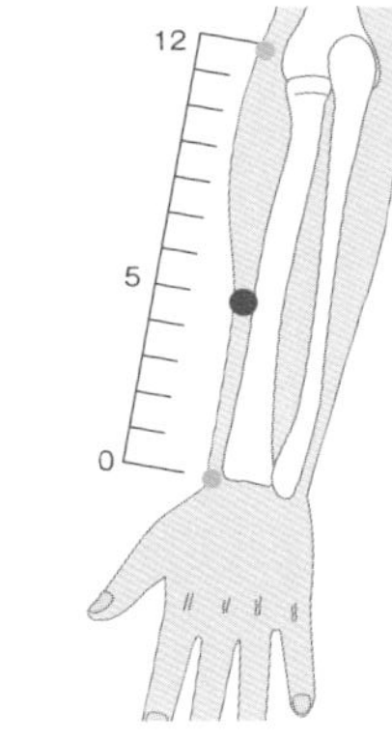

手の陽明大腸経

げれん

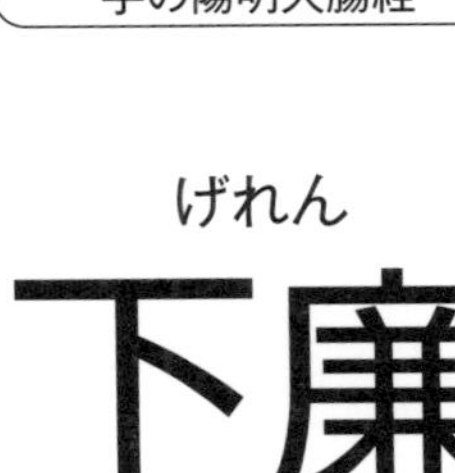

下廉

(LI8)

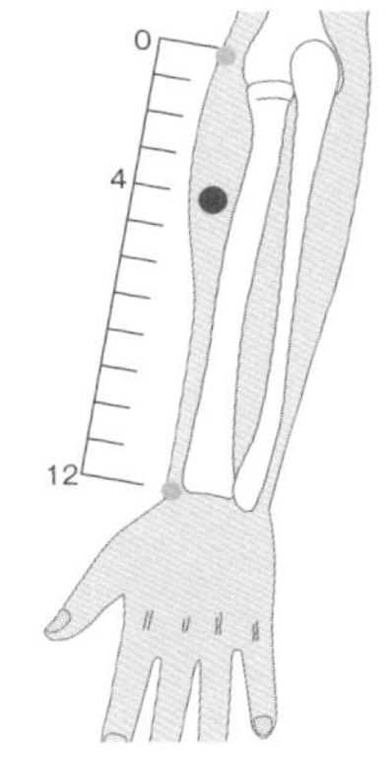

LI5

部　位	手関節後外側、手関節背側横紋橈側、橈骨茎状突起の遠位、タバコ窩（橈骨小窩）の陥凹部。
取り方	タバコ窩（橈骨小窩）の陥凹部で、手関節背側横紋橈側、橈骨と舟状骨との間に取る。＊タバコ窩（橈骨小窩）は、長母指伸筋腱と短母指伸筋腱との間で、母指を十分に外転・伸展させたときにできる。＊陽渓から曲池までの長さを１尺２寸とする。＊陽渓、陽池（三焦経）、陽谷（小腸経）は手関節背側横紋上に並ぶ。
筋　肉	長母指伸筋（腱）、短母指伸筋（腱）
筋　枝	橈骨神経
皮　枝	橈骨神経浅枝
血　管	橈骨動脈

68

LI6

部　位	前腕後外側、陽渓と曲池を結ぶ線上、手関節背側横紋の上方３寸。
取り方	陽渓と曲池とを結ぶ線を４等分し、陽渓から４分の１のところに取る。
筋　肉	長母指外転筋
筋　枝	橈骨神経
皮　枝	外側前腕皮神経
血　管	橈骨動脈

69

LI7

部　位	前腕後外側、陽渓と曲池を結ぶ線上、手関節背側横紋の上方５寸。
取り方	陽渓と曲池とを結ぶ線の中点の下方１寸に取る。
筋　肉	長橈側手根伸筋、短橈側手根伸筋
筋　枝	橈骨神経
皮　枝	外側前腕皮神経
血　管	橈骨動脈

70

LI8

部　位	前腕後外側、陽渓と曲池を結ぶ線上、肘窩横紋の下方４寸。
取り方	陽渓と曲池とを結ぶ線を３等分し、曲池から３分の１のところに取る。
筋　肉	長橈側手根伸筋、短橈側手根伸筋
筋　枝	橈骨神経
皮　枝	外側前腕皮神経
血　管	橈骨動脈

71

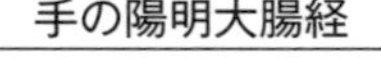

手の陽明大腸経

じょうれん

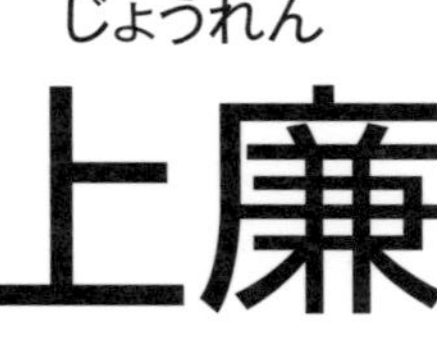

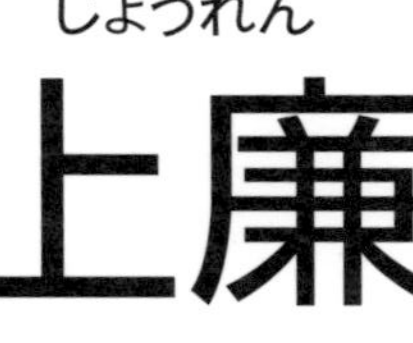

上廉

（LI9）

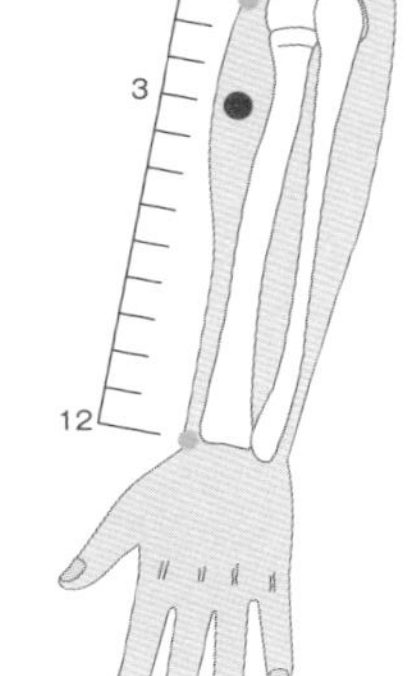

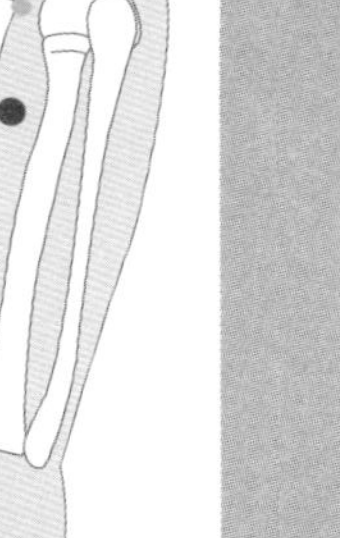

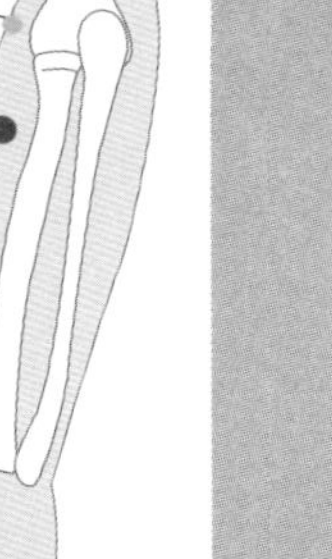

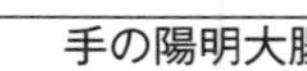

手の陽明大腸経

てさんり

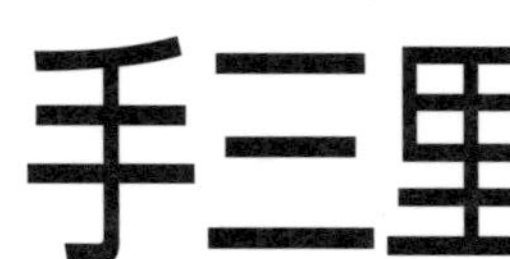

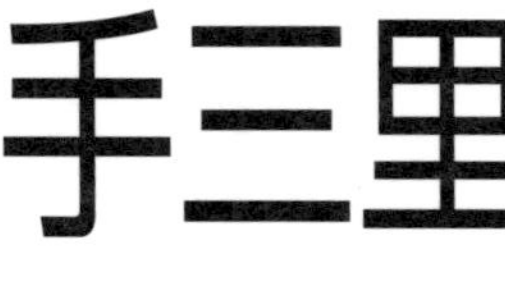

手三里

（LI10）

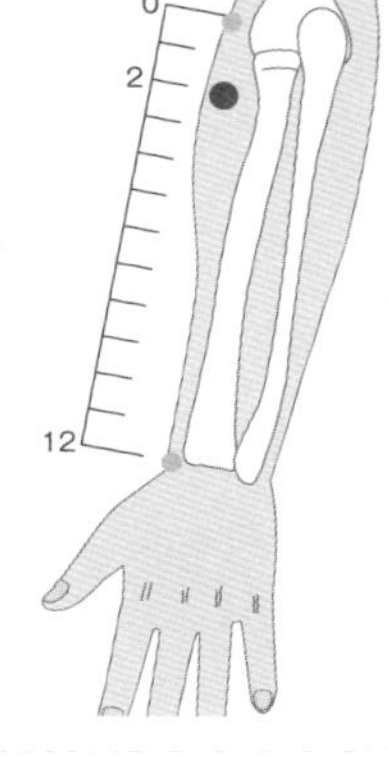

手の陽明大腸経

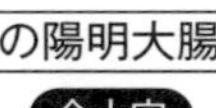

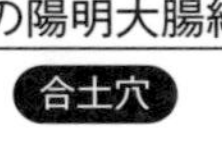

合土穴

きょくち

曲池

（LI11）

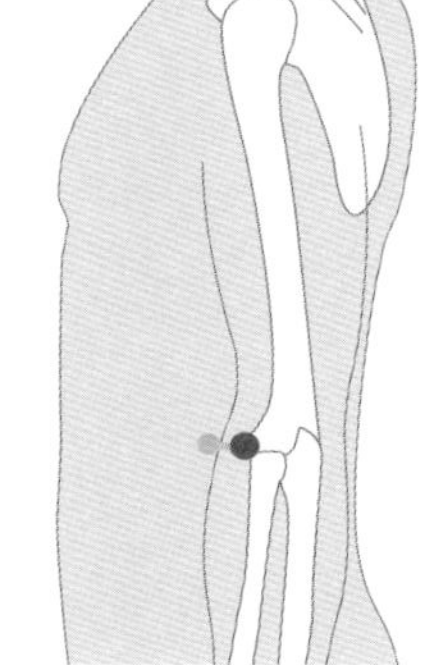

手の陽明大腸経

ちゅうりょう

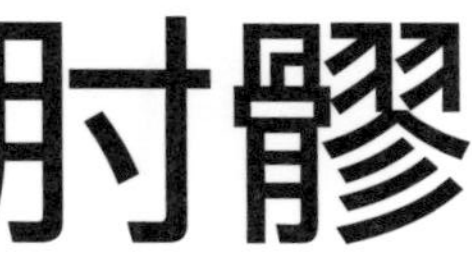

肘髎

（LI12）

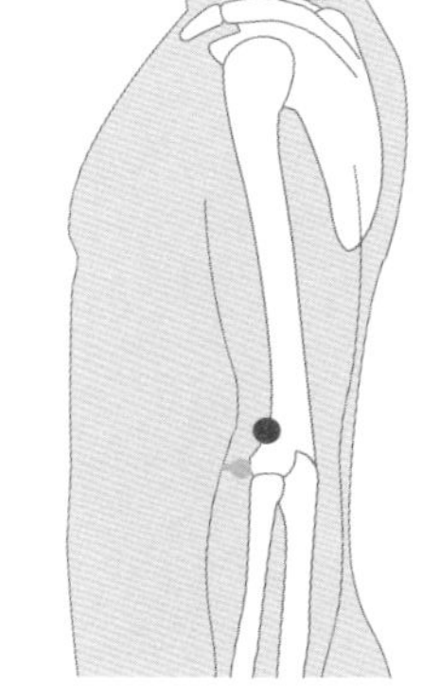

LI9

部　位	前腕後外側、陽渓と曲池を結ぶ線上、肘窩横紋の下方３寸。
取り方	陽渓と曲池とを結ぶ線を４等分し、曲池から４分の１のところに取る。
筋　肉	長橈側手根伸筋、短橈側手根伸筋
筋　枝	橈骨神経
皮　枝	外側前腕皮神経
血　管	橈骨動脈

72

LI10

部　位	前腕後外側、陽渓と曲池を結ぶ線上、肘窩横紋の下方２寸。
取り方	曲池の下方２寸に取る。
筋　肉	長橈側手根伸筋、短橈側手根伸筋
筋　枝	橈骨神経
皮　枝	外側前腕皮神経
血　管	橈骨動脈

73

LI11

部　位	肘外側、尺沢と上腕骨外側上顆を結ぶ線上の中点。
取り方	肘を深く曲げ、肘窩横紋外端の陥凹中に取る。
筋　肉	長橈側手根伸筋、短橈側手根伸筋
筋　枝	橈骨神経
皮　枝	外側前腕皮神経
血　管	橈側側副動脈（上腕深動脈の枝）

74

LI12

部　位	肘後外側、上腕骨外側上顆の上縁、外側顆上稜の前縁。
取り方	曲池の後上方で、上腕骨の外側顆上稜の前縁に取る。 ＊外側顆上稜とは。上腕骨外側上顆の上縁のあたりで、上腕骨の外側縁下端で外側上顆へ斜めに連なる部分をいう。
筋　肉	長橈側手根伸筋
筋　枝	橈骨神経
皮　枝	下外側上腕皮神経、後前腕皮神経
血　管	橈側側副動脈（上腕深動脈の枝）

75

手の陽明大腸経

てごり

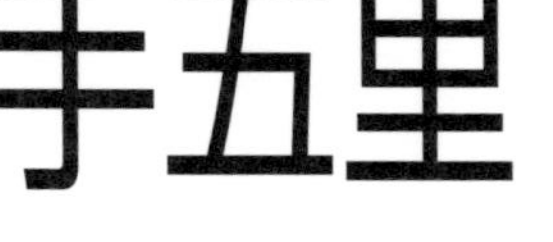

手五里

（LI13）

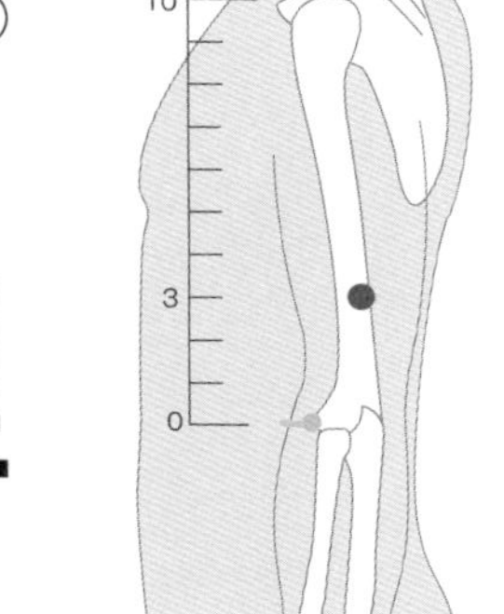

手の陽明大腸経

けんぐう

肩髃

（LI15）

手の陽明大腸経

ひじゅ

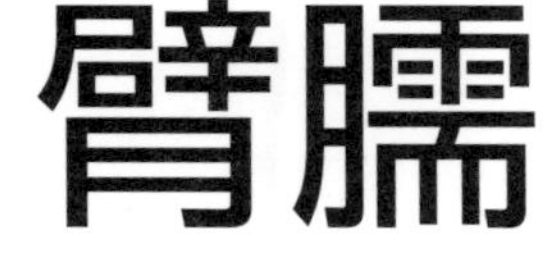

臂臑

（LI14）

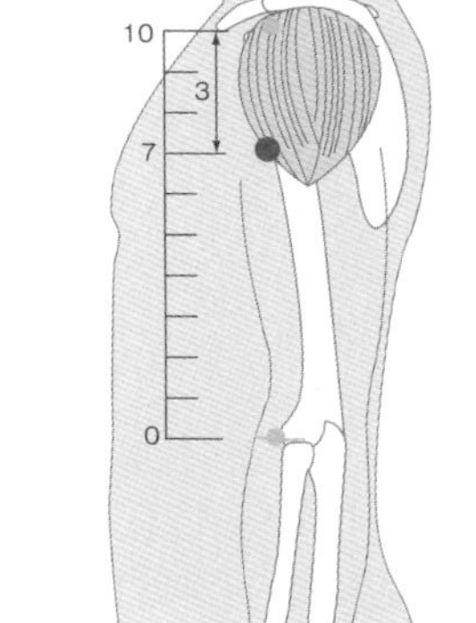

手の陽明大腸経

ここつ

巨骨

（LI16）

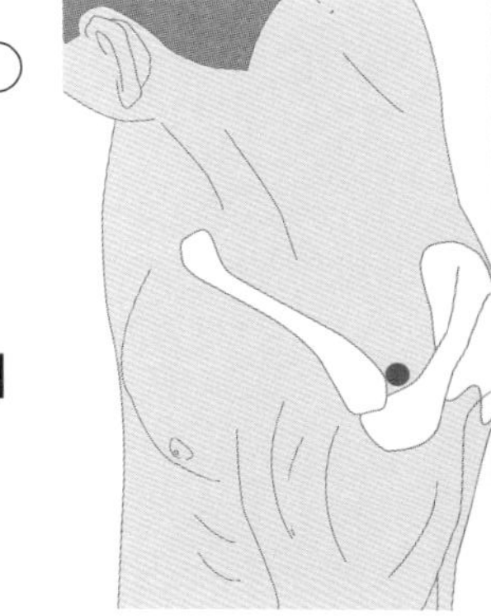

LI13

部　位	上腕外側、曲池と肩髃を結ぶ線上、肘窩横紋の上方３寸。
取り方	曲池と肩髃を結ぶ線上、曲池の上方３寸、上腕三頭筋の外側縁に取る。
筋　肉	上腕三頭筋、上腕筋
筋　枝	橈骨神経、筋皮神経
皮　枝	下外側上腕皮神経、後前腕皮神経
血　管	上腕深動脈
その他	＊深部に橈骨神経幹が通る。

76

LI14

部　位	上腕外側、三角筋前縁、曲池の上方７寸。
取り方	曲池の上方７寸、三角筋の前縁に取る。
筋　肉	三角筋、上腕二頭筋
筋　枝	腋窩神経、筋皮神経
皮　枝	上外側上腕皮神経
血　管	上腕深動脈（三角筋枝）

77

LI15

部　位	肩周囲部、肩峰外縁の前端と上腕骨大結節の間の陥凹部。
取り方	肩関節を90度外転したとき、肩峰の前後に現れる２つの陥凹部のうち、前の陥凹部に取る。
筋　肉	三角筋
筋　枝	腋窩神経
皮　枝	鎖骨上神経
血　管	胸肩峰動脈（三角筋枝）

78

LI16

部　位	肩周囲部、鎖骨の肩峰端と肩甲棘の間の陥凹部。
取り方	棘上窩の外側で、鎖骨肩峰端と肩甲棘との間、肩鎖関節の後内方陥中に取る。
筋　肉	僧帽筋、棘上筋
筋　枝	副神経、頸神経叢の枝、肩甲上神経
皮　枝	鎖骨上神経
血　管	肩甲上動脈

79

手の陽明大腸経

てんてい

天鼎

(LI17)

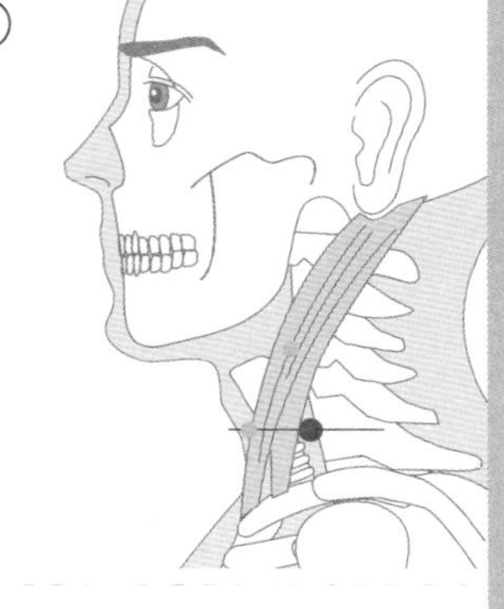

手の陽明大腸経

ふとつ

扶突

(LI18)

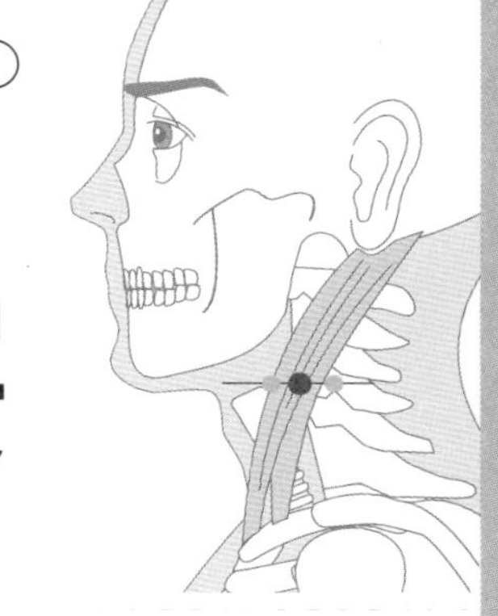

手の陽明大腸経

かりょう

禾髎

(LI19)

手の陽明大腸経

げいこう

迎香

(LI20)

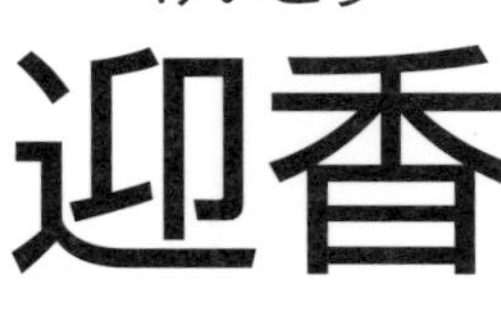

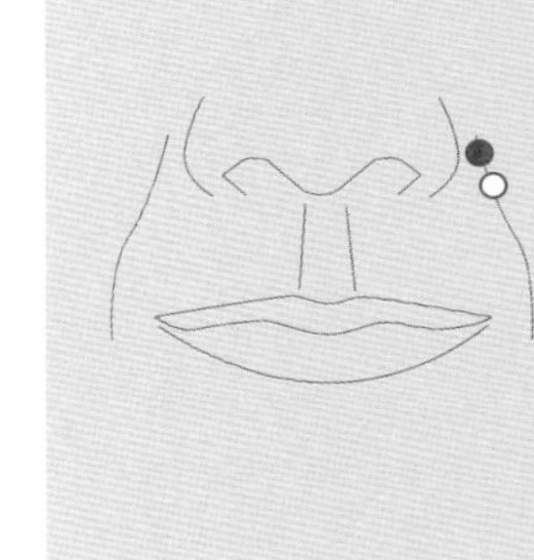

LI17

部　位	前頸部、輪状軟骨と同じ高さ、胸鎖乳突筋の後縁。
取り方	扶突の下方で胸鎖乳突筋の後縁に取る。＊胸鎖乳突筋をはさんで、水突（胃経）と同じ高さにある。＊胸鎖乳突筋は、抵抗に抗して頭を反対側に向けるとよく現れる。
筋　肉	広頸筋、胸鎖乳突筋、前斜角筋、中斜角筋
筋　枝	顔面神経（頸枝）、副神経、頸神経叢の枝、頸神経前枝
皮　枝	鎖骨上神経
血　管	上行頸動脈・鎖骨下動脈の枝

80

LI18

部　位	前頸部、甲状軟骨上縁と同じ高さ、胸鎖乳突筋の前縁と後縁の間。
取り方	下顎角の直下で胸鎖乳突筋中、人迎（胃経）の外方に取る。＊甲状軟骨上縁の高さで、胸鎖乳突筋の前縁に人迎（胃経）、中央に扶突、後縁に天窓（小腸経）が並ぶ。
筋　肉	広頸筋、胸鎖乳突筋、前斜角筋
筋　枝	顔面神経（頸枝）、副神経、頸神経叢の枝、頸神経前枝
皮　枝	鎖骨上神経
血　管	胸鎖乳突筋枝（外頸動脈の枝）
その他	＊胸鎖乳突筋の深部に内頸静脈があるため刺鍼に注意する。

81

LI19

部　位	顔面部、人中溝中点と同じ高さ、鼻孔外縁の下方。（別説：顔面部、人中溝の上から３分の１と同じ高さ、鼻孔外縁の下方。）
取り方	鼻孔外側縁の下方で、水溝（督脈）の外方５分に取る。（別説：鼻孔外側縁の下方で、水溝（督脈・別説）の外方５分に取る。）
筋　肉	口輪筋
筋　枝	顔面神経（頬筋枝・下顎縁枝）
皮　枝	上顎神経（三叉神経第２枝）
血　管	上唇動脈

82

LI20

部　位	顔面部、鼻唇溝中、鼻翼外縁中点と同じ高さ。（別説：顔面部、鼻唇溝中、鼻翼下縁の高さ。）
取り方	鼻翼外側縁の中点で、鼻唇溝中に取る。（別説：鼻翼下縁の高さで、鼻唇溝中に取る。）
筋　肉	上唇鼻翼挙筋、上唇挙筋、小頬骨筋
筋　枝	顔面神経（頬骨枝）
皮　枝	上顎神経（三叉神経第２枝）
血　管	眼角動脈

83

足の陽明胃経

しょうきゅう

承泣

（ST1）

足の陽明胃経

しはく

四白

（ST2）

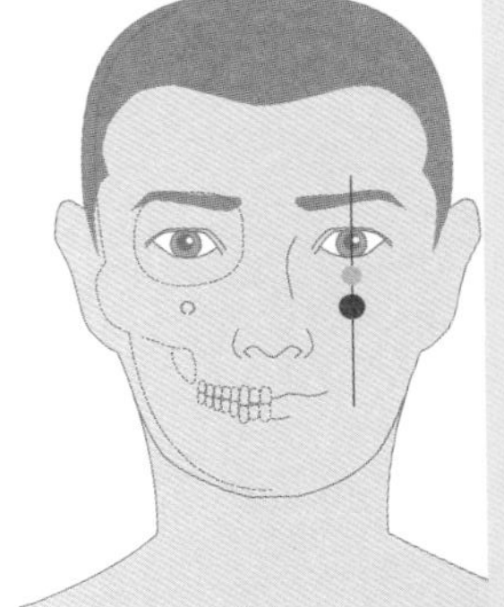

足の陽明胃経

こりょう

巨髎

（ST3）

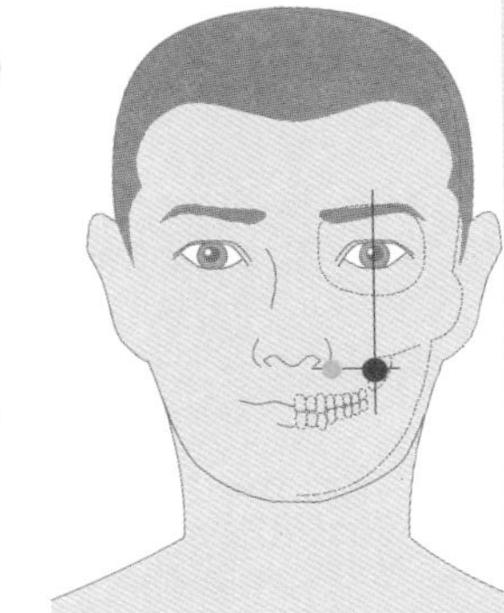

足の陽明胃経

ちそう

地倉

（ST4）

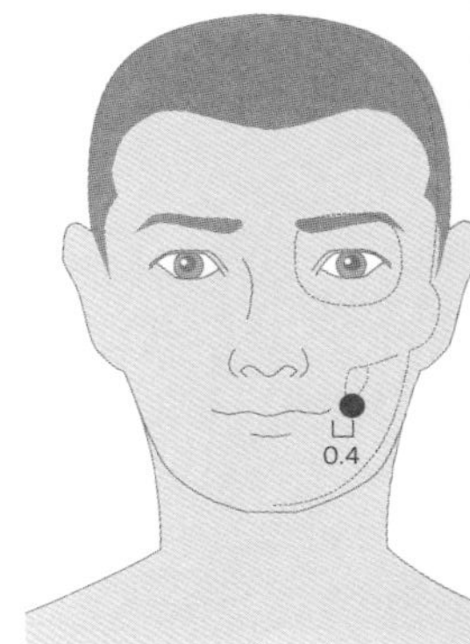

ST1

部　位	顔面部、眼球と眼窩下縁の間、瞳孔線上。
取り方	正視させて、瞳孔を通る垂線上で、眼球と眼窩下縁の間に取る。
筋　肉	眼輪筋
筋　枝	顔面神経（側頭枝・頬筋枝）
皮　枝	上顎神経（三叉神経第２枝）
血　管	眼窩下動脈

84

ST2

部　位	顔面部、眼窩下孔部。
取り方	正視させて、承泣の下方で、骨が陥凹しているところに取る。 ＊眼窩下神経の出る部にあたる。
筋　肉	眼輪筋
筋　枝	顔面神経（側頭枝・頬筋枝）
皮　枝	上顎神経（三叉神経第２枝）
血　管	眼窩下動脈

85

ST3

部　位	顔面部、瞳孔線上、鼻翼下縁と同じ高さ。
取り方	正視させて、瞳孔を通る垂線と、鼻翼下端から横にひいた線との交点に取る。
筋　肉	小頬骨筋
筋　枝	顔面神経（頬筋枝）
皮　枝	上顎神経（三叉神経節２枝）
血　管	眼窩下動脈、顔面動脈の枝

86

ST4

部　位	顔面部、口角の外方４分（指寸）。
取り方	口角の外方４分、鼻唇溝あるいは鼻唇溝の延長線上に取る。
筋　肉	口輪筋
筋　枝	顔面神経（頬筋枝・下顎縁枝）
皮　枝	上顎神経（三叉神経第２枝）、下顎神経（三叉神経第３枝）
血　管	顔面動脈

87

足の陽明胃経

だいげい

大迎

(ST5)

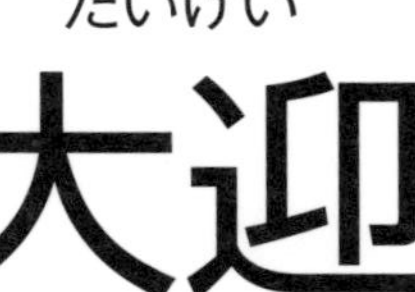

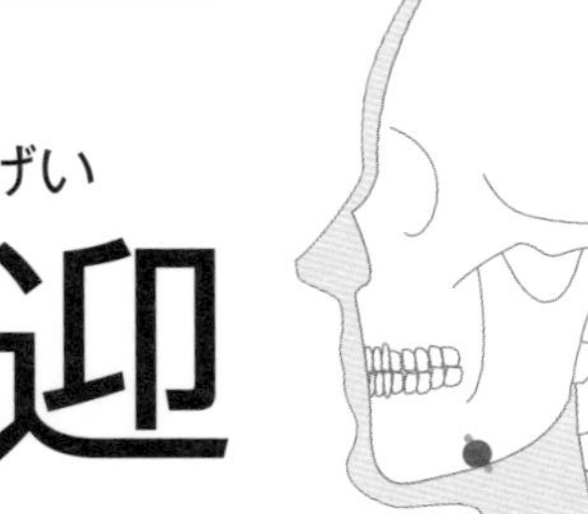

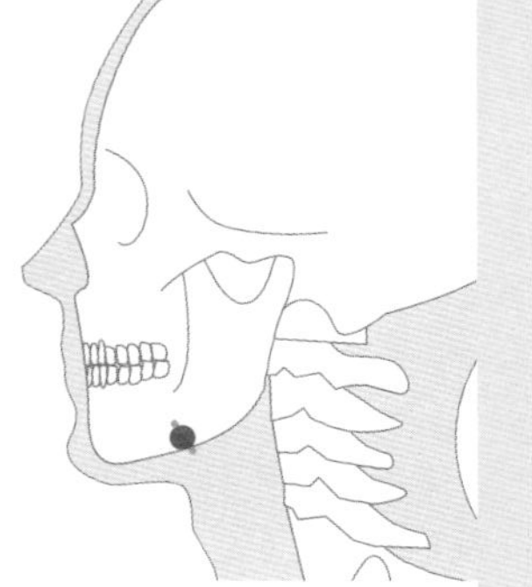

足の陽明胃経

きょうしゃ

頬車

(ST6)

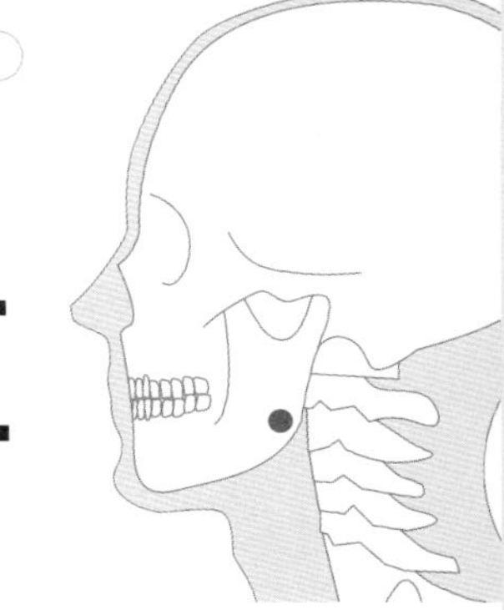

足の陽明胃経

げかん

下関

(ST7)

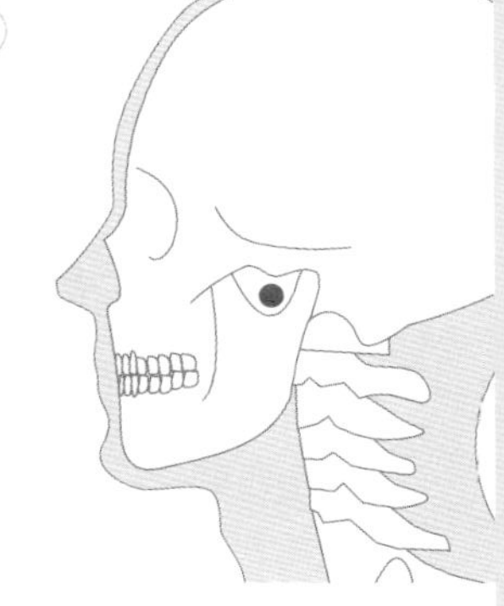

足の陽明胃経

ずい

頭維

(ST8)

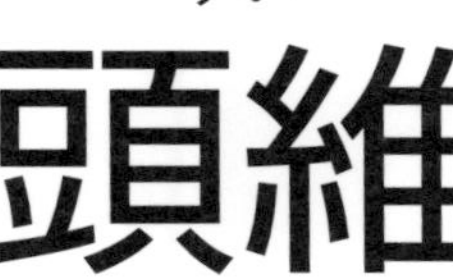

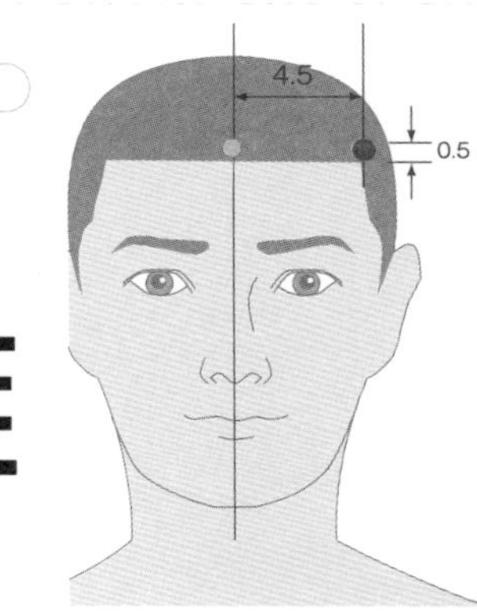

ST5

部　位	顔面部、下顎角の前方、咬筋付着部の前方陥凹部、顔面動脈上。
取り方	下顎角から下顎体に沿って指を前方に進め、顔面動脈拍動部に取る。
筋　肉	広頸筋、咬筋
筋　枝	顔面神経（頸枝）、下顎神経
皮　枝	下顎神経（三叉神経節３枝）
血　管	顔面動脈

88

ST6

部　位	顔面部、下顎角の前上方１横指（中指）。
取り方	下顎角の前上方で、歯を噛み締めると咬筋が緊張し、力を抜くと陥凹するところに取る。
筋　肉	咬筋
筋　枝	下顎神経
皮　枝	下顎神経（三叉神経第３枝）、大耳介神経
血　管	浅側頭動脈

89

ST7

部　位	顔面部、頬骨弓の下縁中点と下顎切痕の間の陥凹部。
取り方	頬骨弓下縁中点と下顎切痕との間、口を閉じれば深い陥凹ができ、口を開けば下顎骨関節突起が前に移動して陥凹がなくなるところに取る。
筋　肉	咬筋、外側翼突筋
筋　枝	下顎神経
皮　枝	下顎神経（三叉神経第３枝）
血　管	顔面横動脈

90

ST8

部　位	頭部、額角髪際の直上５分、前正中線の外方４寸５分。
取り方	額角髪際の後方５分、神庭（督脈）の外方４寸５分に取る。＊前髪際の後方５分には前正中線から、神庭（督脈）、眉衝（膀胱経）、曲差（膀胱経）、頭臨泣（胆経）、本神（胆経）、頭維が並ぶ。
筋　肉	前頭筋
筋　枝	顔面神経（側頭枝）
皮　枝	眼神経（三叉神経第１枝）、上顎神経（三叉神経第２枝）
血　管	浅側頭動脈

91

足の陽明胃経

じんげい

人迎

(ST9)

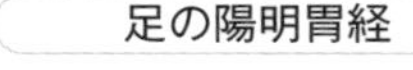

足の陽明胃経

すいとつ

水突

(ST10)

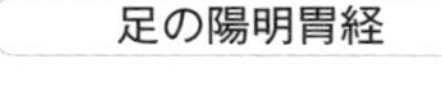

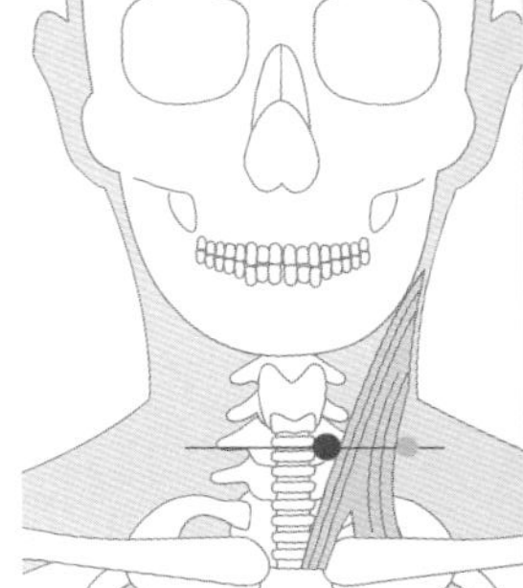

足の陽明胃経

きしゃ

気舎

(ST11)

足の陽明胃経

けつぼん

欠盆

(ST12)

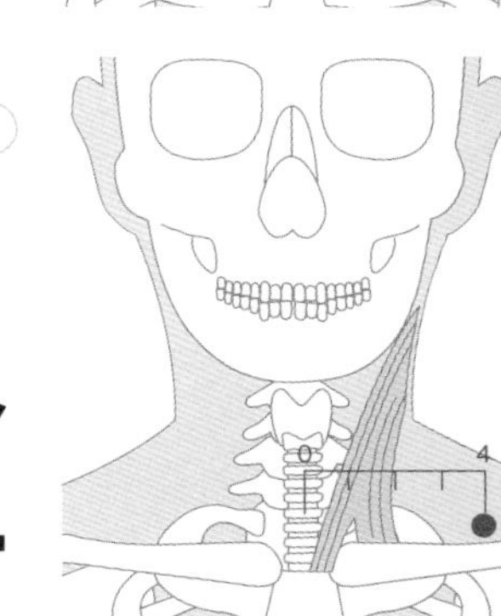

ST9

部　位	前頸部、甲状軟骨上縁と同じ高さ、胸鎖乳突筋の前縁、総頸動脈上。
取り方	甲状軟骨上縁の外方で胸鎖乳突筋の前縁、総頸動脈拍動部に取る。＊甲状軟骨上縁の高さで、胸鎖乳突筋の前縁に人迎、中央に扶突（大腸経）、後縁に天窓（小腸経）が並ぶ。
筋　肉	広頸筋、胸鎖乳突筋
筋　枝	顔面神経（頸枝）、副神経、頸神経叢の枝
皮　枝	頸横神経
血　管	総頸動脈

92

ST10

部　位	前頸部、輪状軟骨と同じ高さ、胸鎖乳突筋の前縁。
取り方	人迎の下方で胸鎖乳突筋の前縁、輪状軟骨の高さに取る。＊胸鎖乳突筋をはさんで、天鼎（大腸経）と同じ高さにあたる。
筋　肉	広頸筋、胸鎖乳突筋
筋　枝	顔面神経 (頸枝)、副神経、頸神経叢の枝
皮　枝	頸横神経
血　管	総頸動脈

93

ST11

部　位	前頸部、小鎖骨上窩で鎖骨胸骨端の上方、胸鎖乳突筋の胸骨頭と鎖骨頭の間の陥凹部。
取り方	鎖骨内端の上部で、胸鎖乳突筋の二頭間に取る。
筋　肉	広頸筋、胸鎖乳突筋
筋　枝	顔面神経 (頸枝)、副神経、頸神経叢の枝
皮　枝	鎖骨上神経
血　管	総頸動脈

94

ST12

部　位	前頸部、大鎖骨上窩、前正中線の外方４寸、鎖骨上方の陥凹部。
取り方	前正中線外方４寸の乳頭線上で鎖骨の上方陥凹中に取る。
筋　肉	広頸筋、前斜角筋、中斜角筋
筋　枝	顔面神経 (頸枝)、頸神経前枝
皮　枝	鎖骨上神経
血　管	鎖骨下動脈
その他	肺尖部に近い欠盆をはじめ、胸背部の経穴の刺鍼には気胸を起こさないように注意を要する。

95

足の陽明胃経

きこ

気戸

（ST13）

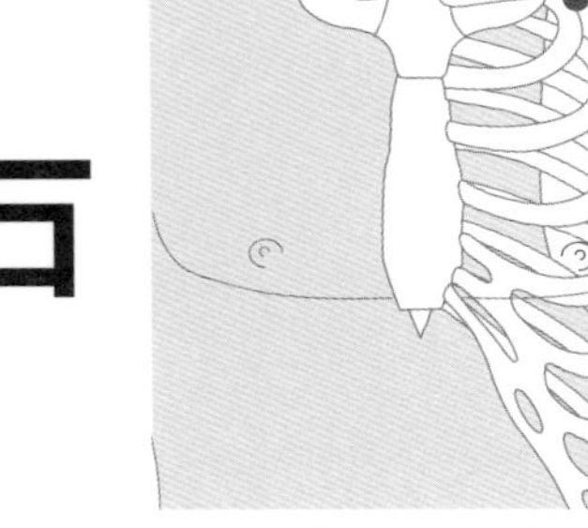

足の陽明胃経

こぼう

庫房

（ST14）

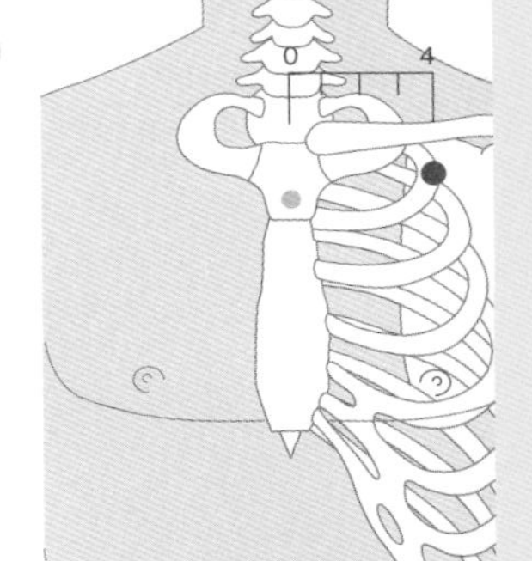

足の陽明胃経

おくえい

屋翳

（ST15）

足の陽明胃経

ようそう

膺窓

（ST16）

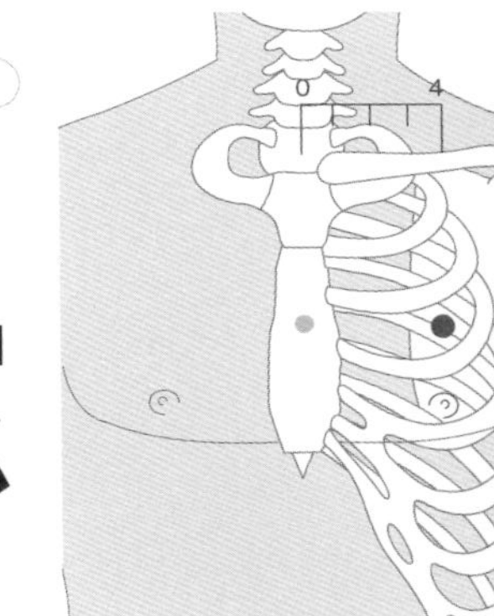

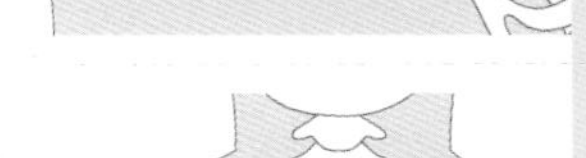

ST13

部　位	前胸部、鎖骨下縁、前正中線の外方４寸。
取り方	鎖骨の下縁と乳頭線との交点に取る。 ＊胃経の胸部の経穴は、前正中線外方４寸、乳頭線上にあたる。
筋　肉	広頸筋、大胸筋、鎖骨下筋
筋　枝	顔面神経（頸枝）、内側・外側胸筋神経、鎖骨下筋神経
皮　枝	鎖骨上神経
血　管	腋窩動脈

96

ST14

部　位	前胸部、第１肋間、前正中線の外方４寸。
取り方	華蓋（任脈）から第１肋間に沿って外方４寸、乳頭線上に取る。
筋　肉	大胸筋
筋　枝	内側・外側胸筋神経
皮　枝	鎖骨上神経、肋間神経（前皮枝）
血　管	胸肩峰動脈、肋間動脈

97

ST15

部　位	前胸部、第２肋間、前正中線の外方４寸。
取り方	紫宮（任脈）から第２肋間に沿って外方４寸、乳頭線上に取る。
筋　肉	大胸筋、小胸筋
筋　枝	内側・外側胸筋神経
皮　枝	肋間神経（前皮枝・外側皮枝）
血　管	胸肩峰動脈、肋間動脈

98

ST16

部　位	前胸部、第３肋間、前正中線の外方４寸。
取り方	玉堂（任脈）から第３肋間に沿って外方４寸、乳頭線上に取る。
筋　肉	大胸筋、小胸筋
筋　枝	内側・外側胸筋神経
皮　枝	肋間神経（前皮枝・外側皮枝）
血　管	胸肩峰動脈、肋間動脈

99

足の陽明胃経

にゅうちゅう

乳中

（ST17）

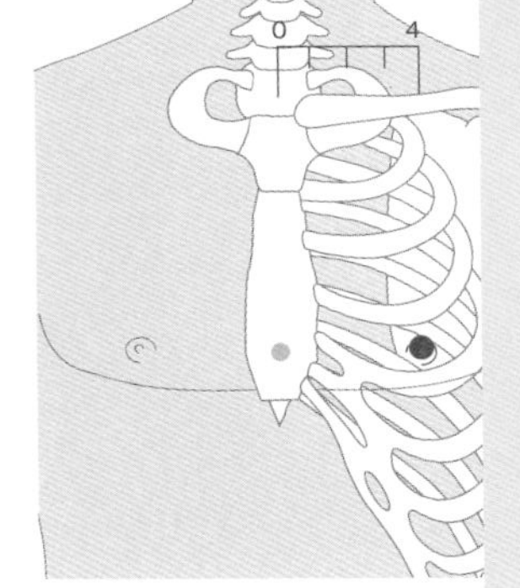

足の陽明胃経

にゅうこん

乳根

（ST18）

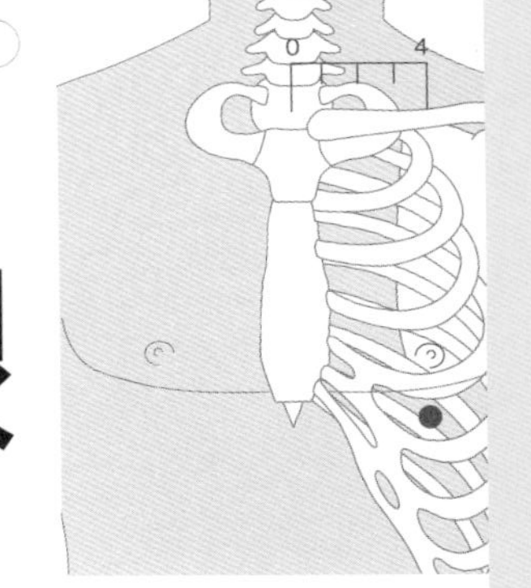

足の陽明胃経

ふよう

不容

（ST19）

足の陽明胃経

しょうまん

承満

（ST20）

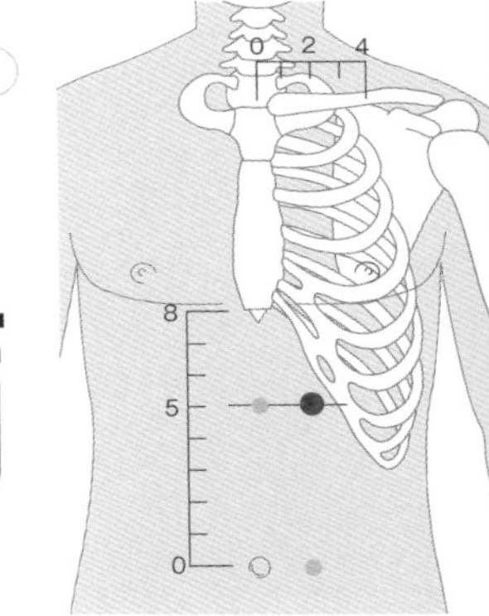

ST17

部　位	前胸部、乳頭中央。
取り方	膻中（任脈）から第４肋間に沿って外方４寸、乳頭線上、乳頭部中央に取る。＊第４肋間の高さには前正中線から、膻中（任脈）、神封（腎経）、乳中、天池（心包経）、天渓（脾経）、輒筋（胆経）、淵腋（胆経）が並ぶ。
筋　肉	大胸筋、小胸筋
筋　枝	内側・外側胸筋神経
皮　枝	肋間神経（前皮枝・外側皮枝）
血　管	胸肩峰動脈、肋間動脈

100

ST18

部　位	前胸部、第５肋間、前正中線の外方４寸。
取り方	第５肋間に沿って前正中線から外方４寸、乳頭線上に取る。 ＊女性では乳房下縁の中点にあたる。
筋　肉	大胸筋
筋　枝	内側・外側胸筋神経
皮　枝	肋間神経（前皮枝・外側皮枝）
血　管	胸肩峰動脈、肋間動脈

101

ST19

部　位	上腹部、臍中央の上方６寸、前正中線の外方２寸。
取り方	天枢の上方６寸、巨闕（任脈）の外方２寸で腹直筋中に取る。＊胃経の腹部の経穴は前正中線外方２寸、前正中線と乳頭線との中線上にあたる。＊胸骨下角が狭く、不容の下に肋骨がある場合の刺鍼は斜刺で行う。
筋　肉	腹直筋
筋　枝	肋間神経
皮　枝	肋間神経（前皮枝）
血　管	肋間動脈、上腹壁動脈

102

ST20

部　位	上腹部、臍中央の上方５寸、前正中線の外方２寸。
取り方	天枢の上方５寸、上脘（任脈）の外方２寸、腹直筋中に取る。
筋　肉	腹直筋
筋　枝	肋間神経
皮　枝	肋間神経（前皮枝）
血　管	上腹壁動脈

103

足の陽明胃経

りょうもん

梁門

（ST21）

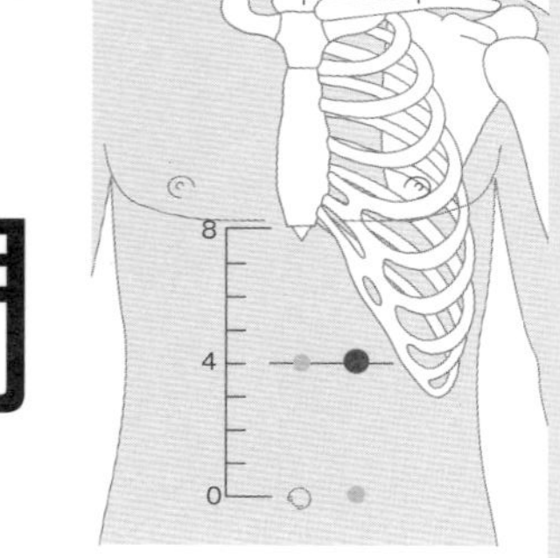

足の陽明胃経

かんもん

関門

（ST22）

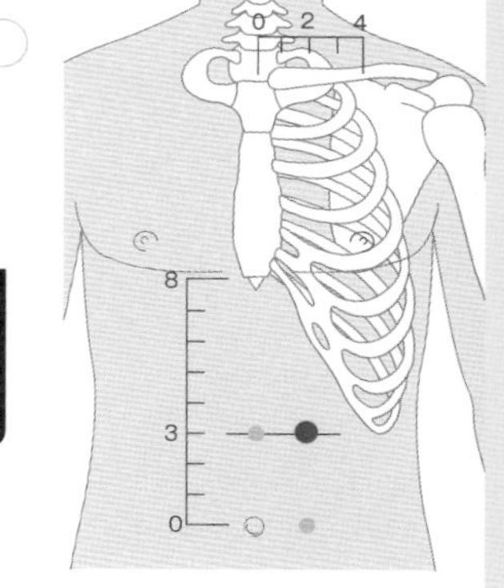

足の陽明胃経

たいいつ

太乙

（ST23）

0 2 4
8
2
0

足の陽明胃経

かつにくもん

滑肉門

（ST24）

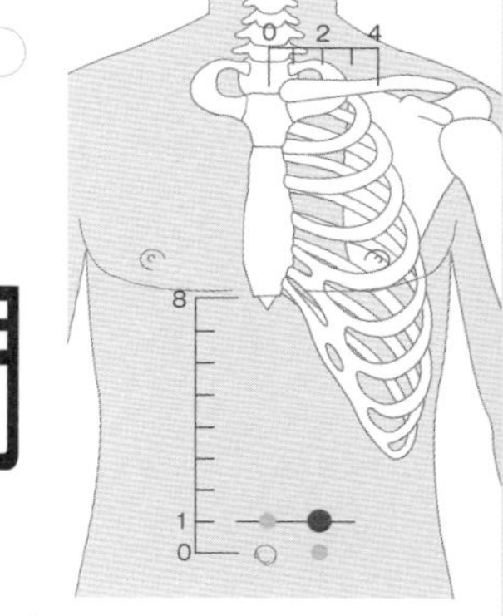

ST21

部　位	上腹部、臍中央の上方４寸、前正中線の外方２寸。
取り方	天枢の上方４寸、中脘（任脈）の外方２寸、腹直筋中に取る。
筋　肉	腹直筋
筋　枝	肋間神経
皮　枝	肋間神経（前皮枝）
血　管	上腹壁動脈

104

ST22

部　位	上腹部、臍中央の上方３寸、前正中線の外方２寸。
取り方	天枢の上方３寸、建里（任脈）の外方２寸、腹直筋中に取る。
筋　肉	腹直筋
筋　枝	肋間神経
皮　枝	肋間神経（前皮枝）
血　管	上腹壁動脈

105

ST23

部　位	上腹部、臍中央の上方２寸、前正中線の外方２寸。
取り方	天枢の上方２寸、下脘（任脈）の外方２寸、腹直筋中に取る。
筋　肉	腹直筋
筋　枝	肋間神経
皮　枝	肋間神経（前皮枝）
血　管	上腹壁動脈

106

ST24

部　位	上腹部、臍中央の上方1寸、前正中線の外方２寸。
取り方	天枢の上方１寸、水分（任脈）の外方２寸、腹直筋中に取る。
筋　肉	腹直筋
筋　枝	肋間神経
皮　枝	肋間神経（前皮枝）
血　管	上腹壁動脈

107

足の陽明胃経

大腸の募穴

てんすう

天枢

（ST25）

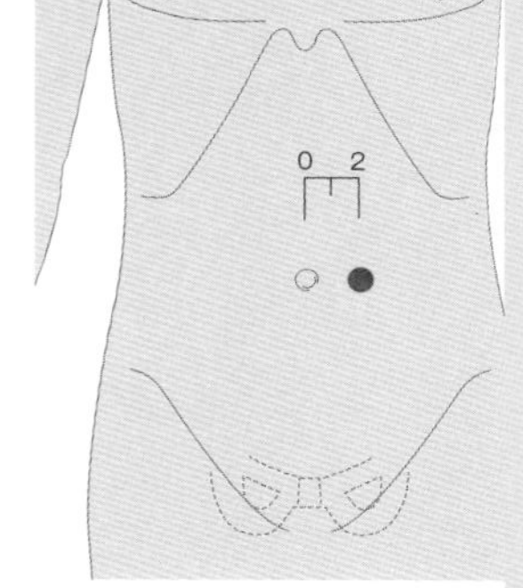

足の陽明胃経

だいこ

大巨

（ST27）

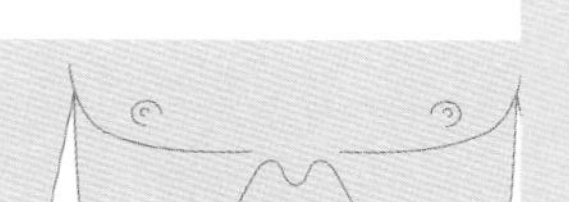

足の陽明胃経

がいりょう

外陵

（ST26）

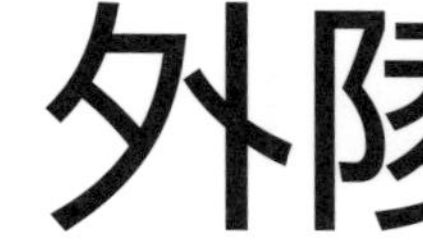

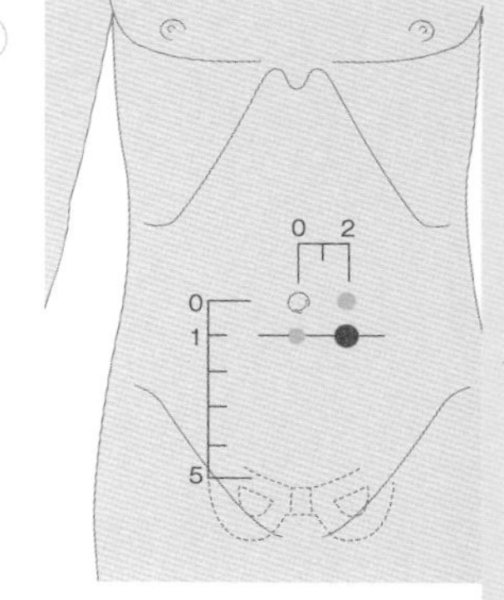

足の陽明胃経

すいどう

水道

（ST28）

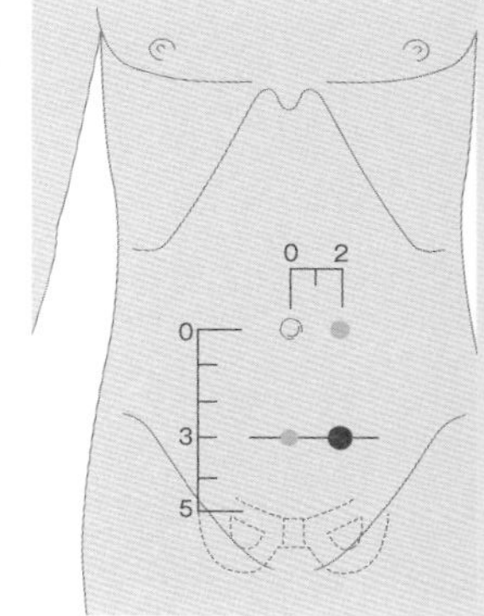

ST25

部　位	上腹部、臍中央の外方２寸。
取り方	神闕（任脈）の外方２寸、腹直筋中に取る。
筋　肉	腹直筋
筋　枝	肋間神経
皮　枝	肋間神経（前皮枝）
血　管	浅腹壁動脈、上腹壁動脈、下腹壁動脈

108

ST26

部　位	下腹部、臍中央の下方１寸、前正中線の外方２寸。
取り方	天枢の下方１寸、陰交（任脈）の外方２寸、腹直筋中に取る。
筋　肉	腹直筋
筋　枝	肋間神経
皮　枝	肋間神経（前皮枝）
血　管	浅腹壁動脈、下腹壁動脈

109

ST27

部　位	下腹部、臍中央の下方２寸、前正中線の外方２寸。
取り方	天枢の下方２寸、石門（任脈）の外方２寸、腹直筋中に取る。
筋　肉	腹直筋
筋　枝	肋間神経
皮　枝	肋間神経（前皮枝）
血　管	浅腹壁動脈、下腹壁動脈

110

ST28

部　位	下腹部、臍中央の下方３寸、前正中線の外方２寸。
取り方	天枢の下方３寸、関元（任脈）の外方２寸、腹直筋中に取る。
筋　肉	腹直筋
筋　枝	肋間神経
皮　枝	肋間神経（前皮枝）、腸骨下腹神経（前皮枝）
血　管	浅腹壁動脈、下腹壁動脈

111

足の陽明胃経

きらい

帰来

（ST29）

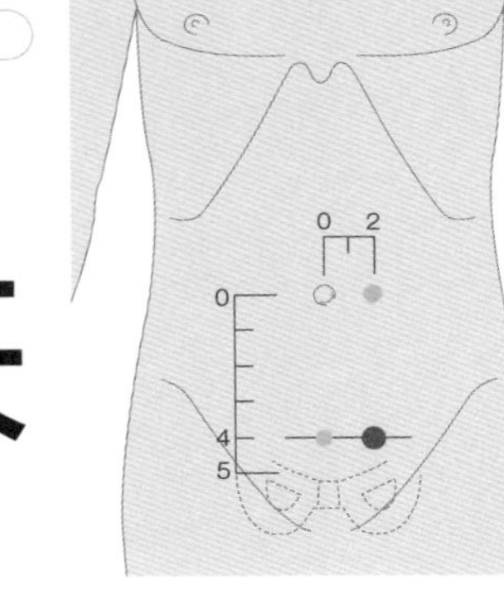

足の陽明胃経

きしょう

気衝

（ST30）

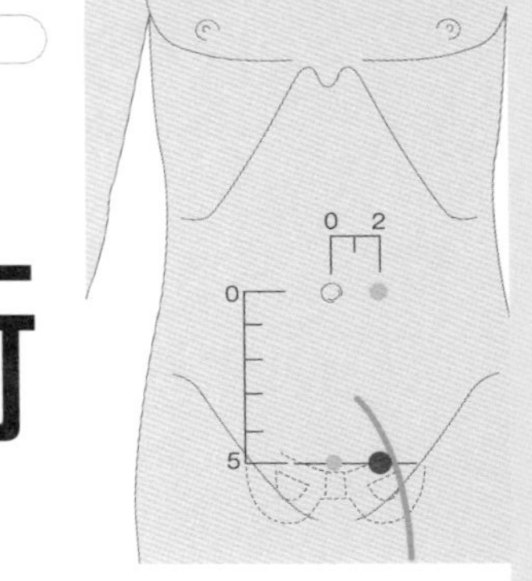

足の陽明胃経

ひかん

髀関

（ST31）

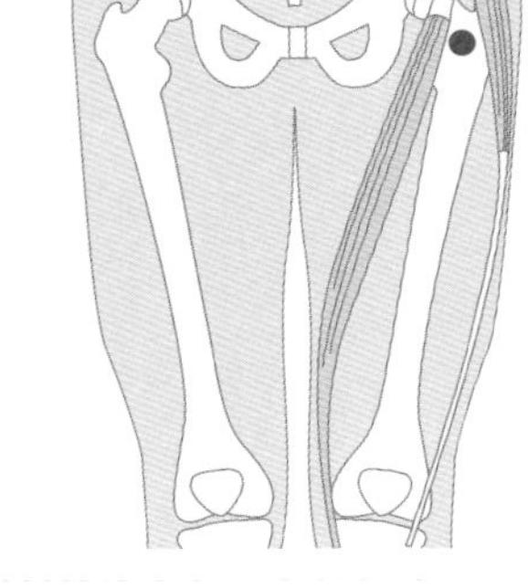

足の陽明胃経

ふくと

伏兎

（ST32）

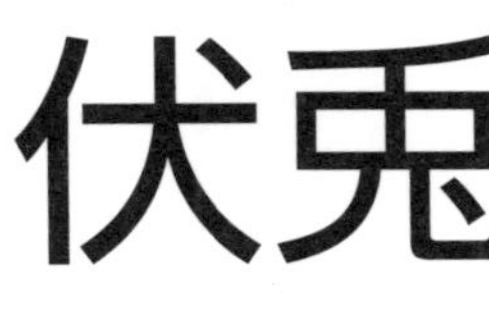

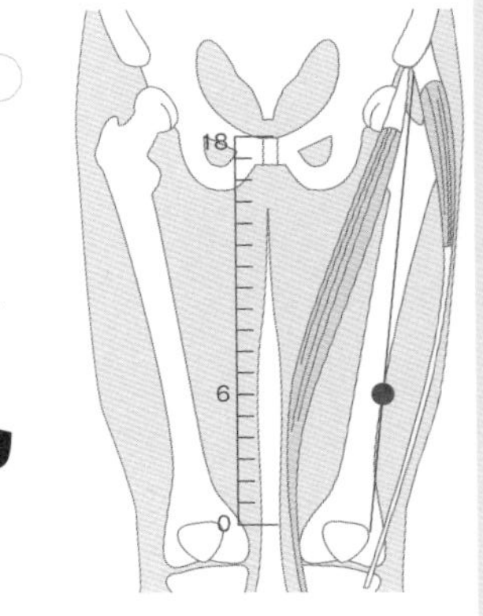

ST29

部　位	下腹部、臍中央の下方４寸、前正中線の外方２寸。
取り方	天枢の下方４寸、中極（任脈）の外方２寸、腹直筋中に取る。
筋　肉	腹直筋、外腹斜筋、内腹斜筋
筋　枝	肋間神経
皮　枝	肋間神経（前皮枝）、腸骨下腹神経（前皮枝）
血　管	浅腹壁動脈、下腹壁動脈

112

ST30

部　位	鼡径部、恥骨結合上縁と同じ高さで、前正中線の外方２寸、大腿動脈拍動部。
取り方	天枢の下方５寸、曲骨（任脈）の外方２寸。＊大腿動脈の拍動は気衝より外方に触れることが多い。
筋　肉	外腹斜筋、内腹斜筋
筋　枝	肋間神経、腸骨下腹神経（前皮枝）、腸骨鼡径神経
皮　枝	肋間神経（前皮枝）、腸骨下腹神経（前皮枝）
血　管	浅腹壁動脈、下腹壁動脈、大腿動脈

113

ST31

部　位	大腿前面、３筋（大腿直筋と縫工筋と大腿筋膜張筋）の近位部の間の陥凹部。
取り方	上前腸骨棘と膝蓋骨底外端とを結ぶ線上で、大転子頂点の高さに取る。＊股関節と膝をわずかに屈曲し、股関節をわずかに外転し、大腿前内側に加えられた抵抗に抗したとき、三角形の陥凹が現れる。大腿直筋近位部は、内側の縫工筋と外側の大腿筋膜張筋の間の陥凹部にあり、この三角形の頂点の下方にある陥凹の最も深い部分に取る。＊大腿部の胃経の経穴はすべて上前腸骨棘と膝蓋骨底外端とを結ぶ線上に取る。
筋　肉	縫工筋、大腿直筋、大腿筋膜張筋
筋　枝	大腿神経、上殿神経
皮　枝	外側大腿皮神経
血　管	外側大腿回旋動脈

114

ST32

部　位	大腿前外側、膝蓋骨底外端と上前腸骨棘を結ぶ線上、膝蓋骨底の上方６寸。
取り方	膝蓋骨底外端と髀関を結ぶ線を３等分し、膝蓋骨底外端から約３分の１、大腿直筋の外縁に取る。
筋　肉	大腿直筋、外側広筋
筋　枝	大腿神経
皮　枝	外側大腿皮神経、大腿神経（前皮枝）
血　管	外側大腿回旋動脈

115

足の陽明胃経

いんし

陰市

（ST33）

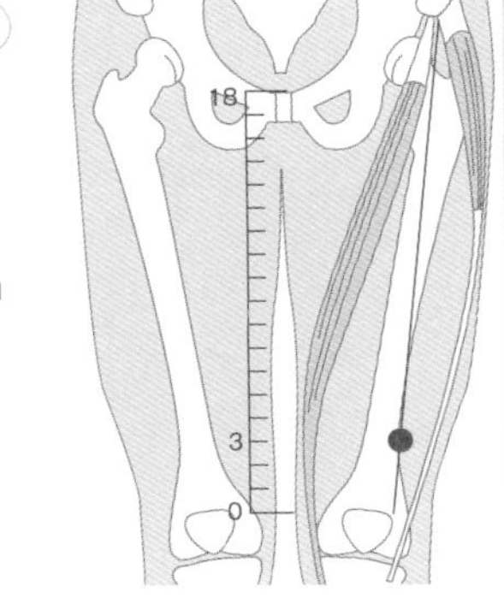

足の陽明胃経

郄穴

りょうきゅう

梁丘

（ST34）

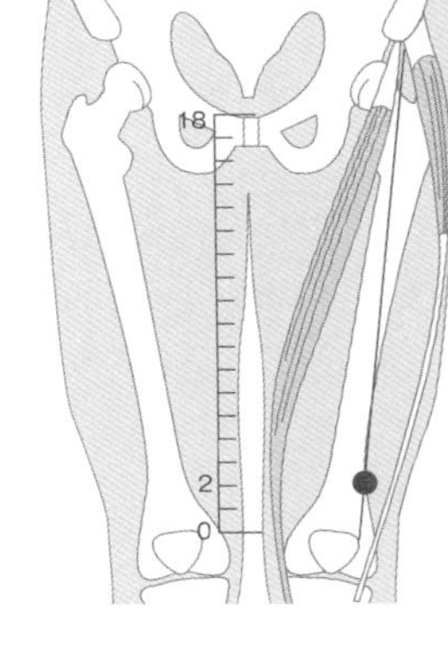

足の陽明胃経

とくび

犢鼻

（ST35）

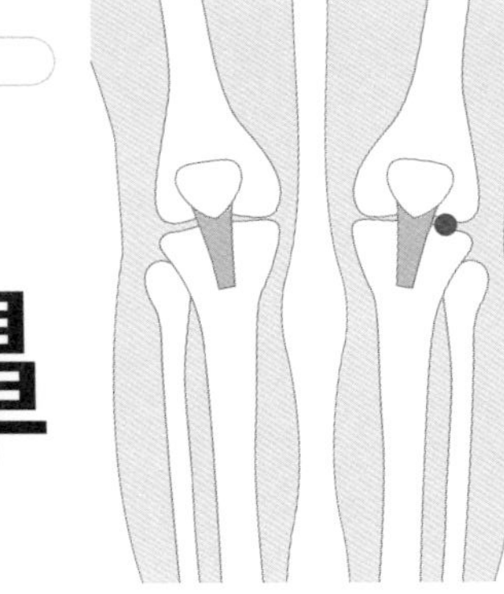

足の陽明胃経

合土穴・四総穴・胃の下合穴

あしさんり

足三里

（ST36）

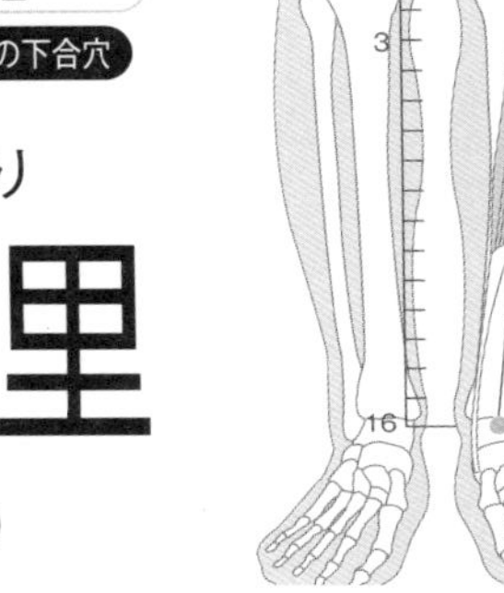

ST33

部　位	大腿前外側、大腿直筋腱の外側で膝蓋骨底の上方３寸。
取り方	膝蓋骨底外端の上方３寸、大腿直筋腱の外側縁に取る。
筋　肉	外側広筋
筋　枝	大腿神経
皮　枝	外側大腿皮神経、大腿神経（前皮枝）
血　管	外側大腿回旋動脈

116

ST34

部　位	大腿前外側、外側広筋と大腿直筋腱外縁の間、膝蓋骨底の上方２寸。
取り方	膝蓋骨底外端の上方２寸、外側広筋と大腿直筋腱との間に取る。
筋　肉	外側広筋
筋　枝	大腿神経
皮　枝	外側大腿皮神経、大腿神経（前皮枝）
血　管	外側大腿回旋動脈、外側上膝動脈

117

ST35

部　位	膝前面、膝蓋靱帯外方の陥凹部。
取り方	膝を軽く曲げたとき、膝蓋骨外下方にできる陥凹中に取る。＊犢鼻から解渓までの長さを便宜上１尺６寸とする。
筋　肉	膝蓋靱帯
筋　枝	―
皮　枝	伏在神経膝蓋下枝
血　管	外側下膝動脈

118

ST36

部　位	下腿前面、犢鼻と解渓を結ぶ線上、犢鼻の下方３寸。
取り方	犢鼻の下方３寸で腓骨頭の直下と脛骨粗面下端との中間、前脛骨筋中に取る。
筋　肉	前脛骨筋
筋　枝	深腓骨神経
皮　枝	外側腓腹皮神経
血　管	前脛骨動脈

119

足の陽明胃経

大腸の下合穴

じょうこきょ

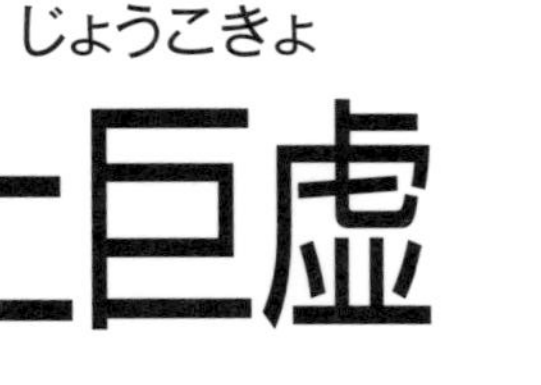

上巨虚

（ST37）

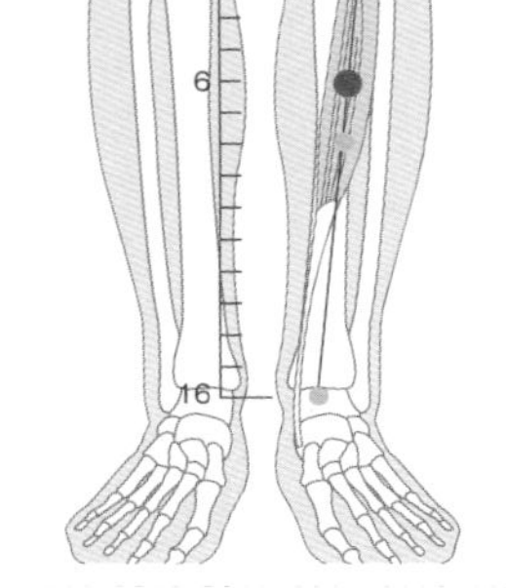

足の陽明胃経

じょうこう

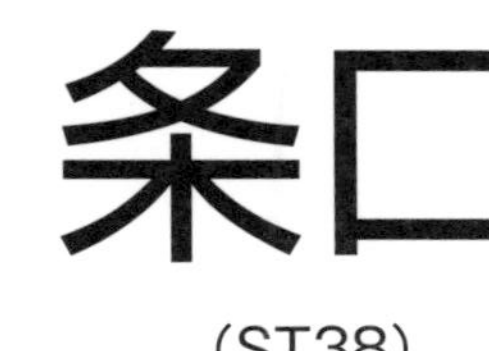

条口

（ST38）

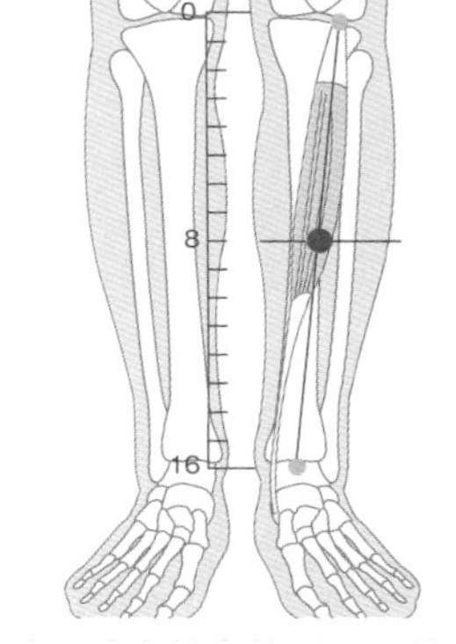

足の陽明胃経

小腸の下合穴

げこきょ

下巨虚

（ST39）

足の陽明胃経

絡穴

ほうりゅう

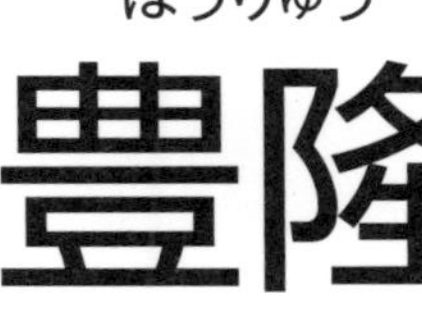

豊隆

（ST40）

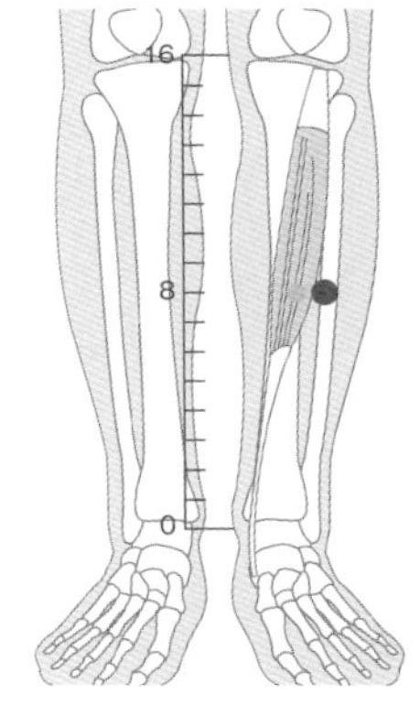

ST37

部　位	下腿前面、犢鼻と解渓を結ぶ線上、犢鼻の下方６寸。
取り方	条口を取り、その上方２寸に取る。
筋　肉	前脛骨筋
筋　枝	深腓骨神経
皮　枝	外側腓腹皮神経
血　管	前脛骨動脈

120

ST38

部　位	下腿前面、犢鼻と解渓を結ぶ線上、犢鼻の下方８寸。
取り方	犢鼻と解渓との中点に取る。
筋　肉	前脛骨筋
筋　枝	深腓骨神経
皮　枝	外側腓腹皮神経
血　管	前脛骨動脈

121

ST39

部　位	下腿前面、犢鼻と解渓を結ぶ線上、犢鼻の下方９寸。
取り方	条口を取り、その下方 I 寸に取る。
筋　肉	前脛骨筋
筋　枝	深腓骨神経
皮　枝	外側腓腹皮神経
血　管	前脛骨動脈

122

ST40

部　位	下腿前外側、前脛骨筋の外縁、外果尖の上方８寸。
取り方	条口を取り、その外方 1 横指（中指）、前脛骨筋の外縁に取る。
筋　肉	前脛骨筋、長指伸筋
筋　枝	深腓骨神経
皮　枝	外側腓腹皮神経
血　管	前脛骨動脈

123

足の陽明胃経

経火穴

かいけい

解渓

（ST41）

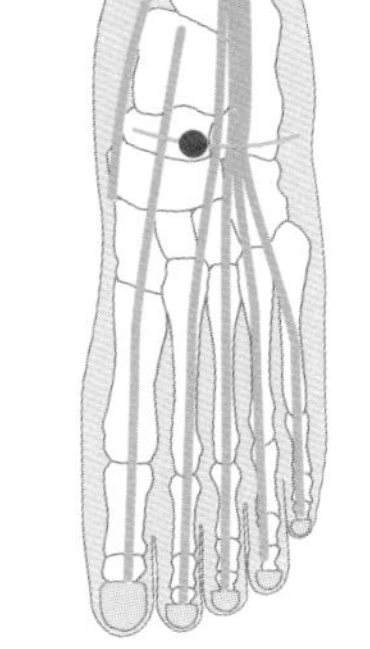

足の陽明胃経

胃の原穴

しょうよう

衝陽

（ST42）

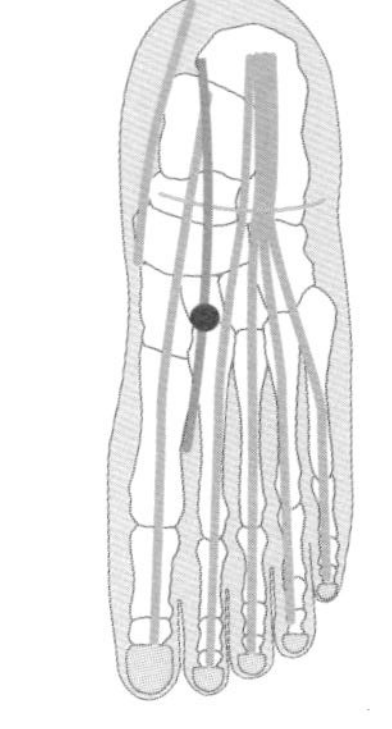

足の陽明胃経

兪木穴

かんこく

陥谷

（ST43）

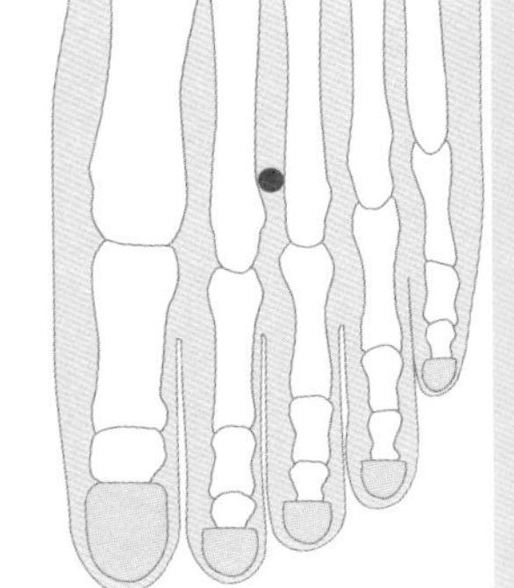

足の陽明胃経

滎水穴

ないてい

内庭

（ST44）

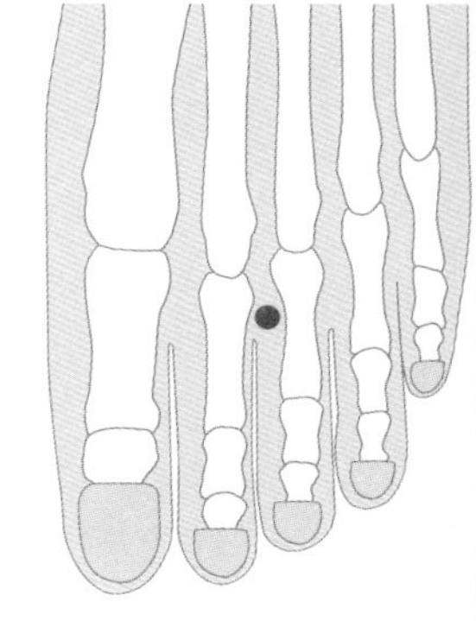

ST41

部　位	足関節前面、足関節前面中央の陥凹部、長母指伸筋腱と長指伸筋腱の間。
取り方	足関節を背屈すると３本の腱が現れる。内側から前脛骨筋、長母指伸筋、長指伸筋の腱である。本穴は後二者の腱の間に取る。＊内果尖と外果尖との中点にあたる。
筋　肉	長母指伸筋(腱)、長指伸筋(腱)
筋　枝	深腓骨神経
皮　枝	浅腓骨神経
血　管	前脛骨動脈

124

ST42

部　位	足背、第２中足骨底部と中間楔状骨の間、足背動脈拍動部。
取り方	第２中足骨底と中間楔状骨との間で、足背動脈拍動部に取る。
筋　肉	長指伸筋(腱)、短母指伸筋(腱)
筋　枝	深腓骨神経
皮　枝	浅腓骨神経
血　管	足背動脈

125

ST43

部　位	足背、第２・第３中足骨間、第２中足指節関節の近位陥凹部。
取り方	第２中足指節関節の後外側陥凹中に取る。
筋　肉	短指伸筋(腱)、第2背側骨間筋
筋　枝	深腓骨神経、外側足底神経
皮　枝	浅腓骨神経
血　管	第２背側中足動脈

126

ST44

部　位	足背、第2・第３指間、みずかきの後縁、赤白肉際。
取り方	第２・第３中足指節関節間の直前の陥凹部に取る。
筋　肉	短指伸筋(腱)、第２背側骨間筋(腱)
筋　枝	深腓骨神経、外側足底神経
皮　枝	浅腓骨神経
血　管	背側指動脈

127

足の陽明胃経

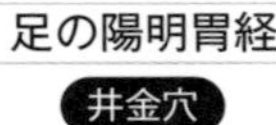

れいだ

厲兌

（ST45）

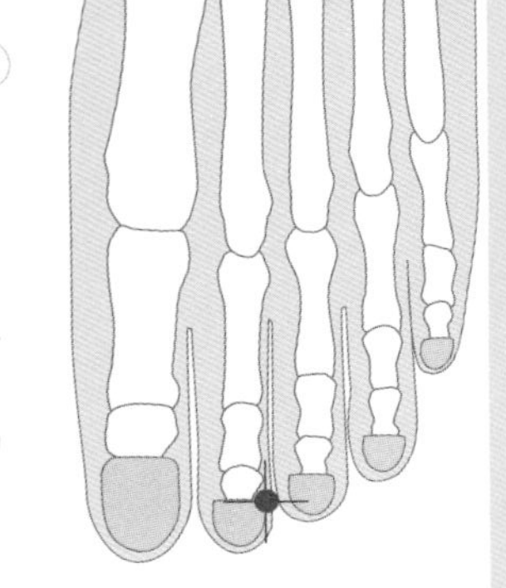

ST45

部　位	足の第 2 指、末節骨外側、爪甲角の近位外方 1 分 (指寸)、爪甲外側縁の垂線と爪甲基底部の水平線の交点。
取り方	足の第２指爪根部近位縁に引いた線と、外側縁に引いた線との交点に取る。
筋　肉	―
筋　枝	―
皮　枝	浅腓骨神経
血　管	背側指動脈

足の太陰脾経

井木穴

いんぱく

隠白

（SP1）

足の太陰脾経

榮火穴

だいと

大都

（SP2）

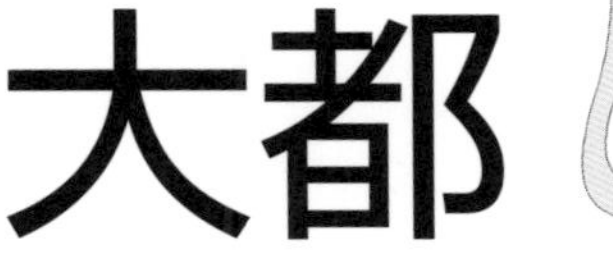

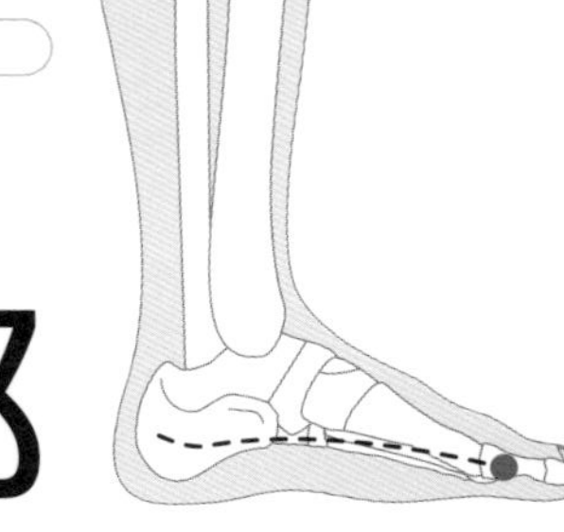

足の太陰脾経

脾の原穴・兪土穴

たいはく

太白

（SP3）

足の太陰脾経

絡穴・八脈交会穴

こうそん

公孫

（SP4）

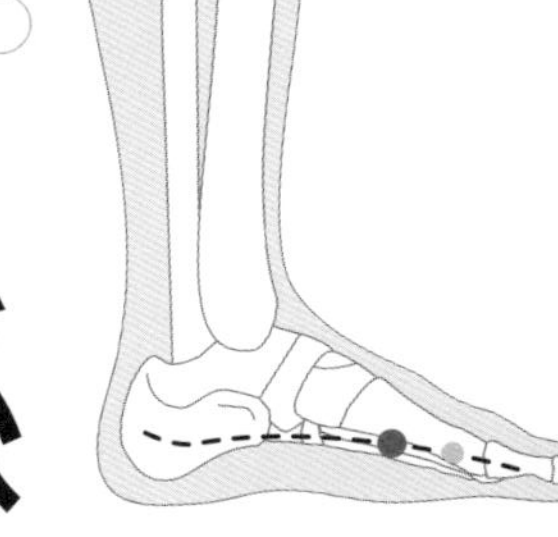

SP1

部　位	足の第 1 指、末節骨内側、爪甲角の近位内方 1 分 (指寸)、爪甲内側縁の垂線と爪甲基底部の水平線の交点。
取り方	足の第 1 指爪根部近位縁に引いた線と、内側縁に引いた線との交点に取る。
筋　肉	―
筋　枝	―
皮　枝	浅腓骨神経
血　管	背側指動脈

129

SP2

部　位	足の第 1 指、第 1 中足指節関節の遠位陥凹部、赤白肉際。
取り方	第 1 中足指節関節の内側を触察し、その前部に触れる陥凹中、表裏の境目に取る。
筋　肉	―
筋　枝	―
皮　枝	浅腓骨神経
血　管	背側指動脈

130

SP3

部　位	足内側、第 1 中足指節関節内側の近位陥凹部、赤白肉際。
取り方	第 1 中足骨の内側縁を後ろからつま先の方へ指頭で撫でていくとき、指が止まるところ、表裏の境目に取る。
筋　肉	母指外転筋 (腱)
筋　枝	内側足底神経
皮　枝	浅腓骨神経
血　管	内側足底動脈浅枝

131

SP4

部　位	足内側、第 1 中足骨底内側の遠位陥凹部、赤白肉際。
取り方	太白から第 1 中足骨の内側縁に沿って後ろへ指頭で撫でていくとき、指が止まるところ、表裏の境目に取る。
筋　肉	母指外転筋 (腱)、短母指屈筋 (内側頭)
筋　枝	内側足底神経
皮　枝	伏在神経
血　管	内側足根動脈

132

足の太陰脾経

経金穴

しょうきゅう

商丘

（SP5）

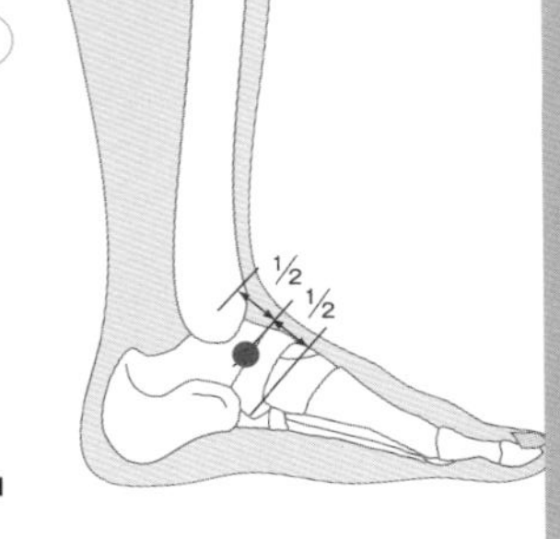

足の太陰脾経

さんいんこう

三陰交

（SP6）

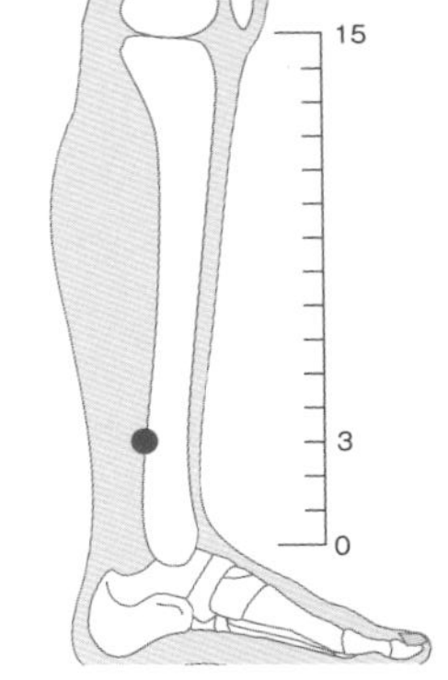

足の太陰脾経

ろうこく

漏谷

（SP7）

15
6
0

足の太陰脾経

郄穴

ちき

地機

（SP8）

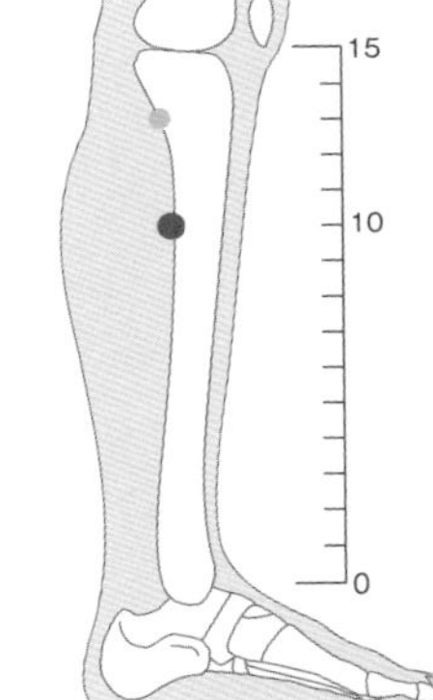

SP5

部　位	足内側、内果の前下方、舟状骨粗面と内果尖の中央陥凹部。
取り方	内果前縁を通る垂線と内果下縁を通る水平線との交点に取る。
筋　肉	ー
筋　枝	ー
皮　枝	伏在神経
血　管	前内果動脈

133

SP6

部　位	下腿内側（ 脛側 ）、脛骨内縁の後際、内果尖の上方３寸。
取り方	内果尖の上方３寸、脛骨の内側縁と後脛骨筋との間に取る。＊内果尖から膝蓋骨尖までの長さを１尺５寸とする。
筋　肉	後脛骨筋、長指屈筋
筋　枝	脛骨神経
皮　枝	伏在神経
血　管	後脛骨動脈

134

SP7

部　位	下腿内側（ 脛側 ）、脛骨内縁の後際、内果尖の上方６寸。
取り方	脛骨内縁の後際、内果尖と陰陵泉とを結ぶ線のほぼ中点の高さに取る。
筋　肉	後脛骨筋、長指屈筋
筋　枝	脛骨神経
皮　枝	伏在神経
血　管	後脛骨動脈

135

SP8

部　位	下腿内側（ 脛側 ）、脛骨内縁の後際、陰陵泉の下方３寸。
取り方	脛骨内縁の後際、内果尖と膝蓋骨尖とを結ぶ線を３等分し、膝蓋骨尖から３分の１の高さに取る。
筋　肉	ヒラメ筋、長指屈筋
筋　枝	脛骨神経
皮　枝	伏在神経
血　管	後脛骨動脈

136

足の太陰脾経

合水穴

いんりょうせん

陰陵泉

（SP9）

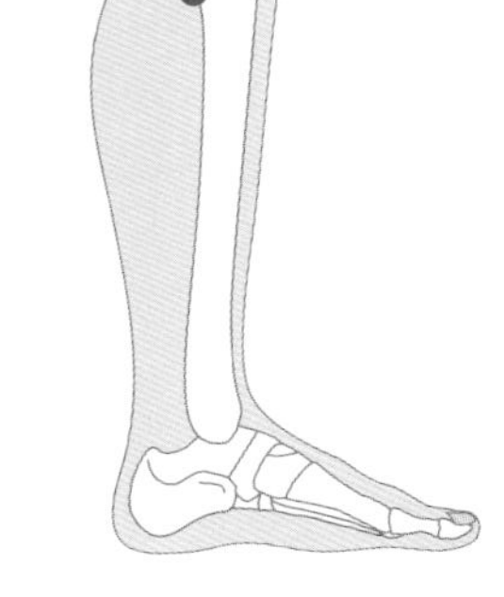

足の太陰脾経

けっかい

血海

（SP10）

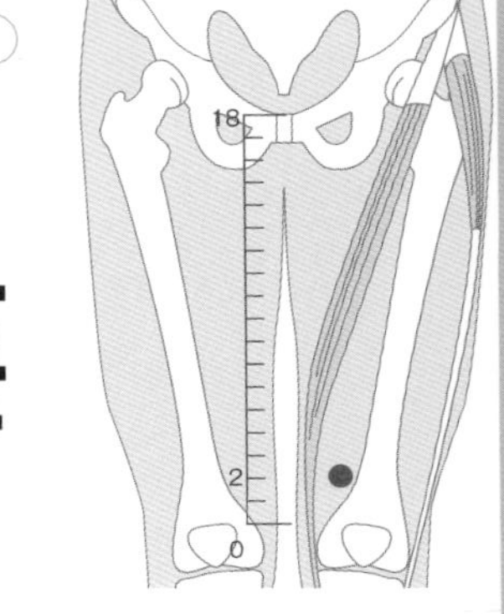

足の太陰脾経

きもん

箕門

（SP11）

足の太陰脾経

しょうもん

衝門

（SP12）

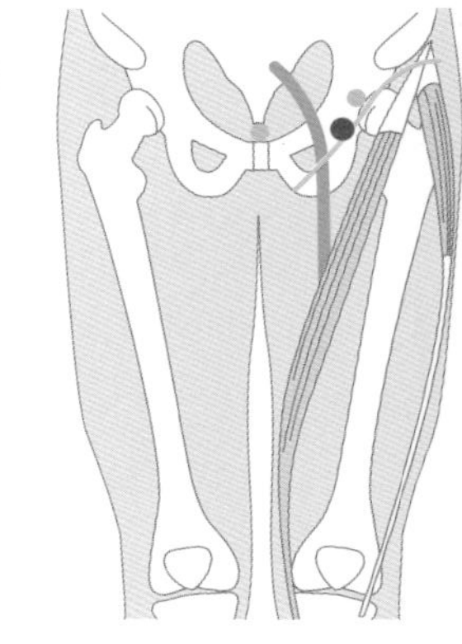

SP9

部　位	下腿内側（ 脛側 ）、脛骨内側顆下縁と脛骨内縁が接する陥凹部。
取り方	脛骨内側縁を指頭で撫で上げたとき、指が止まるところに取る。
筋　肉	腓腹筋、半腱様筋（腱）
筋　枝	脛骨神経
皮　枝	伏在神経
血　管	内側下膝動脈、下行膝動脈（伏在枝）

137

SP10

部　位	大腿前内側、内側広筋隆起部、膝蓋骨底内端の上方２寸。
取り方	膝蓋骨底内側端の上方２寸で、内側広筋の隆起部に取る。
筋　肉	内側広筋
筋　枝	大腿神経
皮　枝	大腿神経（前皮枝）
血　管	下行膝動脈

138

SP11

部　位	大腿内側、膝蓋骨底内端と衝門を結ぶ線上、衝門から３分の１、縫工筋と長内転筋の間、大腿動脈拍動部。
取り方	膝蓋骨底内端と衝門とを結ぶ線を３等分し、衝門から３分の１のところ、大腿動脈拍動部に取る。
筋　肉	縫工筋、長内転筋
筋　枝	大腿神経、閉鎖神経
皮　枝	大腿神経（前皮枝）
血　管	大腿動脈

139

SP12

部　位	鼡径部、鼡径溝、大腿動脈拍動部の外方。
取り方	曲骨（任脈）の外方で、府舎の内下方、大腿動脈拍動部の外方に取る。
筋　肉	腸腰筋
筋　枝	腰神経叢、大腿神経の枝
皮　枝	腸骨下腹神経、腸骨鼡径神経、陰部大腿神経
血　管	大腿動脈

140

足の太陰脾経

ふしゃ

府舎

（SP13）

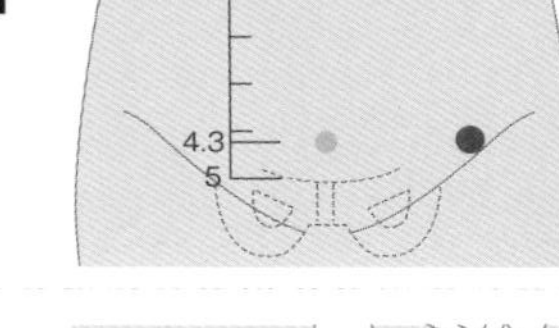

足の太陰脾経

ふっけつ

腹結

（SP14）

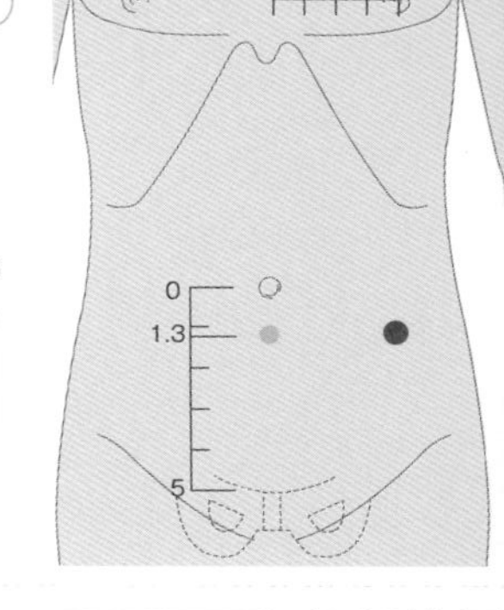

足の太陰脾経

だいおう

大横

（SP15）

足の太陰脾経

ふくあい

腹哀

（SP16）

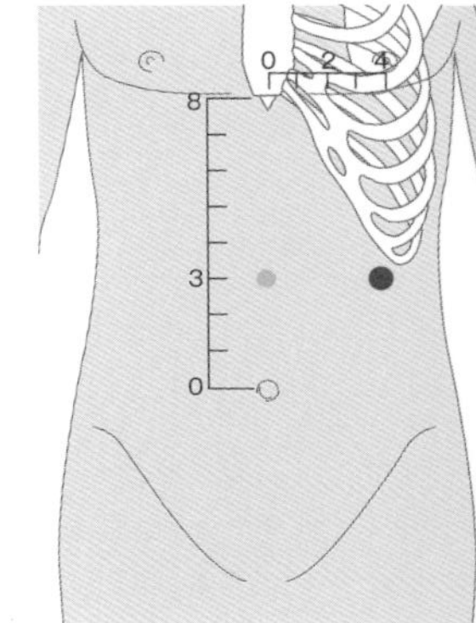

SP13

部　位	下腹部、臍中央の下方４寸３分、前正中線の外方４寸。
取り方	中極（任脈）の外方４寸のやや下方に取る。＊脾経の府舎から腹哀までの経穴は、前正中線外方４寸とする。
筋　肉	外腹斜筋、内腹斜筋
筋　枝	肋間神経、腸骨下腹神経、腸骨鼡径神経
皮　枝	腸骨下腹神経
血　管	浅腹壁動脈、下腹壁動脈

141

SP14

部　位	下腹部、臍中央の下方 １ 寸 ３ 分、前正中線の外方４寸。
取り方	陰交（任脈）の外方４寸のやや下方に取る。
筋　肉	外腹斜筋、内腹斜筋
筋　枝	肋間神経、腸骨下腹神経、腸骨鼡径神経
皮　枝	肋間神経 (前皮枝・外側皮枝)、腸骨下腹神経
血　管	浅腹壁動脈、下腹壁動脈

142

SP15

部　位	上腹部、臍中央の外方４寸。
取り方	神闕（任脈）の外方４寸に取る。＊肓兪（腎経）、天枢（胃経）と同じ高さにあたる。
筋　肉	外腹斜筋、内腹斜筋
筋　枝	肋間神経、腸骨下腹神経、腸骨鼡径神経
皮　枝	肋間神経 (前皮枝・外側皮枝)
血　管	浅腹壁動脈、下腹壁動脈、上腹壁動脈

143

SP16

部　位	上腹部、臍中央の上方 ３ 寸、前正中線の外方４寸。
取り方	建里（任脈）の外方４寸に取る。
筋　肉	外腹斜筋、内腹斜筋
筋　枝	肋間神経、腸骨下腹神経、腸骨鼡径神経
皮　枝	肋間神経 (前皮枝・外側皮枝)
血　管	上腹壁動脈

144

足の太陰脾経

しょくとく

食竇

（SP17）

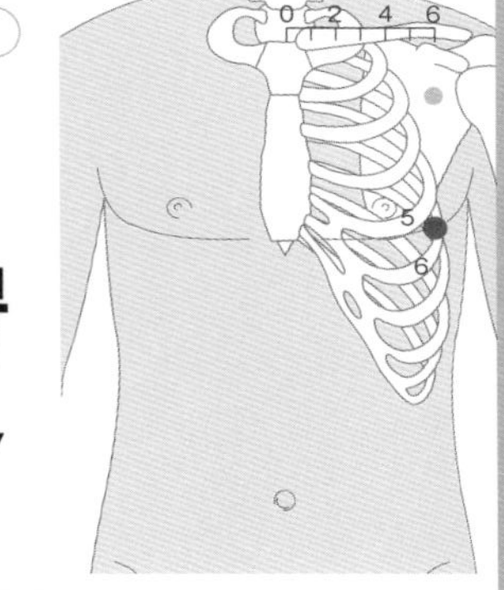

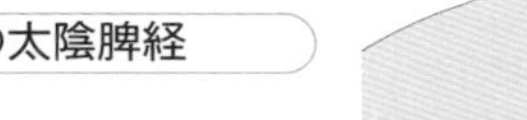

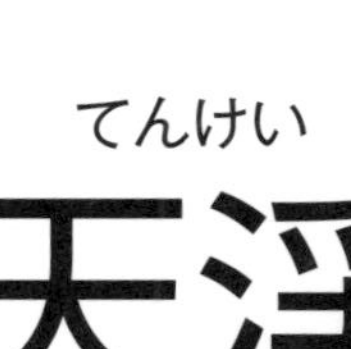

足の太陰脾経

てんけい

天渓

（SP18）

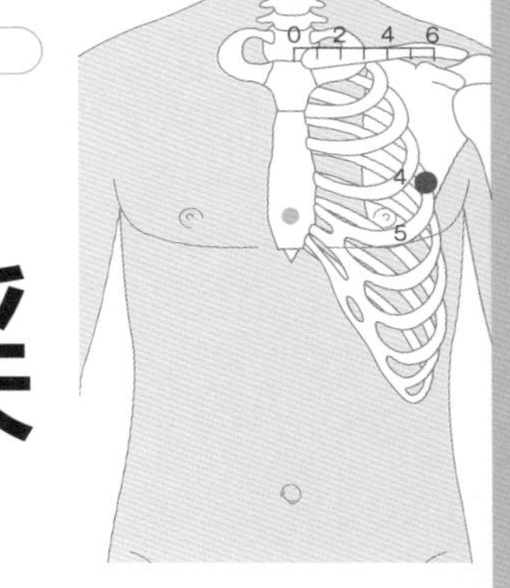

足の太陰脾経

きょうきょう

胸郷

（SP19）

足の太陰脾経

しゅうえい

周栄

（SP20）

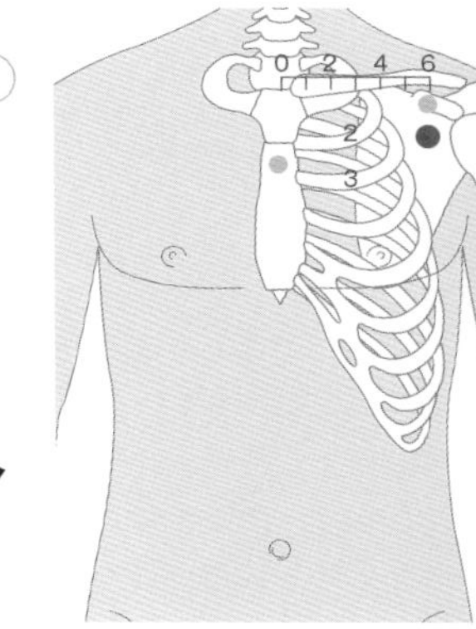

SP17

部　位	前胸部、第５肋間、前正中線の外方６寸。
取り方	第５肋間に沿って前正中線外方６寸に取る。＊脾経の食竇から周栄までの経穴は、前正中線外方６寸とする。
筋　肉	大胸筋
筋　枝	内側・外側胸筋神経
皮　枝	肋間神経(外側皮枝)
血　管	胸肩峰動脈、外側胸動脈、肋間動脈

145

SP18

部　位	前胸部、第４肋間、前正中線の外方６寸。
取り方	膻中（任脈）から第４肋間に沿って前正中線外方６寸に取る。
筋　肉	大胸筋
筋　枝	内側・外側胸筋神経
皮　枝	肋間神経(外側皮枝)
血　管	胸肩峰動脈、外側胸動脈、肋間動脈

146

SP19

部　位	前胸部、第３肋間、前正中線の外方６寸。
取り方	玉堂（任脈）から第３肋間に沿って前正中線外方６寸に取る。
筋　肉	大胸筋、小胸筋
筋　枝	内側・外側胸筋神経
皮　枝	肋間神経(外側皮枝)
血　管	胸肩峰動脈、外側胸動脈、肋間動脈

147

SP20

部　位	前胸部、第２肋間、前正中線の外方６寸。
取り方	紫宮（任脈）から第２肋間に沿って前正中線外方６寸に取る。＊中府（肺経）の下方にあたる。
筋　肉	大胸筋、小胸筋
筋　枝	内側・外側胸筋神経
皮　枝	肋間神経(外側皮枝)
血　管	胸肩峰動脈、外側胸動脈、肋間動脈

148

足の太陰脾経

脾の大絡の絡穴

だいほう
大包
（SP21）

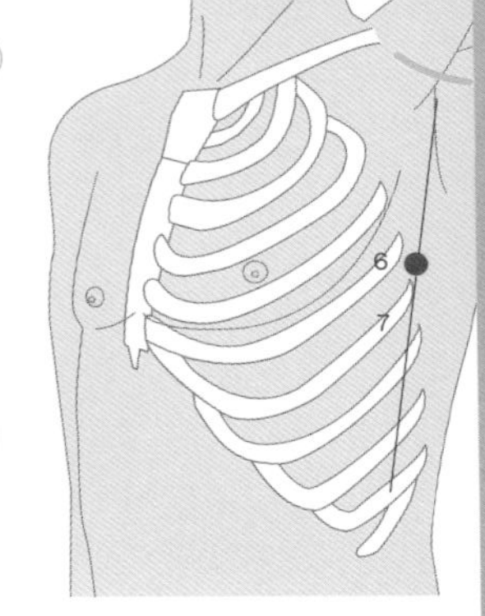

SP21

部　位	側胸部、第６肋間、中腋窩線上。
取り方	側臥して肩関節を外転させ、中腋窩線上で第６肋間の高さに取る。
筋　肉	前鋸筋、肋間筋
筋　枝	長胸神経、肋間神経
皮　枝	肋間神経（外側皮枝）
血　管	胸背動脈、肋間動脈

手の少陰心経

きょくせん

極泉

（HT1）

手の少陰心経

せいれい

青霊

（HT2）

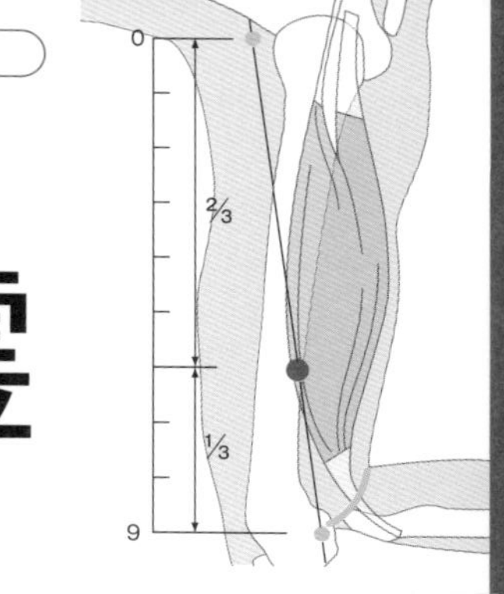

手の少陰心経

合水穴

しょうかい

少海

（HT3）

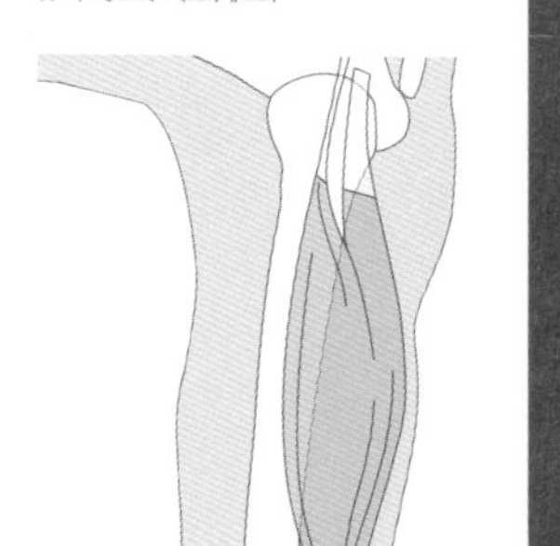

手の少陰心経

経金穴

れいどう

霊道

（HT4）

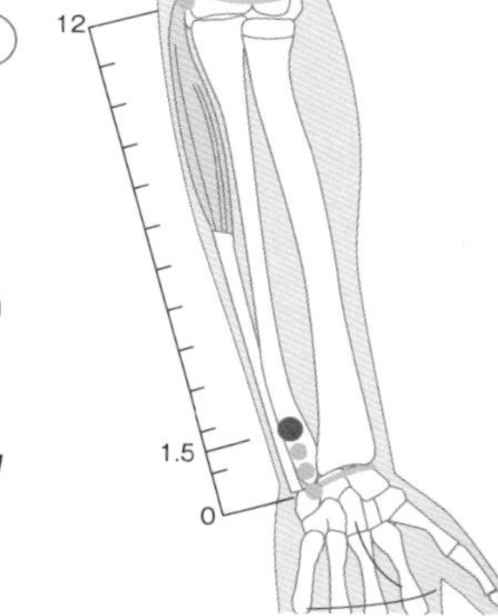

HT1

部　位	腋窩、腋窩中央、腋窩動脈拍動部。
取り方	腋窩の中央で、腋窩動脈拍動部に取る。 ＊極泉から少海までの長さを９寸とする。
筋　肉	―
筋　枝	―
皮　枝	肋間神経（外側皮枝）、内側上腕皮神経
血　管	腋窩動脈

150

HT2

部　位	上腕内側面、上腕二頭筋の内側縁、肘窩横紋の上方３寸。
取り方	極泉と少海とを結ぶ線を３等分し、少海から３分の１のところ、上腕二頭筋の内側縁に取る。＊肩関節を外転・外旋すると取りやすい。
筋　肉	上腕二頭筋、上腕筋
筋　枝	筋皮神経
皮　枝	内側上腕皮神経
血　管	上腕動脈

151

HT3

部　位	肘前内側、上腕骨内側上顆の前縁、肘窩横紋と同じ高さ。
取り方	肘関節を屈曲し、上腕骨内側上顆と肘窩横紋の内側端との中点に取る。＊少海から神門までの長さを１尺２寸とする。
筋　肉	円回内筋、橈側手根屈筋、長掌筋、尺側手根屈筋
筋　枝	正中神経、尺骨神経
皮　枝	内側前腕皮神経
血　管	尺側反回動脈（尺骨動脈の枝）、下尺側側副動脈（上腕動脈の枝）

152

HT4

部　位	前腕前内側、尺側手根屈筋腱の橈側縁、手関節掌側横紋の上方１寸５分。
取り方	神門の上方１寸５分で尺骨頭上縁の高さ、尺側手根屈筋腱の外側に取る。
筋　肉	尺側手根屈筋（腱）、深指屈筋、浅指屈筋
筋　枝	尺骨神経、正中神経
皮　枝	内側前腕皮神経、尺骨神経（掌皮枝）
血　管	尺骨動脈

153

手の少陰心経

絡穴

つうり

通里

（HT5）

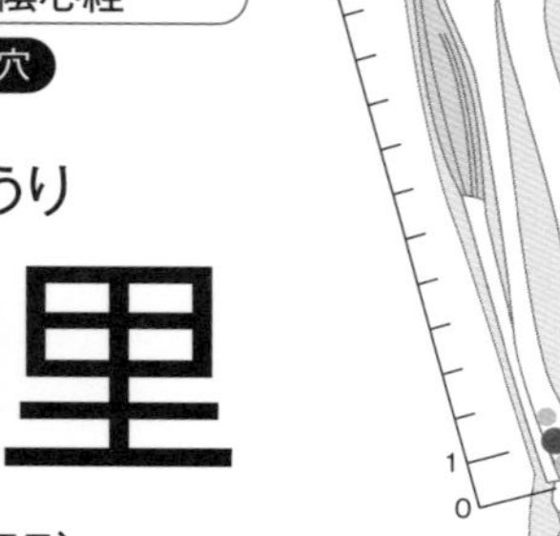

手の少陰心経

郄穴

いんげき

陰郄

（HT6）

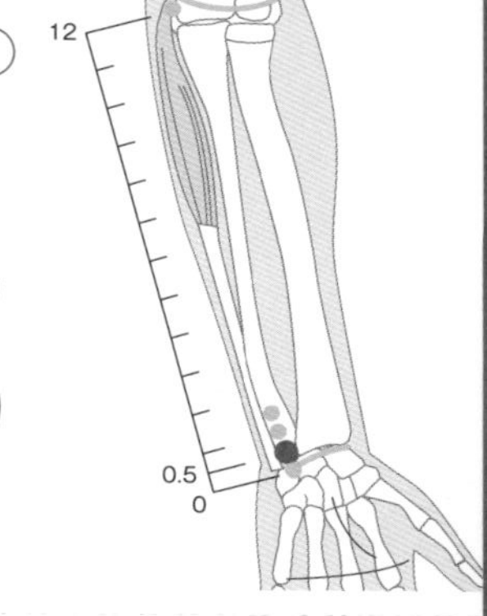

手の少陰心経

心の原穴・兪土穴

しんもん

神門

（HT7）

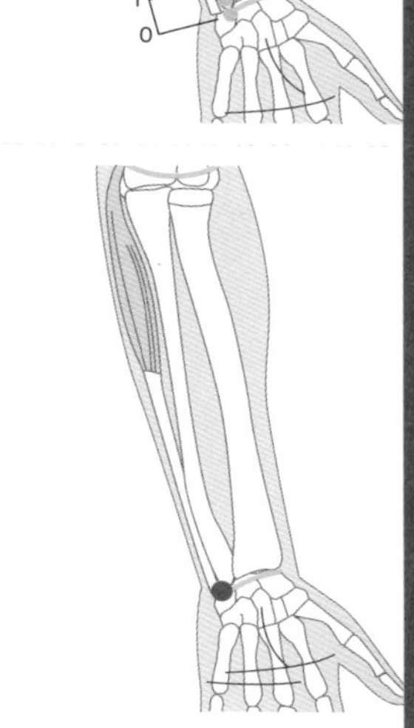

手の少陰心経

滎火穴

しょうふ

少府

（HT8）

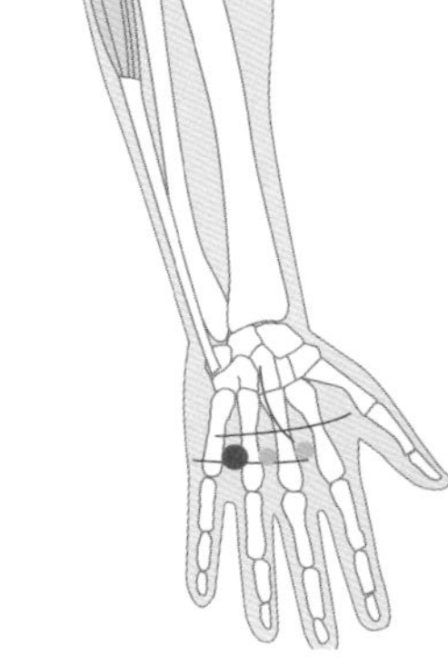

HT5

部　位	前腕前内側、尺側手根屈筋腱の橈側縁、手関節掌側横紋の上方１寸。
取り方	神門の上方１寸で、尺側手根屈筋腱の外側に取る。
筋　肉	尺側手根屈筋 (腱)、深指屈筋、浅指屈筋
筋　枝	尺骨神経、正中神経
皮　枝	内側前腕皮神経、尺骨神経 (掌皮枝)
血　管	尺骨動脈

154

HT6

部　位	前腕前内側、尺側手根屈筋腱の橈側縁、手関節掌側横紋の上方５分。
取り方	神門の上方５分で尺骨頭下縁の高さ、尺側手根屈筋腱の外側に取る。
筋　肉	尺側手根屈筋 (腱)、深指屈筋、浅指屈筋
筋　枝	尺骨神経、正中神経
皮　枝	内側前腕皮神経、尺骨神経 (掌皮枝)
血　管	尺骨動脈

155

HT7

部　位	手関節前内側、尺側手根屈筋腱の橈側縁、手関節掌側横紋上。
取り方	豆状骨上縁の橈側で、手関節前面横紋上、尺側手根屈筋腱の外側に取る。＊太淵（肺経）、大陵（心包経）、神門は手関節掌側横紋上に並ぶ。
筋　肉	尺側手根屈筋 (腱)、深指屈筋、浅指屈筋
筋　枝	尺骨神経、正中神経
皮　枝	内側前腕皮神経、尺骨神経 (掌皮枝)
血　管	尺骨動脈

156

HT8

部　位	手掌、第 5 中手指節関節の近位端と同じ高さ、第４・第５中手骨の間。
取り方	手掌で第４・第５中手骨間、こぶしを握ったとき、小指頭があたるところに取る。＊労宮（心包経）と同じ高さにある。
筋　肉	虫様筋 (第 4)、掌側骨間筋 (第 3)
筋　枝	尺骨神経
皮　枝	尺骨神経 (総掌側指神経)
血　管	総掌側指動脈

157

手の少陰心経

井木穴

しょうしょう

少衝

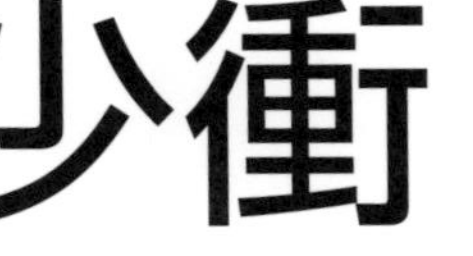

（HT9）

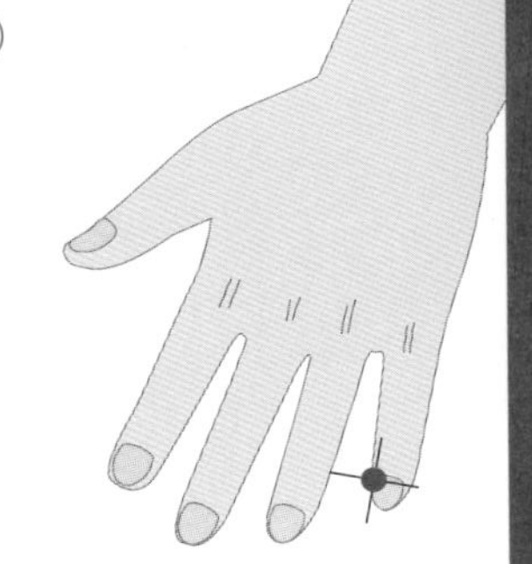

HT9

部　位	小指、末節骨橈側、爪甲角の近位外方1分（指寸）、爪甲橈側縁の垂線と爪甲基底部の水平線との交点。
取り方	小指爪根部近位縁に引いた線と、外側縁に引いた線との交点に取る。
筋　肉	―
筋　枝	―
皮　枝	尺骨神経（背側指神経）
血　管	背側指動脈

158

手の太陽小腸経

井金穴

しょうたく

少沢

（SI1）

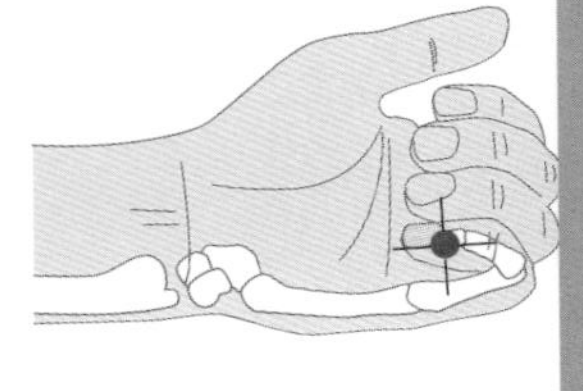

手の太陽小腸経

榮水穴

ぜんこく

前谷

（SI2）

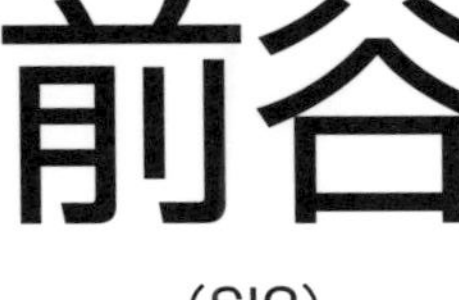

手の太陽小腸経

兪木穴・八脈交会穴

こうけい

後渓

（SI3）

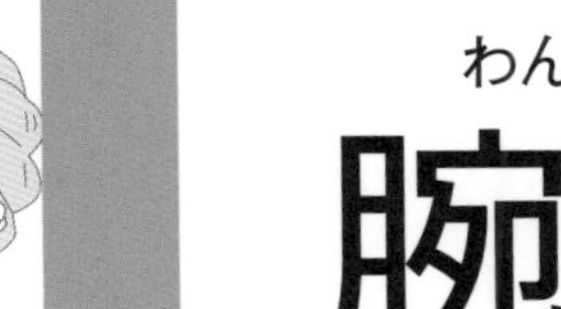

手の太陽小腸経

小腸の原穴

わんこつ

腕骨

（SI4）

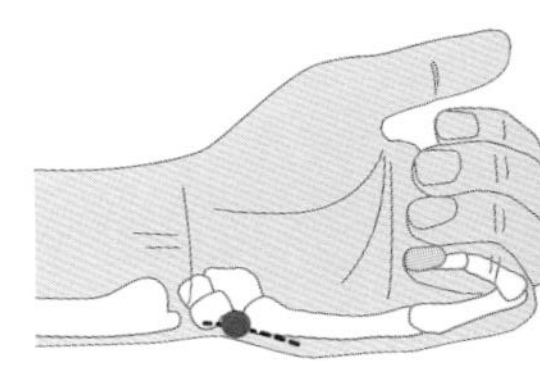

SI1

部　位	小指、末節骨尺側、爪甲角の近位内方 1 分（ 指寸 ）、爪甲尺側縁の垂線と爪甲基底部の水平線との交点。
取り方	小指爪根部近位縁に引いた線と、内側縁に引いた線との交点に取る。
筋　肉	ー
筋　枝	ー
皮　枝	尺骨神経 (背側指神経)
血　管	背側指動脈

159

SI2

部　位	小指、第 5 中手指節関節尺側の遠位陥凹部、赤白肉際。
取り方	小指の中手指節関節の内側を触察し、その下部に触れる陥凹中に取る。または、こぶしを軽く握り、小指の中手指節関節にできる掌側横紋の尺側端に取る。表裏の境目にあたる。
筋　肉	ー
筋　枝	ー
皮　枝	尺骨神経 (背側指神経)
血　管	背側指動脈

160

SI3

部　位	手背、第 5 中手指節関節尺側の近位陥凹部、赤白肉際。
取り方	こぶしを軽く握り、小指の中手骨の内側縁を指頭で撫で下ろしたとき、指が止まるところに取る。または、こぶしを軽く握り、手掌の横紋の尺側端に取る。表裏の境目にあたる。
筋　肉	小指外転筋
筋　枝	尺骨神経
皮　枝	尺骨神経 (背側指神経)
血　管	背側指動脈

161

SI4

部　位	手関節後内側、第 5 中手骨底部と三角骨の間の陥凹部、赤白肉際。
取り方	小指の中手骨の内側を指頭で撫で上げ、底を越えたところにある陥凹中、表裏の境目に取る。
筋　肉	小指外転筋
筋　枝	尺骨神経
皮　枝	尺骨神経 (背側指神経)
血　管	背側指動脈

162

手の太陽小腸経

経火穴

ようこく

陽谷

（SI5）

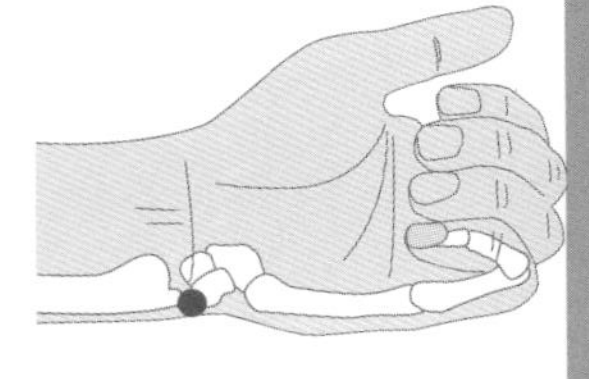

手の太陽小腸経

郄穴

ようろう

養老

（SI6）

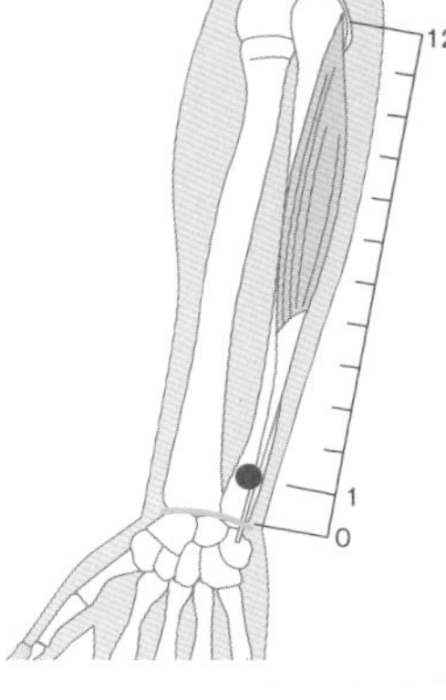

手の太陽小腸経

絡穴

しせい

支正

（SI7）

手の太陽小腸経

合土穴

しょうかい

小海

（SI8）

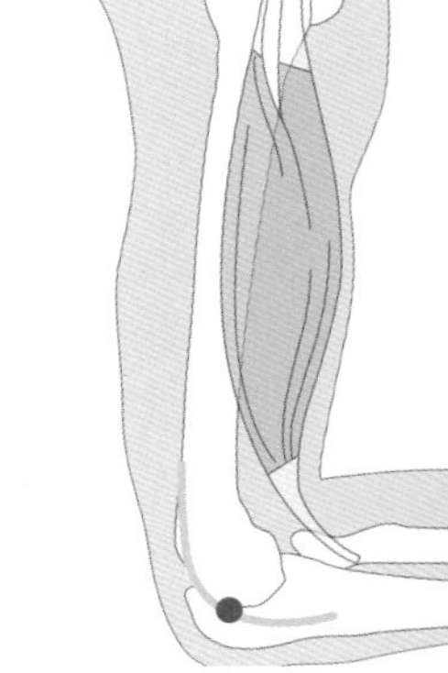

SI5

部　位	手関節後内側、三角骨と尺骨茎状突起の間の陥凹部。
取り方	手関節の後内側、三角骨と尺骨茎状突起の間の陥凹部、尺側手根伸筋腱の内側に取る。＊陽谷から小海までの長さを１尺２寸とする。＊陽渓（大腸経）、陽池（三焦経）、陽谷（小腸経）は手関節背側横紋上に並ぶ。
筋　肉	尺側手根伸筋（腱）
筋　枝	橈骨神経
皮　枝	尺骨神経（手背枝）
血　管	尺骨動脈（背側手根枝）

163

SI6

部　位	前腕後内側、尺骨頭橈側の陥凹部、手関節背側横紋の上方１寸。
取り方	前腕を回内して手掌を下に向け、指で尺骨頭の頂点を押さえながら回外して手掌を胸につけると、指が滑り込む骨の割れ目に取る。
筋　肉	―
筋　枝	―
皮　枝	内側前腕皮神経
血　管	尺骨動脈（背側手根枝）

164

SI7

部　位	前腕後内側、尺骨内縁と尺側手根屈筋の間、手関節背側横紋の上方５寸。
取り方	手掌を胸にあて、陽谷と小海とを結ぶ線の中点の下方１寸に取る。
筋　肉	尺側手根屈筋
筋　枝	尺骨神経
皮　枝	内側前腕皮神経
血　管	後骨間動脈の枝

165

SI8

部　位	肘後内側、肘頭と上腕骨内側上顆の間の陥凹部。
取り方	肘関節を軽く屈曲し、尺骨神経溝中に取る。＊圧すると前腕内側から小指にひびく。
筋　肉	尺側手根屈筋
筋　枝	尺骨神経
皮　枝	内側前腕皮神経
血　管	尺側反回動脈（尺骨動脈の枝）、上尺側側副動脈（上腕動脈の枝）

166

手の太陽小腸経

けんてい

肩貞

（SI9）

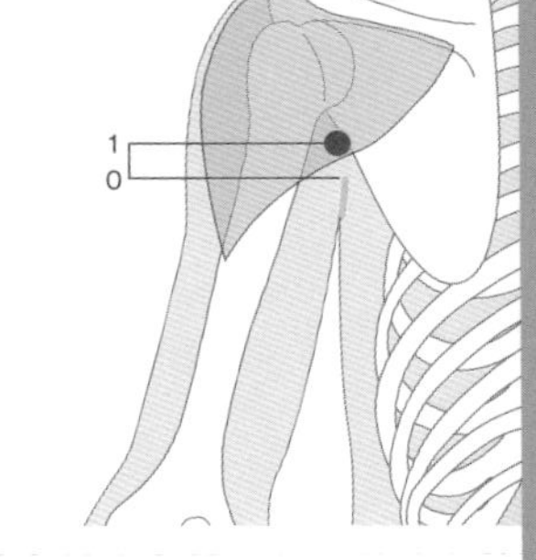

手の太陽小腸経

じゅゆ

臑兪

（SI10）

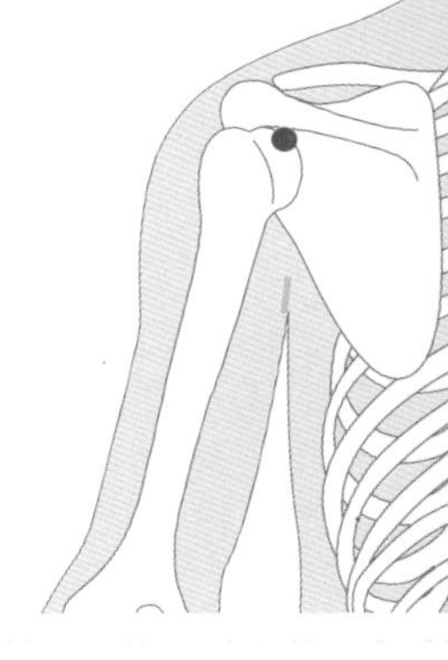

手の太陽小腸経

てんそう

天宗

（SI11）

手の太陽小腸経

へいふう

秉風

（SI12）

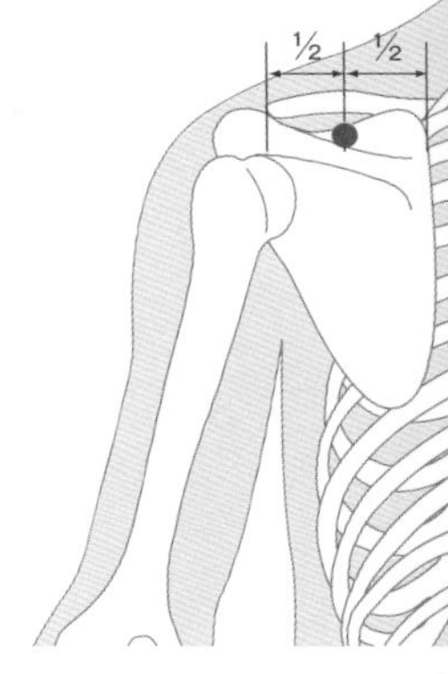

SI9

部　位	肩周囲部、肩関節の後下方、腋窩横紋後端の上方１寸。
取り方	肩関節を内転し、腋窩横紋後端の上方１寸、三角筋の後側に取る。
筋　肉	三角筋、小円筋、上腕三頭筋（長頭）、大円筋
筋　枝	腋窩神経、橈骨神経、肩甲下神経
皮　枝	上外側上腕皮神経
血　管	後上腕回旋動脈、肩甲回旋動脈

167

SI10

部　位	肩周囲部、腋窩横紋後端の上方、肩甲棘の下方陥凹部。
取り方	肩関節を内転し、腋窩横紋後端の上方で、肩甲棘の直下に取る。
筋　肉	三角筋〈筋枝〉、棘下筋
筋　枝	腋窩神経、肩甲上神経
皮　枝	鎖骨上神経
血　管	後上腕回旋動脈、肩甲上動脈

168

SI11

部　位	肩甲部、肩甲棘の中点と肩甲骨下角を結んだ線上、肩甲棘から３分の１にある陥凹部。
取り方	肩甲棘の中点と肩甲骨下角とを結ぶ線を３等分し、肩甲棘から３分の１のところに取る。
筋　肉	棘下筋
筋　枝	肩甲上神経
皮　枝	肋間神経（外側皮枝）、胸神経後枝
血　管	肩甲回旋動脈、肩甲上動脈

169

SI12

部　位	肩甲部、棘上窩、肩甲棘中点の上方。
取り方	肩甲棘中央の直上で、肩関節を外転して、陥凹するところに取る。
筋　肉	僧帽筋、棘上筋
筋　枝	副神経、頸神経叢の枝、肩甲上神経
皮　枝	胸神経後枝
血　管	肩甲上動脈

170

手の太陽小腸経

きょくえん

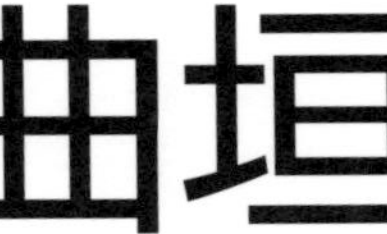

曲垣

（SI13）

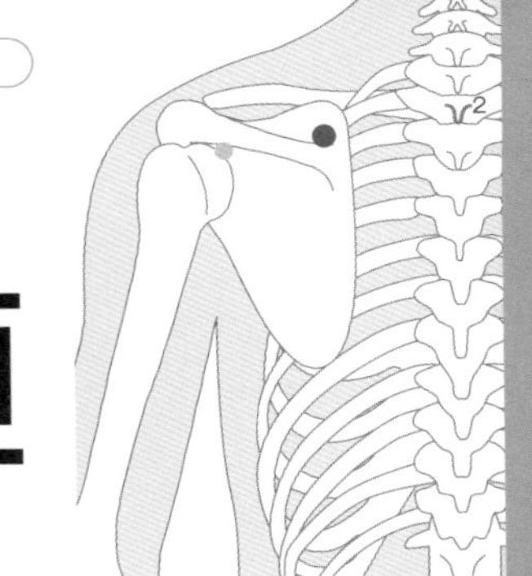

手の太陽小腸経

けんがいゆ

肩外兪

（SI14）

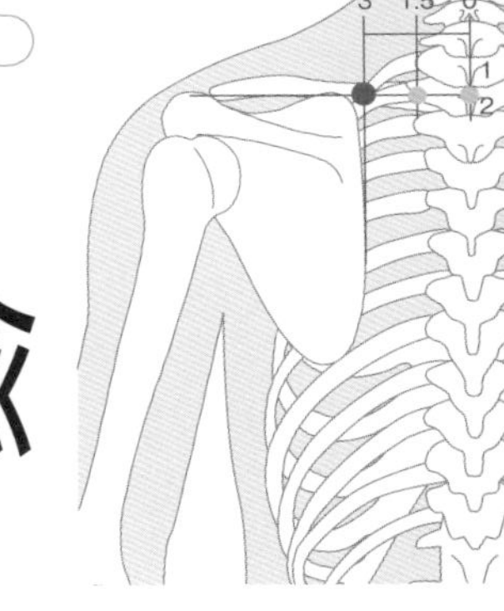

手の太陽小腸経

けんちゅうゆ

肩中兪

（SI15）

手の太陽小腸経

てんそう

天窓

（SI16）

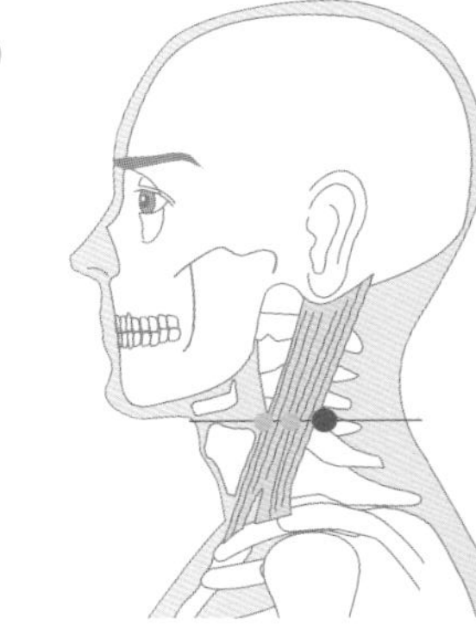

SI13

部　位	肩甲部、肩甲棘内端の上方陥凹部。
取り方	肩甲棘内端の直上で、棘上窩の内側の隅の陥凹中に取る。＊臑兪と第２胸椎棘突起との中点にあたる。
筋　肉	僧帽筋、棘上筋
筋　枝	副神経、頸神経叢の枝、肩甲上神経
皮　枝	胸神経後枝
血　管	頸横動脈、肩甲上動脈

171

SI14

部　位	上背部、第 1 胸椎棘突起下縁と同じ高さ、後正中線の外方３寸。
取り方	陶道（督脈）を通る水平線と肩甲骨内側縁の延長線との交点に取る。＊陶道（督脈）の外方３寸、肩甲骨上角の内方にあたる。
筋　肉	僧帽筋、肩甲挙筋
筋　枝	副神経、頸神経叢の枝、肩甲背神経
皮　枝	胸神経後枝
血　管	頸横動脈

172

SI15

部　位	上背部、第 7 頸椎棘突起下縁と同じ高さ、後正中線の外方２寸。
取り方	大椎（督脈）の外方２寸、肩外兪の内上方に取る。
筋　肉	僧帽筋、肩甲挙筋
筋　枝	副神経、頸神経叢の枝、肩甲背神経
皮　枝	胸神経後枝
血　管	頸横動脈

173

SI16

部　位	前頸部、胸鎖乳突筋の後縁、甲状軟骨上縁と同じ高さ。
取り方	胸鎖乳突筋の後縁、甲状軟骨上縁の高さで、胸鎖乳突筋をはさんで、人迎（胃経）と同じ高さに取る。＊胸鎖乳突筋は、抵抗に抗して頭を反対側に向けるとより明瞭に現れる。＊甲状軟骨上縁の高さで、胸鎖乳突筋の前縁に人迎（胃経）、中央に扶突（大腸経）、後縁に天窓が並ぶ。
筋　肉	広頸筋、胸鎖乳突筋
筋　枝	顔面神経 (頸枝)、副神経、頸神経叢の枝
皮　枝	頸横神経
血　管	浅頸動脈

174

手の太陽小腸経

てんよう

天容

（SI17）

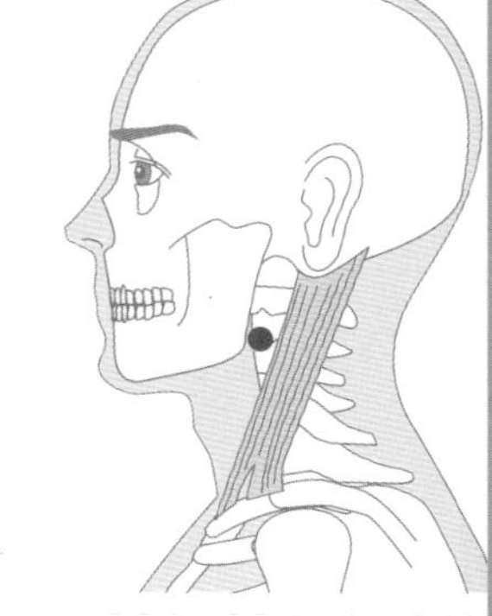

手の太陽小腸経

けんりょう

顴髎

（SI18）

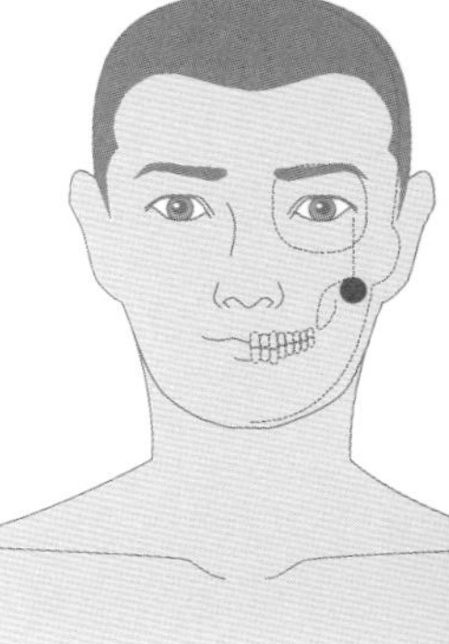

手の太陽小腸経

ちょうきゅう

聴宮

（SI19）

SI17

部　位	前頸部、下顎角の後方、胸鎖乳突筋の前方陥凹部。
取り方	下顎角の後方で、胸鎖乳突筋との間に取る。
筋　肉	胸鎖乳突筋、顎二腹筋後腹
筋　枝	副神経、頸神経叢の枝、顔面神経(顎二腹筋枝)
皮　枝	大耳介神経
血　管	後頭動脈

175

SI18

部　位	顔面部、外眼角の直下、頬骨下方の陥凹部。
取り方	外眼角を通る垂線上で頬骨下方の陥凹部に取る。＊下関（胃経）の前方にあたる。
筋　肉	小頬骨筋、大頬骨筋
筋　枝	顔面神経(頬骨枝)
皮　枝	上顎神経(三叉神経第２枝)
血　管	顔面横動脈、眼窩下動脈

176

SI19

部　位	顔面部、耳珠中央の前縁と下顎骨関節突起の間の陥凹部。
取り方	耳珠と下顎骨との間にある陥凹部で、下顎骨関節突起の後縁に取る。＊口をわずかに開けると、取りやすい。
筋　肉	ー
筋　枝	ー
皮　枝	下顎神経(三叉神経第３枝)
血　管	浅側頭動脈

177

足の太陽膀胱経

せいめい

睛明

（BL1）

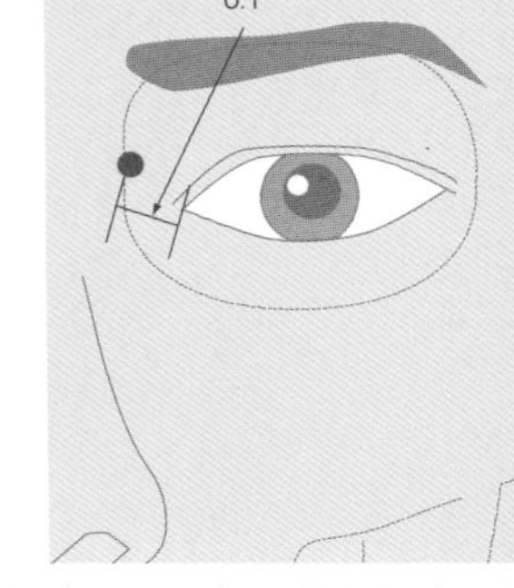

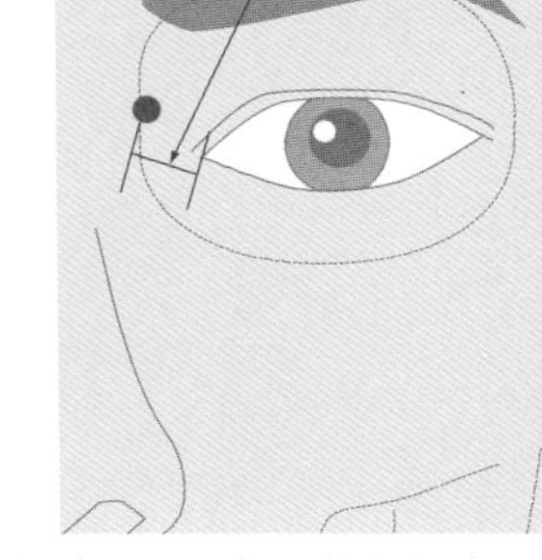

足の太陽膀胱経

さんちく

攅竹

（BL2）

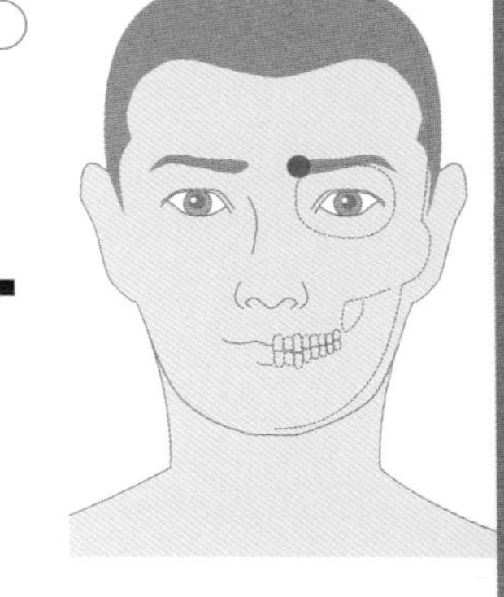

足の太陽膀胱経

びしょう

眉衝

（BL3）

足の太陽膀胱経

きょくさ

曲差

（BL4）

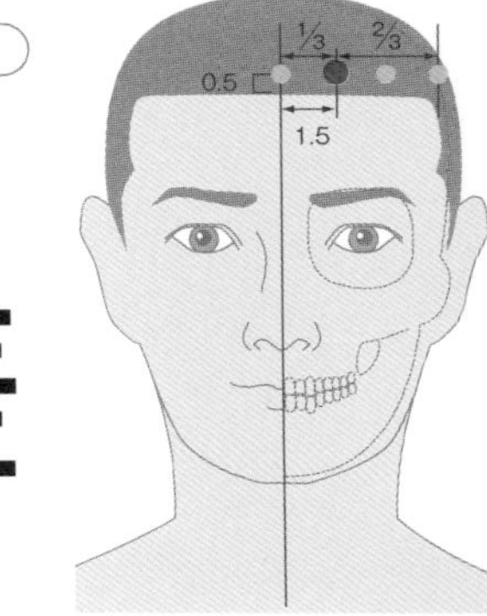

BL1

部　位	顔面部、内眼角の内上方と眼窩内側壁の間の陥凹部。
取り方	目を閉じて、内眼角の内上方１分の陥凹部に取る。
筋　肉	内側眼瞼靭帯、眼輪筋
筋　枝	顔面神経（側頭枝・頬骨枝）
皮　枝	眼神経（三叉神経第１枝）
血　管	眼角動脈

178

BL2

部　位	頭部、眉毛内端の陥凹部。
取り方	睛明の直上で、眉毛内端、前頭切痕の陥凹中に取る。
筋　肉	眼輪筋、前頭筋、皺眉筋
筋　枝	顔面神経（側頭枝・頬骨枝）
皮　枝	眼神経（三叉神経第１枝）
血　管	滑車上動脈

179

BL3

部　位	頭部、前頭切痕の上方、前髪際の後方５分。
取り方	神庭（督脈）と曲差との中点に取る。＊前髪際の後方５分には前正中線から、神庭（督脈）、眉衝、曲差、頭臨泣（胆経）、本神（胆経）、頭維（胃経）が並ぶ。
筋　肉	前頭筋
筋　枝	顔面神経（側頭枝）
皮　枝	眼神経（三叉神経第１枝）
血　管	滑車上動脈、眼窩上動脈

180

BL4

部　位	頭部、前髪際の後方５分、前正中線の外方１寸５分。
取り方	神庭（督脈）と頭維（胃経）とを結ぶ線を３等分し、神庭から３分の１のところに取る。＊前髪際の後方５分には前正中線から、神庭（督脈）、眉衝、曲差、頭臨泣（胆経）、本神（胆経）、頭維（胃経）が並ぶ。＊神庭、曲差、本神（胆経）、頭維を等間隔に取る。
筋　肉	前頭筋
筋　枝	顔面神経（側頭枝）
皮　枝	眼神経（三叉神経第１枝）
血　管	滑車上動脈、眼窩上動脈

181

足の太陽膀胱経

ごしょ

五処

（BL5）

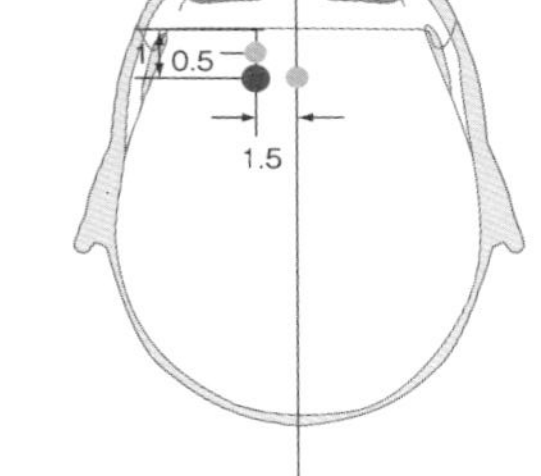

足の太陽膀胱経

しょうこう

承光

（BL6）

足の太陽膀胱経

つうてん

通天

（BL7）

足の太陽膀胱経

らっきゃく

絡却

（BL8）

BL5

部　位	頭部、前髪際の後方１寸、前正中線の外方１寸５分。
取り方	上星（督脈）の外方１寸５分、曲差の後方５分に取る。
筋　肉	帽状腱膜、前頭筋
筋　枝	顔面神経（側頭枝）
皮　枝	眼神経（三叉神経第１枝）
血　管	眼窩上動脈

182

BL6

部　位	頭部、前髪際の後方２寸５分、前正中線の外方１寸５分。
取り方	前正中線の外方１寸５分、五処の後方１寸５分に取る。＊五処と絡却とを結ぶ線を３等分し、五処から３分の１のところにあたる。
筋　肉	帽状腱膜
筋　枝	ー
皮　枝	眼神経（三叉神経第１枝）
血　管	眼窩上動脈、浅側頭動脈の枝

183

BL7

部　位	頭部、前髪際の後方４寸、前正中線の外方１寸５分。
取り方	五処と絡却とを結ぶ線を３等分し、絡却から３分の１のところに取る。 ＊承光と絡却の中点にあたる。
筋　肉	帽状腱膜
筋　枝	ー
皮　枝	眼神経（三叉神経第１枝）
血　管	眼窩上動脈、浅側頭動脈の枝

184

BL8

部　位	頭部、前髪際の後方５寸５分、後正中線の外方１寸５分。
取り方	百会の後方５分の外方１寸５分に取る。
筋　肉	帽状腱膜
筋　枝	ー
皮　枝	大後頭神経
血　管	後頭動脈、浅側頭動脈の枝

185

足の太陽膀胱経

ぎょくちん

玉枕

（BL9）

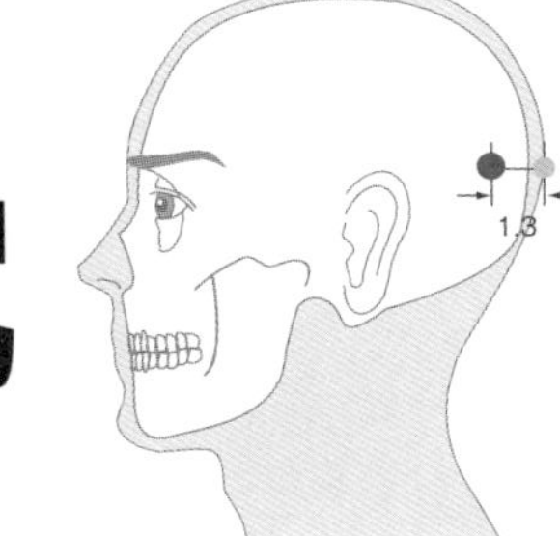

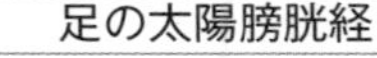
足の太陽膀胱経

てんちゅう

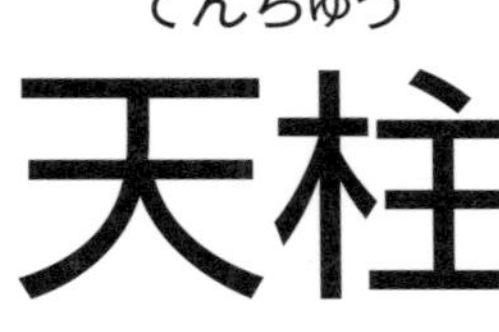
天柱

（BL10）

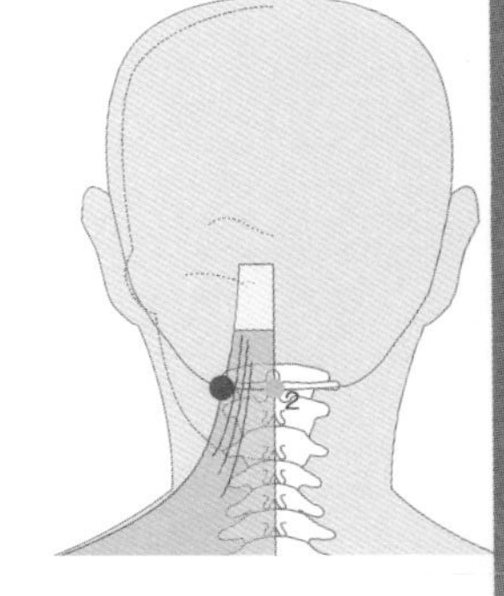

足の太陽膀胱経

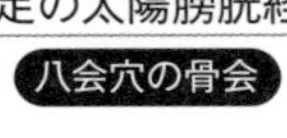
八会穴の骨会

だいじょ

大杼

（BL11）

3 1.5 0

1

7

足の太陽膀胱経

ふうもん

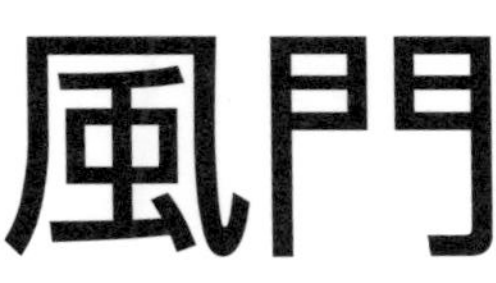
風門

（BL12）

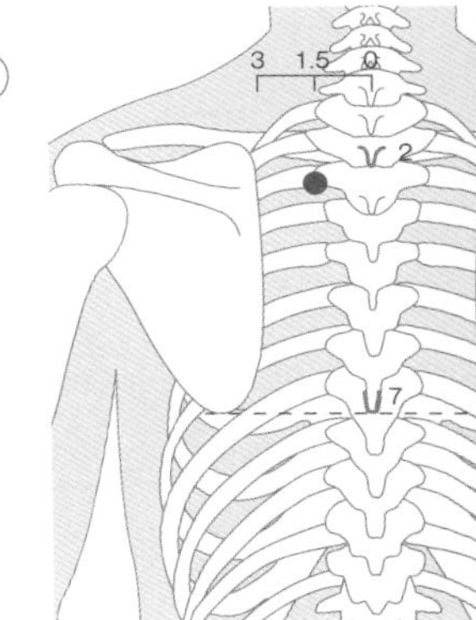

BL9

部　位	頭部、外後頭隆起上縁と同じ高さ、後正中線の外方１寸３分。
取り方	脳戸（督脈）の外方１寸３分で、頭半棘筋膨隆部の外縁を通る垂線と上項線との交点に取る。
筋　肉	後頭筋
筋　枝	顔面神経（後頭枝）
皮　枝	大後頭神経
血　管	後頭動脈

186

BL10

部　位	後頭部、第２頸椎棘突起上縁と同じ高さ、僧帽筋外縁の陥凹部。
取り方	瘂門（督脈）の外方で、頭半棘筋膨隆部の外縁に取る。*WHO/WPRO によると、天柱は「僧帽筋外縁の陥凹部」となっているが、後頭骨から起始する僧帽筋の筋束は薄く触知困難であり、実際に触知しているのはその下にある頭半棘筋の膨隆部である。そこで、本書の取り方では「僧帽筋外縁」とはせず、「頭半棘筋膨隆部の外縁」とした。それに伴い、玉枕の取り方についても同様の表記となっている。
筋　肉	僧帽筋、頭板状筋、頭半棘筋
筋　枝	副神経、頸神経叢の枝、脊髄神経後枝
皮　枝	大後頭神経
血　管	後頭動脈

187

BL11

部　位	上背部、第１胸椎棘突起下縁と同じ高さ、後正中線の外方１寸５分。
取り方	陶道（督脈）の外方１寸５分に取る。 ＊大杼から白環兪までの経穴は、後正中線外方１寸５分とする。
筋　肉	僧帽筋、菱形筋、脊柱起立筋
筋　枝	副神経、頸神経叢の枝、肩甲背神経、脊髄神経後枝
皮　枝	胸神経後枝
血　管	頸横動脈の枝、肋間動脈背枝

188

BL12

部　位	上背部、第２胸椎棘突起下縁と同じ高さ、後正中線の外方１寸５分。
取り方	第２・第３胸椎棘突起間、外方１寸５分に取る。
筋　肉	僧帽筋、菱形筋、脊柱起立筋
筋　枝	副神経、頸神経叢の枝、肩甲背神経、脊髄神経後枝
皮　枝	胸神経後枝
血　管	頸横動脈の枝、肋間動脈背枝

189

足の太陽膀胱経

肺の背部兪穴

はいゆ

肺兪

（BL13）

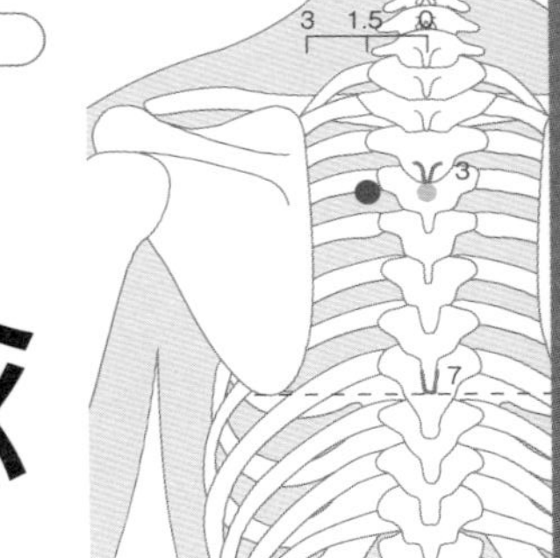

足の太陽膀胱経

心包の背部兪穴

けついんゆ

厥陰兪

（BL14）

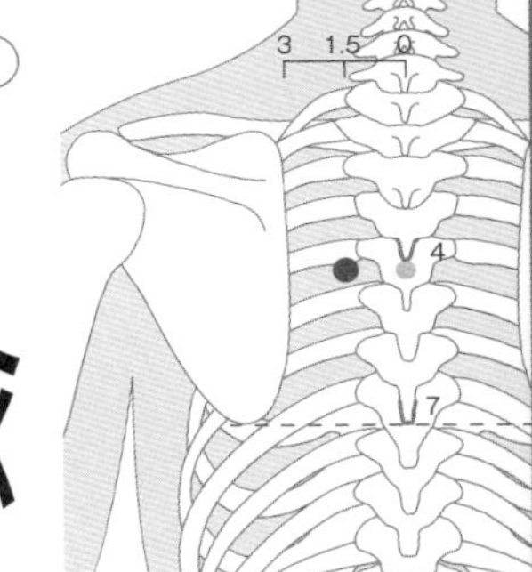

足の太陽膀胱経

心の背部兪穴

しんゆ

心兪

（BL15）

足の太陽膀胱経

とくゆ

督兪

（BL16）

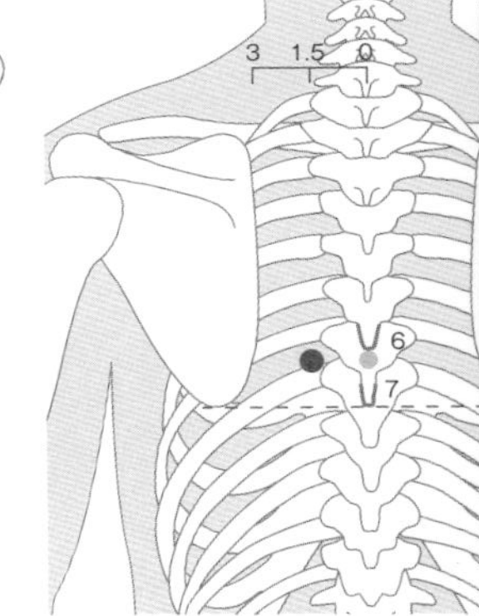

BL13

部　位	上背部、第３胸椎棘突起下縁と同じ高さ、後正中線の外方１寸５分。
取り方	身柱（督脈）の外方１寸５分に取る。
筋　肉	僧帽筋、菱形筋、脊柱起立筋
筋　枝	副神経、頸神経叢の枝、肩甲背神経、脊髄神経後枝
皮　枝	胸神経後枝
血　管	頸横動脈の枝、肋間動脈背枝

190

BL14

部　位	上背部、第４胸椎棘突起下縁と同じ高さ、後正中線の外方１寸５分。
取り方	第４·第５胸椎棘突起間、外方１寸５分に取る。
筋　肉	僧帽筋、菱形筋、脊柱起立筋
筋　枝	副神経、頸神経叢の枝、肩甲背神経、脊髄神経後枝
皮　枝	胸神経後枝
血　管	頸横動脈の枝、肋間動脈背枝

191

BL15

部　位	上背部、第５胸椎棘突起下縁と同じ高さ、後正中線の外方１寸５分。
取り方	神道（督脈）の外方１寸５分に取る。
筋　肉	僧帽筋、菱形筋、脊柱起立筋
筋　枝	副神経、頸神経叢の枝、肩甲背神経、脊髄神経後枝
皮　枝	胸神経後枝
血　管	頸横動脈の枝、肋間動脈背枝

192

BL16

部　位	上背部、第６胸椎棘突起下縁と同じ高さ、後正中線の外方１寸５分。
取り方	霊台（督脈）の外方１寸５分に取る。
筋　肉	僧帽筋、脊柱起立筋
筋　枝	副神経、頸神経叢の枝、脊髄神経後枝
皮　枝	胸神経後枝
血　管	頸横動脈の枝、肋間動脈背枝

193

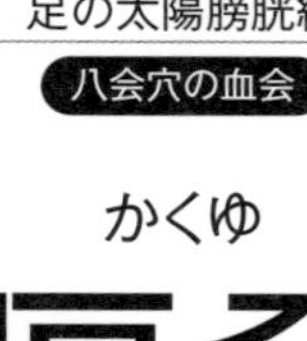

足の太陽膀胱経

八会穴の血会

かくゆ

膈兪

（BL17）

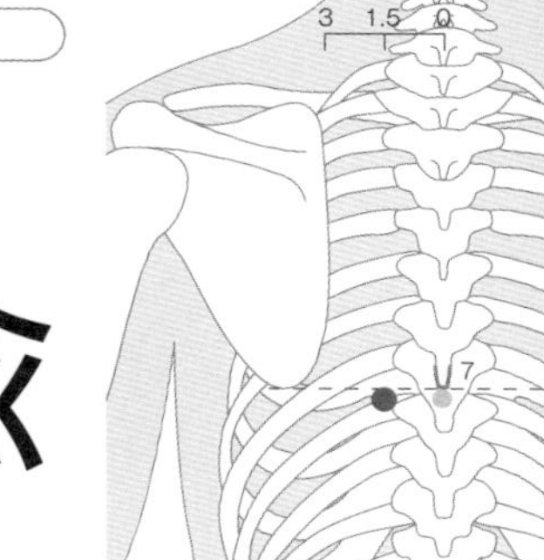

足の太陽膀胱経

肝の背部兪穴

かんゆ

肝兪

（BL18）

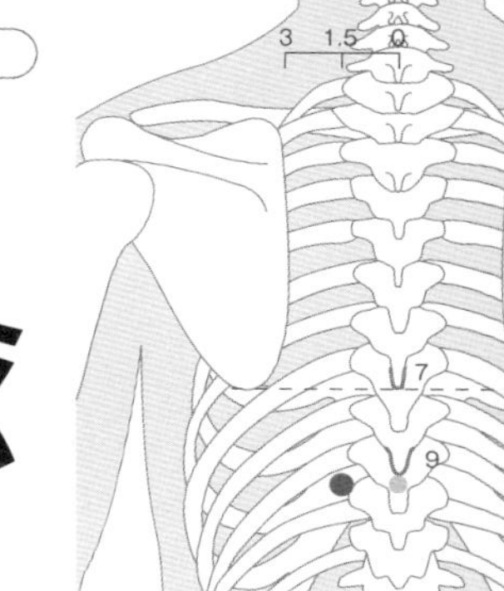

足の太陽膀胱経

胆の背部兪穴

たんゆ

胆兪

（BL19）

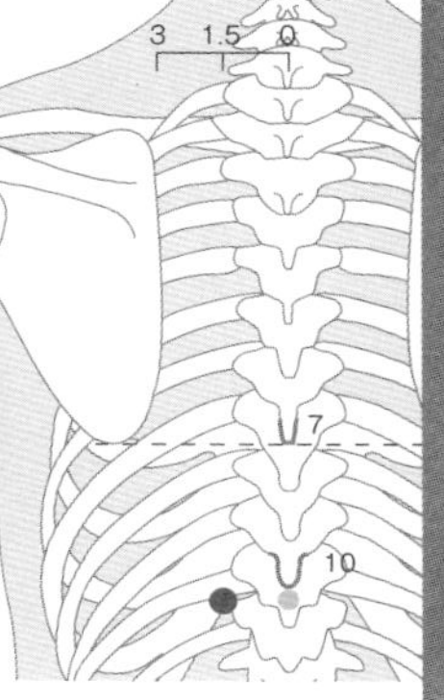

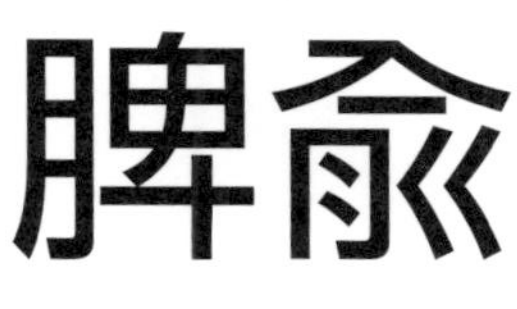

足の太陽膀胱経

脾の背部兪穴

ひゆ

脾兪

（BL20）

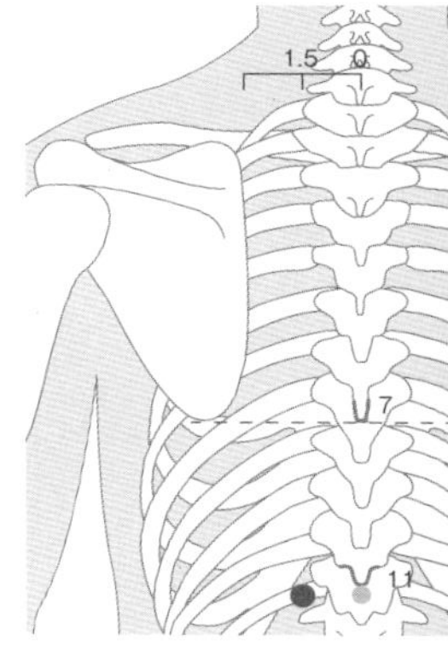

BL17

部　位	上背部、第７胸椎棘突起下縁と同じ高さ、後正中線の外方１寸５分。
取り方	至陽（督脈）の外１方寸５分に取る。 ＊肩甲骨下角は第７胸椎棘突起と同じ高さにある。
筋　肉	僧帽筋、脊柱起立筋
筋　枝	副神経、頸神経叢の枝、脊髄神経後枝
皮　枝	胸神経後枝
血　管	肋間動脈背枝

194

BL18

部　位	上背部、第９胸椎棘突起下縁と同じ高さ、後正中線の外方１寸５分。
取り方	筋縮（督脈）の外方１寸５分に取る。
筋　肉	僧帽筋、広背筋、脊柱起立筋
筋　枝	副神経、頸神経叢の枝、胸背神経、脊髄神経後枝
皮　枝	胸神経後枝
血　管	肋間動脈背枝

195

BL19

部　位	上背部、第 10 胸椎棘突起下縁と同じ高さ、後正中線の外方１寸５分。
取り方	中枢（督脈）の外方１寸５分に取る。
筋　肉	腰背腱膜、広背筋、脊柱起立筋
筋　枝	胸背神経、脊髄神経後枝
皮　枝	胸神経後枝
血　管	肋間動脈背枝

196

BL20

部　位	上背部、第 11 胸椎棘突起下縁と同じ高さ、後正中線の外方１寸５分。
取り方	脊中（督脈）の外方１寸５分に取る。
筋　肉	腰背腱膜、広背筋、脊柱起立筋
筋　枝	胸背神経、脊髄神経後枝
皮　枝	胸神経後枝
血　管	肋間動脈背枝

197

足の太陽膀胱経

胃の背部兪穴

いゆ

胃兪

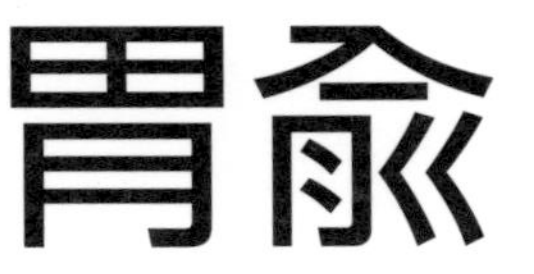

（BL21）

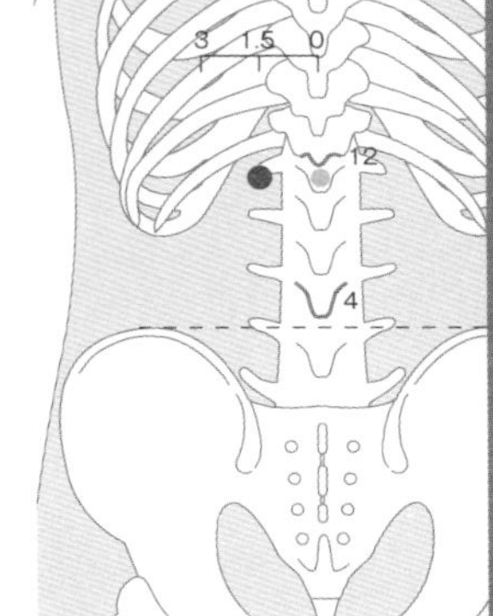

足の太陽膀胱経

三焦の背部兪穴

さんしょうゆ

三焦兪

（BL22）

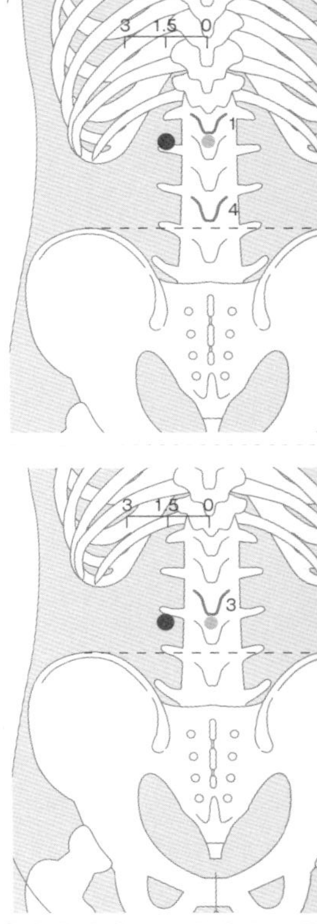

足の太陽膀胱経

腎の背部兪穴

じんゆ

腎兪

（BL23）

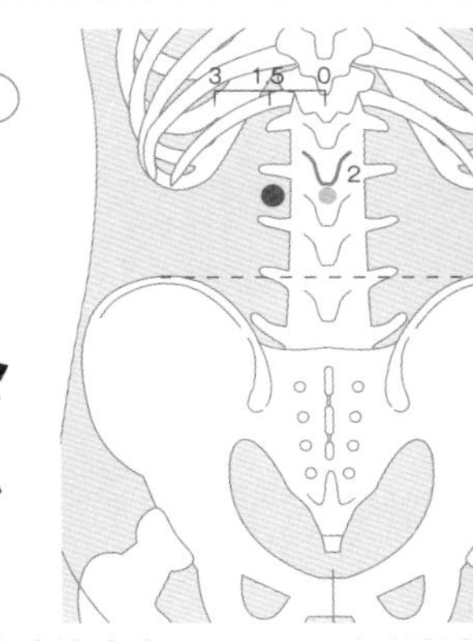

足の太陽膀胱経

きかいゆ

気海兪

（BL24）

BL21

部　位	上背部、第12胸椎棘突起下縁と同じ高さ、後正中線の外方1寸5分。
取り方	第12胸椎・第1腰椎棘突起間、外方1寸5分に取る。
筋　肉	腰背腱膜、広背筋、脊柱起立筋
筋　枝	胸背神経、脊髄神経後枝
皮　枝	胸神経後枝
血　管	肋間動脈背枝

198

BL22

部　位	腰部、第1腰椎棘突起下縁と同じ高さ、後正中線の外方1寸5分。
取り方	懸枢（督脈）の外方1寸5分に取る。
筋　肉	腰背腱膜、脊柱起立筋
筋　枝	脊髄神経後枝
皮　枝	腰神経後枝
血　管	腰動脈背枝

199

BL23

部　位	腰部、第2腰椎棘突起下縁と同じ高さ、後正中線の外方1寸5分。
取り方	命門（督脈）の外方1寸5分に取る。
筋　肉	腰背腱膜、脊柱起立筋
筋　枝	脊髄神経後枝
皮　枝	腰神経後枝
血　管	腰動脈背枝

200

BL24

部　位	腰部、第3腰椎棘突起下縁と同じ高さ、後正中線の外方1寸5分。
取り方	第3・第4腰椎棘突起間、外方1寸5分に取る。
筋　肉	腰背腱膜、脊柱起立筋
筋　枝	脊髄神経後枝
皮　枝	腰神経後枝
血　管	腰動脈背枝

201

足の太陽膀胱経

大腸の背部兪穴

だいちょうゆ

大腸兪

（BL25）

足の太陽膀胱経

かんげんゆ

関元兪

（BL26）

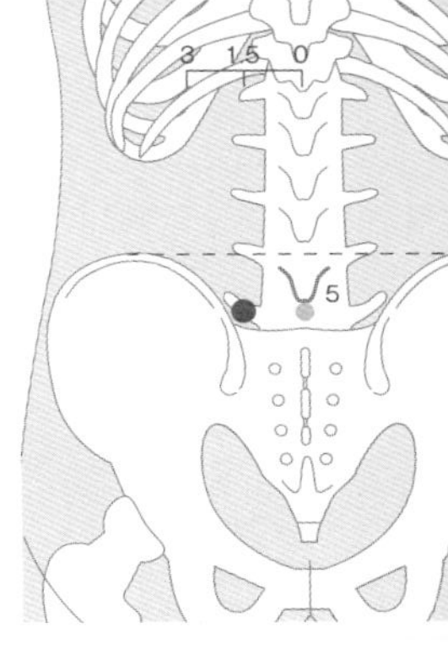

足の太陽膀胱経

小腸の背部兪穴

しょうちょうゆ

小腸兪

（BL27）

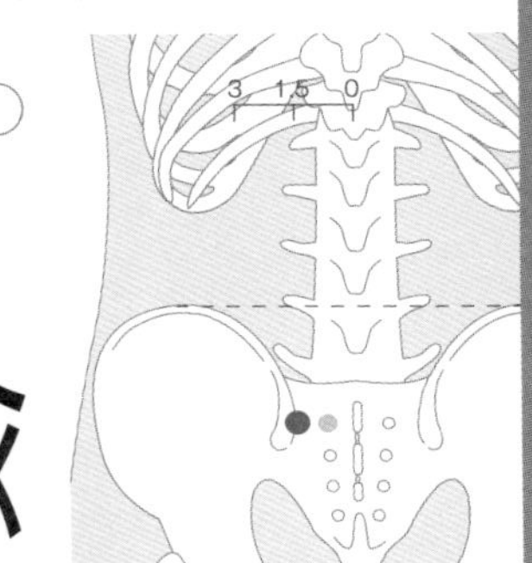

足の太陽膀胱経

膀胱の背部兪穴

ぼうこうゆ

膀胱兪

（BL28）

BL25

部　位	腰部、第４腰椎棘突起下縁と同じ高さ、後正中線の外方１寸５分。
取り方	腰陽関（督脈）の外方１寸５分に取る。
筋　肉	腰背腱膜、脊柱起立筋
筋　枝	脊髄神経後枝
皮　枝	腰神経後枝
血　管	腰動脈背枝

202

BL26

部　位	腰部、第５腰椎棘突起下縁と同じ高さ、後正中線の外方１寸５分。
取り方	第５腰椎棘突起と正中仙骨稜との間、外方１寸５分に取る。
筋　肉	腰背腱膜、仙棘筋
筋　枝	脊髄神経後枝
皮　枝	腰神経後枝
血　管	腰動脈背枝

203

BL27

部　位	仙骨部、第１後仙骨孔と同じ高さ、正中仙骨稜の外方１寸５分。
取り方	上髎の高さで後正中線の外方１寸５分に取る。 ＊仙骨部の小腸兪から白環兪までと上髎から下髎までの経穴は、次髎を定め、これを基準にする。
筋　肉	腰背腱膜、仙棘筋
筋　枝	脊髄神経後枝
皮　枝	中殿皮神経
血　管	外側仙骨動脈

204

BL28

部　位	仙骨部、第２後仙骨孔と同じ高さ、正中仙骨稜の外方１寸５分。
取り方	次髎の高さで後正中線の外方1寸5分に取る。
筋　肉	腰背腱膜、大殿筋、仙棘筋
筋　枝	下殿神経、脊髄神経後枝
皮　枝	中殿皮神経
血　管	外側仙骨動脈

205

足の太陽膀胱経

ちゅうりょゆ

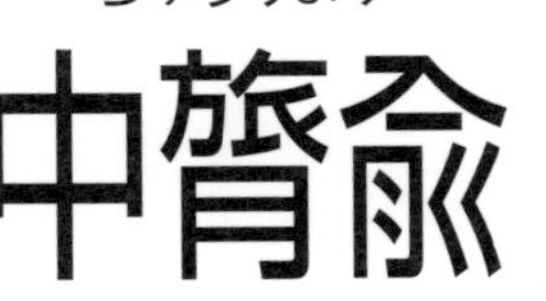

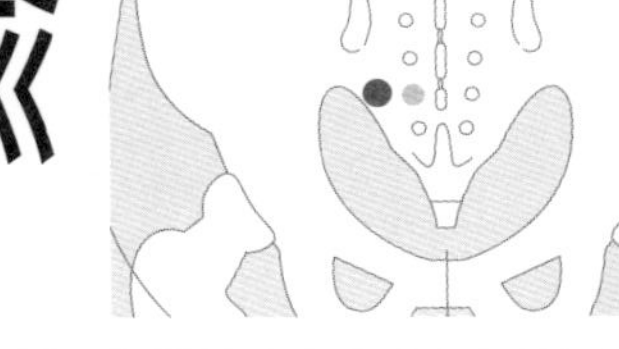

中膂兪

（BL29）

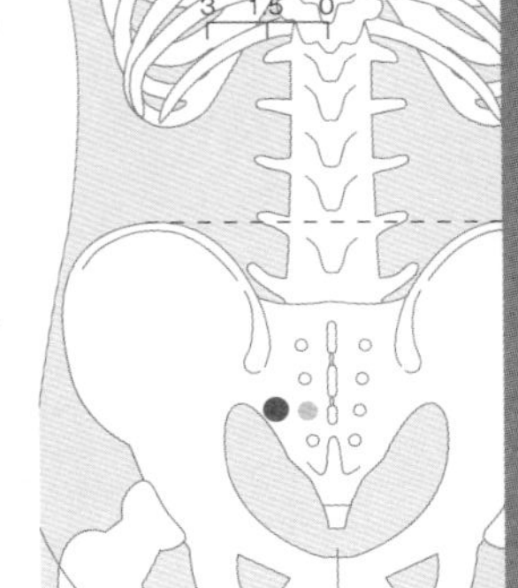

足の太陽膀胱経

はっかんゆ

白環兪

（BL30）

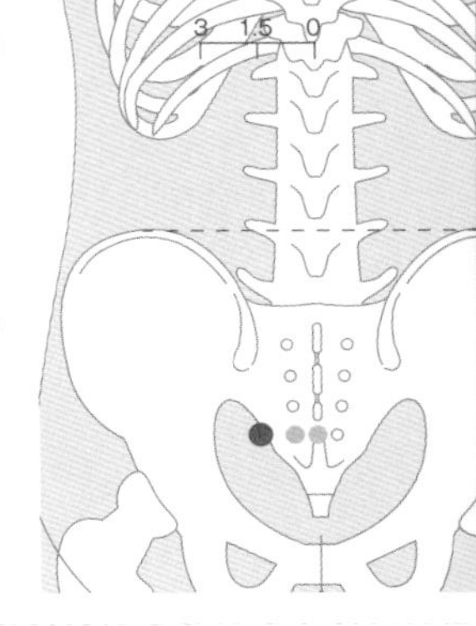

足の太陽膀胱経

じょうりょう

上髎

（BL31）

足の太陽膀胱経

じりょう

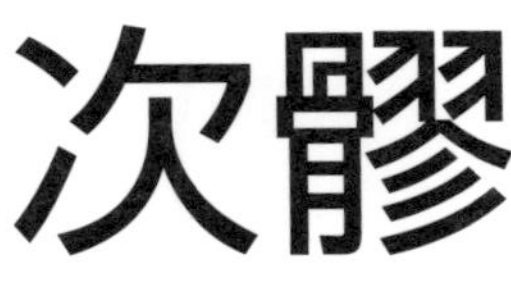

次髎

（BL32）

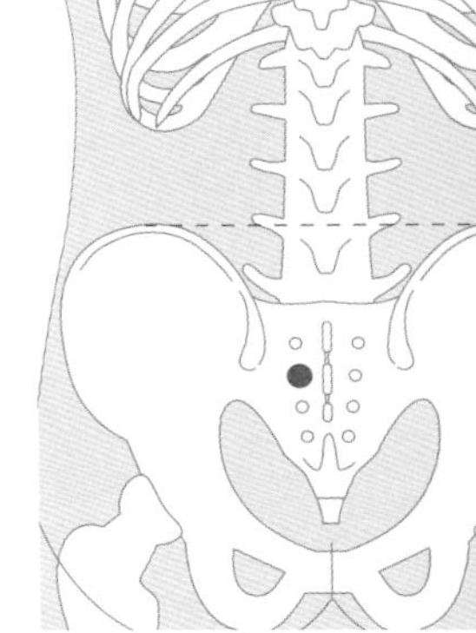

BL29

部　位	仙骨部、第３後仙骨孔と同じ高さ、正中仙骨稜の外方１寸５分。
取り方	中髎の高さで後正中線の外方1寸5分に取る。
筋　肉	大殿筋
筋　枝	下殿神経
皮　枝	中殿皮神経
血　管	外側仙骨動脈

206

BL30

部　位	仙骨部、第４後仙骨孔と同じ高さ、正中仙骨稜の外方１寸５分。
取り方	腰兪（督脈）の外方１寸５分に取る。 ＊下髎と同じ高さにある。
筋　肉	大殿筋
筋　枝	下殿神経
皮　枝	中殿皮神経
血　管	外側仙骨動脈

207

BL31

部　位	仙骨部、第１後仙骨孔。
取り方	次髎から撫で上げたとき、最初に触れる陥凹部に取る。上後腸骨棘の頂点の高さにあたる。＊左右の上髎・次髎・中髎・下髎の８穴を、一般に八髎穴という。＊それぞれ後仙骨孔に一致し、下方に行くにしたがって後正中線に近づく。
筋　肉	腰背腱膜、仙棘筋
筋　枝	脊髄神経後枝
皮　枝	中殿皮神経
血　管	外側仙骨動脈

208

BL32

部　位	仙骨部、第２後仙骨孔。
取り方	上後腸骨棘下縁の高さで、上後腸骨棘と正中仙骨稜とのほぼ中央に取る。
筋　肉	腰背腱膜、仙棘筋
筋　枝	脊髄神経後枝
皮　枝	中殿皮神経
血　管	外側仙骨動脈

209

足の太陽膀胱経

ちゅうりょう

中髎

（BL33）

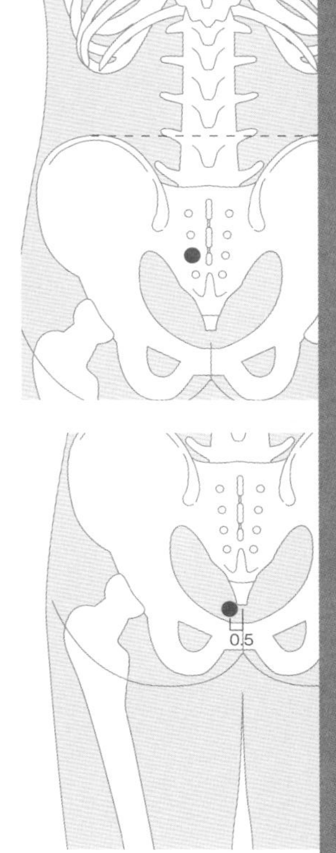

足の太陽膀胱経

げりょう

下髎

（BL34）

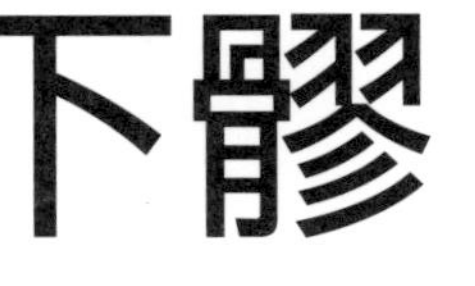

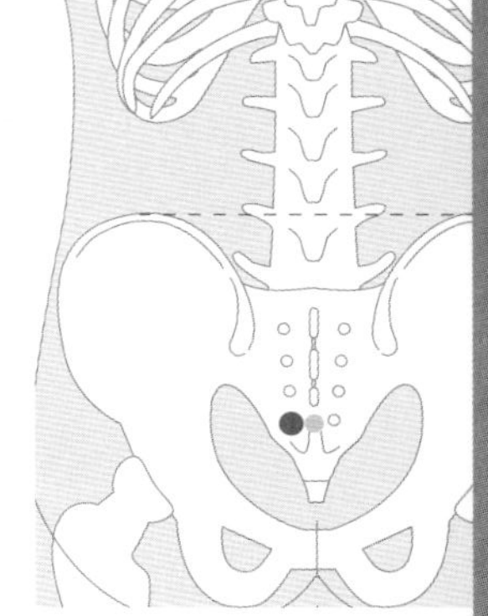

足の太陽膀胱経

えよう

会陽

（BL35）

足の太陽膀胱経

しょうふ

承扶

（BL36）

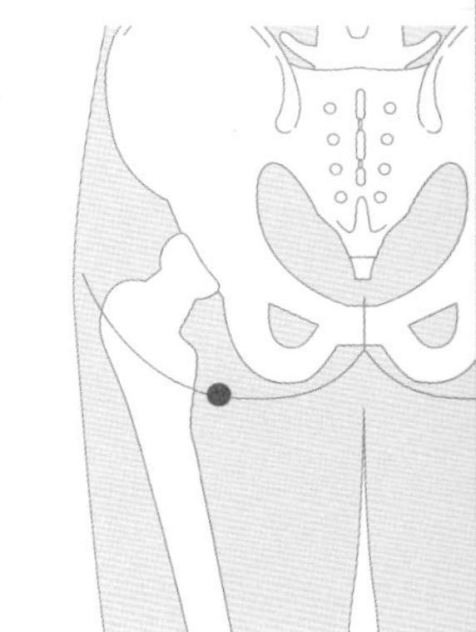

BL33

部　位	仙骨部、第３後仙骨孔。
取り方	次髎から撫で下ろしたとき、最初に触れる陥凹部に取る。
筋　肉	腰背腱膜、仙棘筋
筋　枝	脊髄神経後枝
皮　枝	中殿皮神経
血　管	外側仙骨動脈

210

BL34

部　位	仙骨部、第４後仙骨孔。
取り方	次髎から撫で下ろしたとき、２つめに触れる陥凹部に取る。 ＊腰兪（督脈）の外方にあたる。
筋　肉	腰背腱膜、仙棘筋
筋　枝	脊髄神経後枝
皮　枝	中殿皮神経
血　管	外側仙骨動脈

211

BL35

部　位	殿部、尾骨下端外方５分。
取り方	伏臥位あるいは膝胸位にし、尾骨下端の外方５分に取る。
筋　肉	大殿筋
筋　枝	下殿神経
皮　枝	会陰神経 (陰部神経の枝)
血　管	下直腸動脈

212

BL36

部　位	殿部、殿溝の中点。
取り方	大腿後面の中線と殿溝との交点に取る。 ＊承扶から委中までの長さを1尺4寸とする。
筋　肉	大殿筋、大腿二頭筋長頭
筋　枝	下殿神経、脛骨神経
皮　枝	後大腿皮神経
血　管	下殿動脈
その他	＊深部に坐骨神経が通る。

213

足の太陽膀胱経

いんもん

殷門

（BL37）

足の太陽膀胱経

ふげき

浮郄

（BL38）

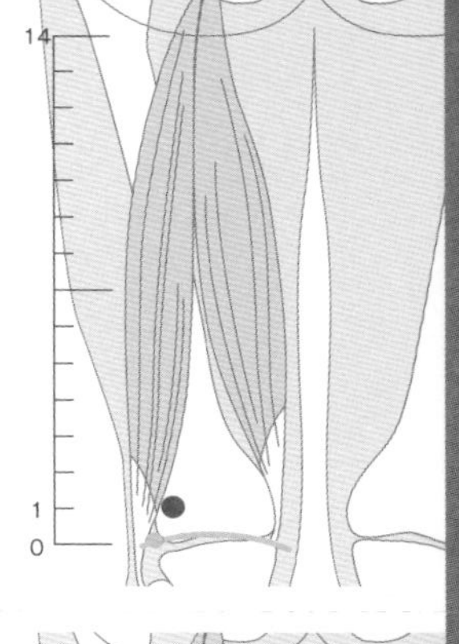

足の太陽膀胱経

三焦の下合穴

いよう

委陽

（BL39）

足の太陽膀胱経

合土穴・四総穴・膀胱の下合穴

いちゅう

委中

（BL40）

BL37

部　位	大腿部後面、大腿二頭筋と半腱様筋の間、殿溝の下方６寸。
取り方	承扶と委中とを結ぶ線の中点の上方１寸で、大腿二頭筋と半腱様筋との間に取る。
筋　肉	半腱様筋、大腿二頭筋長頭
筋　枝	脛骨神経
皮　枝	後大腿皮神経
血　管	貫通動脈
その他	＊深部に坐骨神経が通る。

214

BL38

部　位	膝後面、大腿二頭筋腱の内縁、膝窩横紋の上方１寸。
取り方	委陽から大腿二頭筋腱の内側縁に沿って上方１寸に取る。
筋　肉	大腿二頭筋長頭、大腿二頭筋短頭
筋　枝	脛骨神経、総腓骨神経
皮　枝	後大腿皮神経
血　管	貫通動脈
その他	＊深部に総腓骨神経が通る。

215

BL39

部　位	膝後外側、大腿二頭筋腱の内縁、膝窩横紋上。
取り方	委中の外方で、大腿二頭筋腱の内側に取る。 ＊軽く膝関節を屈曲すると、大腿二頭筋腱がよく現れる。
筋　肉	大腿二頭筋長頭、大腿二頭筋短頭、腓腹筋（外側頭）
筋　枝	脛骨神経、総腓骨神経
皮　枝	後大腿皮神経
血　管	外側上膝動脈
その他	＊深部に総腓骨神経が通る。

216

BL40

部　位	膝後面、膝窩横紋の中点。
取り方	膝を曲げたときにできる横紋の中央、膝窩動脈拍動部に取る。
筋　肉	ー
筋　枝	ー
皮　枝	後大腿皮神経
血　管	膝窩動脈
その他	＊深部に脛骨神経が通る。

217

足の太陽膀胱経

ふぶん
附分
（BL41）

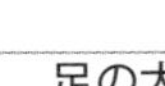

足の太陽膀胱経

はっこ
魄戸
（BL42）

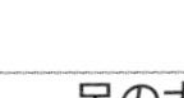

足の太陽膀胱経

こうこう
膏肓
（BL43）

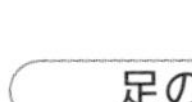

足の太陽膀胱経

しんどう
神堂
（BL44）

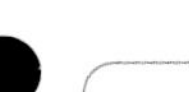

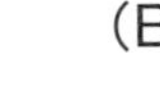

BL41

部　位	上背部、第２胸椎棘突起下縁と同じ高さ、後正中線の外方３寸。
取り方	第２・第３胸椎棘突起間、外方３寸に取る。＊肩甲骨の内側縁で、肩甲棘内端の内上方にあたる。＊左右の肩甲棘内端縁の間を６寸とする。＊附分から膈関までの経穴は、左右の肩甲骨を開いて取る。
筋　肉	僧帽筋、菱形筋、腸肋筋（腱）
筋　枝	副神経、頸神経叢の枝、肩甲背神経、脊髄神経後枝
皮　枝	胸神経後枝
血　管	頸横動脈

218

BL42

部　位	上背部、第３胸椎棘突起下縁と同じ高さ、後正中線の外方３寸。
取り方	身柱（督脈）の外方３寸に取る。＊肩甲骨の内側縁で、肩甲棘内端の内下方にあたる。
筋　肉	僧帽筋、菱形筋、腸肋筋（腱）
筋　枝	副神経、頸神経叢の枝、肩甲背神経、脊髄神経後枝
皮　枝	胸神経後枝
血　管	頸横動脈

219

BL43

部　位	上背部、第４胸椎棘突起下縁と同じ高さ、後正中線の外方３寸。
取り方	第４・第５胸椎棘突起間、外方３寸に取る。
筋　肉	僧帽筋、菱形筋、腸肋筋（腱）
筋　枝	副神経、頸神経叢の枝、肩甲背神経、脊髄神経後枝
皮　枝	胸神経後枝
血　管	頸横動脈

220

BL44

部　位	上背部、第５胸椎棘突起下縁と同じ高さ、後正中線の外方３寸。
取り方	神道（督脈）の外方３寸に取る。
筋　肉	僧帽筋、菱形筋、腸肋筋（腱）
筋　枝	副神経、頸神経叢の枝、肩甲背神経、脊髄神経後枝
皮　枝	胸神経後枝
血　管	頸横動脈

221

足の太陽膀胱経

いき

譩譆

（BL45）

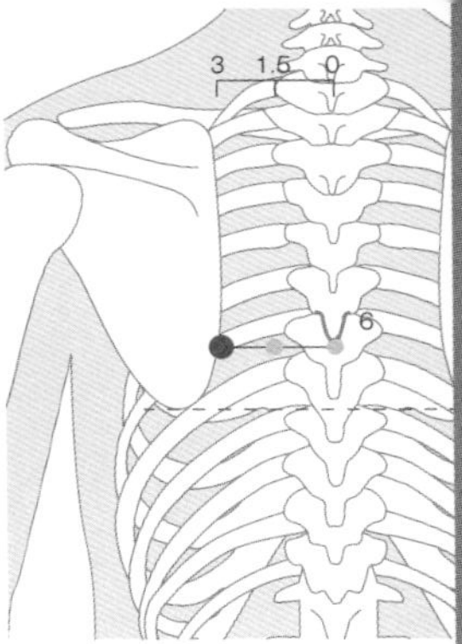

足の太陽膀胱経

かくかん

膈関

（BL46）

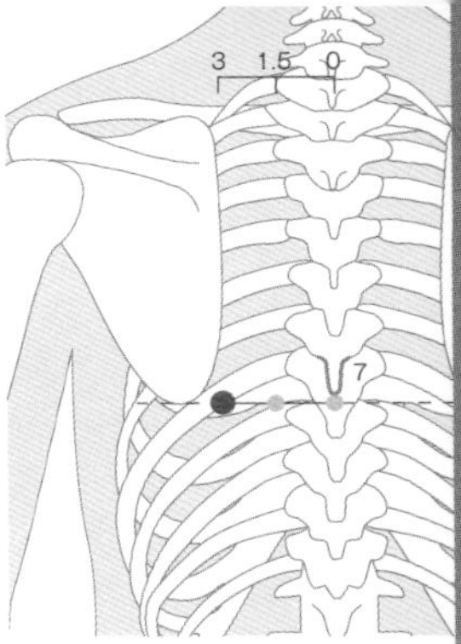

足の太陽膀胱経

こんもん

魂門

（BL47）

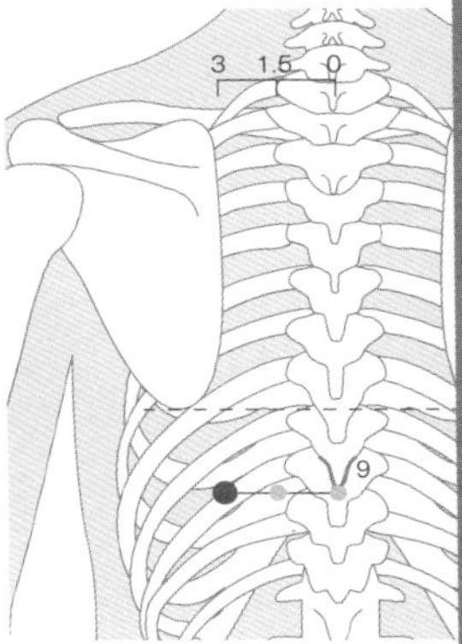

足の太陽膀胱経

ようこう

陽綱

（BL48）

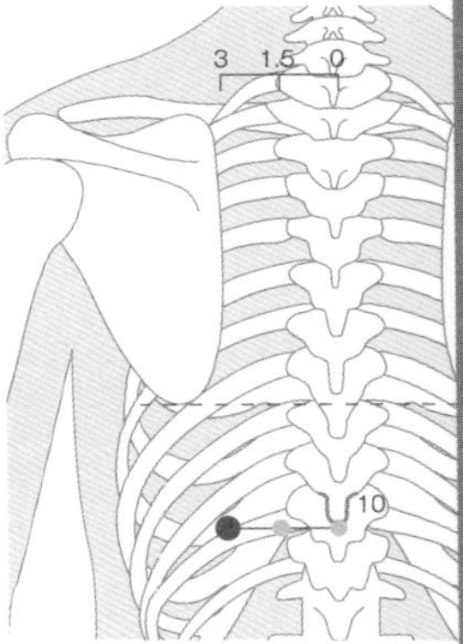

BL45

部　位	上背部、第６胸椎棘突起下縁と同じ高さ、後正中線の外方３寸。
取り方	霊台（督脈）の外方３寸に取る。
筋　肉	菱形筋、腸肋筋 (腱)
筋　枝	肩甲背神経、脊髄神経後枝
皮　枝	胸神経後枝
血　管	頸横動脈深枝
その他	＊聴診三角にあたる。

222

BL46

部　位	上背部、第７胸椎棘突起下縁と同じ高さ、後正中線の外方３寸。
取り方	至陽（督脈）の外方３寸に取る。 ＊左右の肩甲骨下角を結んだ線のやや下方にあたる。
筋　肉	広背筋、腸肋筋 (腱)
筋　枝	胸背神経、脊髄神経後枝
皮　枝	胸神経後枝
血　管	肋間動脈背枝

223

BL47

部　位	上背部、第９胸椎棘突起下縁と同じ高さ、後正中線の外方３寸。
取り方	筋縮（督脈）の外方３寸に取る。
筋　肉	広背筋、腸肋筋 (腱)
筋　枝	胸背神経、脊髄神経後枝
皮　枝	胸神経後枝
血　管	肋間動脈背枝

224

BL48

部　位	上背部、第 10 胸椎棘突起下縁と同じ高さ、後正中線の外方３寸。
取り方	中枢（督脈）の外方３寸に取る。
筋　肉	広背筋、腸肋筋 (腱)
筋　枝	胸背神経、脊髄神経後枝
皮　枝	胸神経後枝
血　管	肋間動脈背枝

225

足の太陽膀胱経

いしゃ

意舎

（BL49）

足の太陽膀胱経

いそう

胃倉

（BL50）

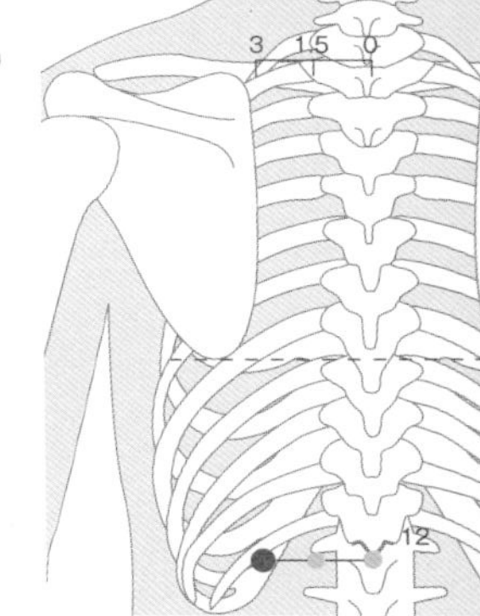

足の太陽膀胱経

こうもん

肓門

（BL51）

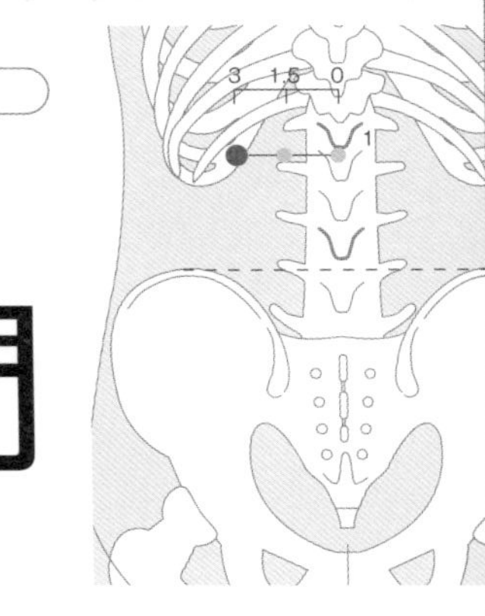

足の太陽膀胱経

ししつ

志室

（BL52）

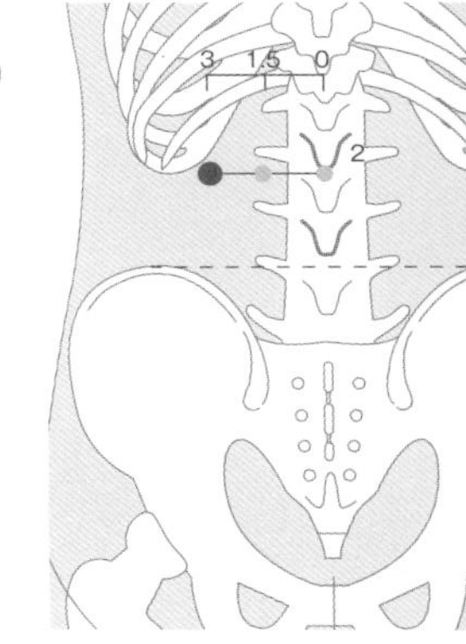

BL49

部　位	上背部、第 11 胸椎棘突起下縁と同じ高さ、後正中線の外方 3 寸。
取り方	脊中（督脈）の外方 3 寸に取る。
筋　肉	広背筋、腸肋筋 (腱)
筋　枝	胸背神経、脊髄神経後枝
皮　枝	胸神経後枝
血　管	肋間動脈背枝

226

BL50

部　位	上背部、第 12 胸椎棘突起下縁と同じ高さ、後正中線の外方 3 寸。
取り方	第 12 胸椎・第 1 腰椎棘突起間、外方 3 寸に取る。
筋　肉	広背筋、腸肋筋 (腱)
筋　枝	胸背神経、脊髄神経後枝
皮　枝	胸神経後枝
血　管	肋間動脈背枝

227

BL51

部　位	腰部、第 1 腰椎棘突起下縁と同じ高さ、後正中線の外方 3 寸。
取り方	懸枢（督脈）の外方 3 寸に取る。
筋　肉	広背筋、脊柱起立筋
筋　枝	胸背神経、脊髄神経後枝
皮　枝	腰神経後枝
血　管	腰動脈背枝

228

BL52

部　位	腰部、第 2 腰椎棘突起下縁と同じ高さ、後正中線の外方 3 寸。
取り方	命門（督脈）の外方 3 寸に取る。 ＊第 12 肋骨端下縁の内方にあたる。
筋　肉	広背筋、脊柱起立筋
筋　枝	胸背神経、脊髄神経後枝
皮　枝	腰神経後枝
血　管	腰動脈背枝

229

足の太陽膀胱経

ほうこう

胞肓

（BL53）

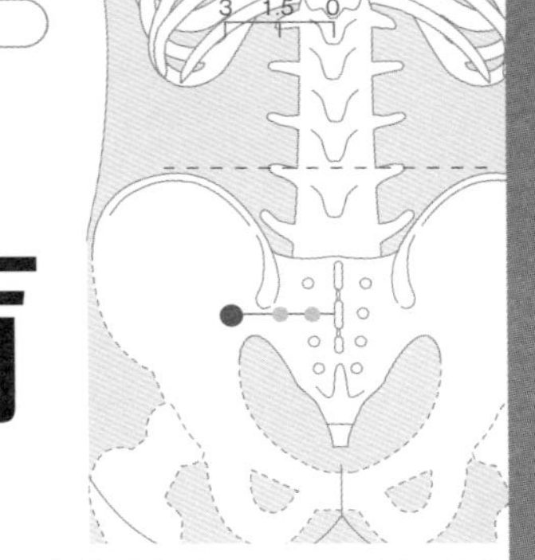

足の太陽膀胱経

ちっぺん

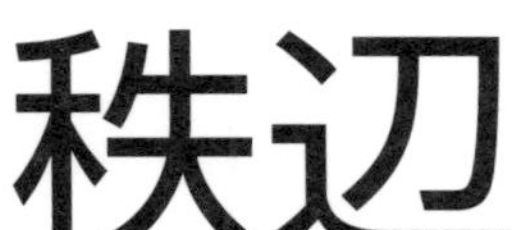

秩辺

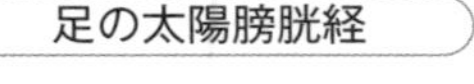

（BL54）

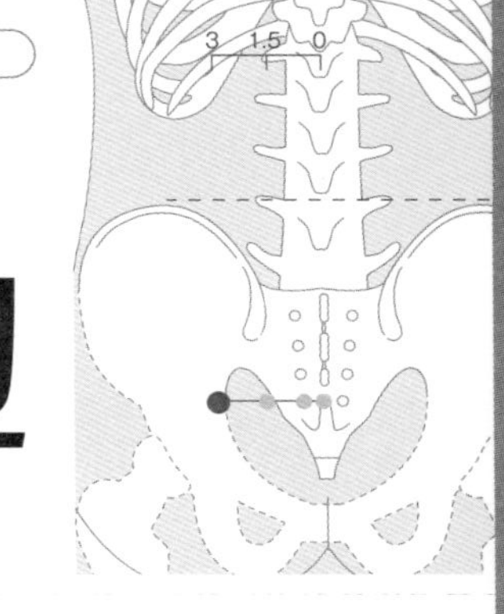

足の太陽膀胱経

ごうよう

合陽

（BL55）

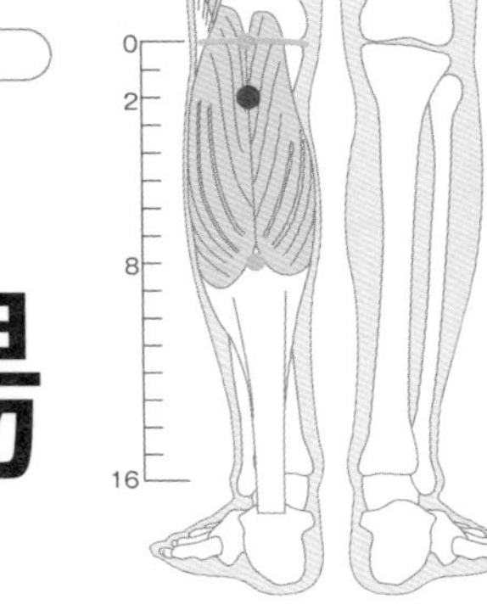

足の太陽膀胱経

しょうきん

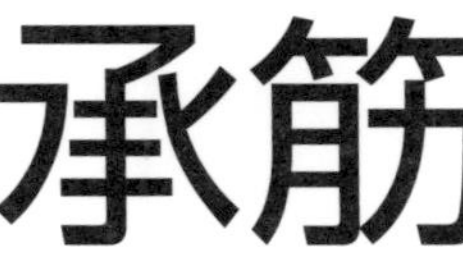

承筋

（BL56）

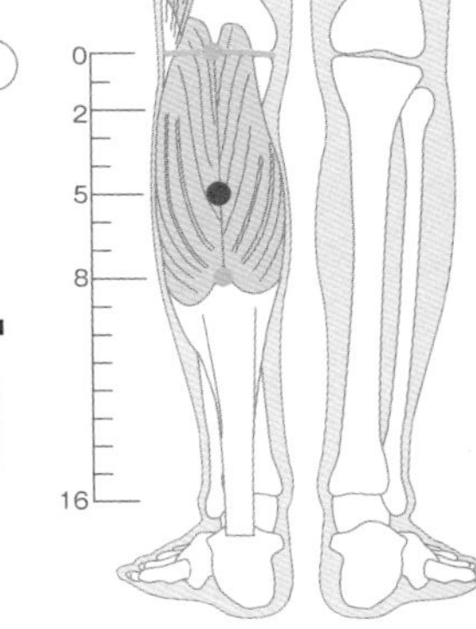

BL53

部　位	殿部、第２後仙骨孔と同じ高さ、正中仙骨稜の外方３寸。
取り方	次髎の高さで後正中線の外方３寸に取る。
筋　肉	大殿筋、中殿筋
筋　枝	下殿神経、上殿神経
皮　枝	中殿皮神経、上殿皮神経
血　管	上殿動脈、下殿動脈

230

BL54

部　位	殿部、第４後仙骨孔と同じ高さ、正中仙骨稜の外方３寸。
取り方	腰兪（督脈）の外方３寸に取る。 ＊下髎と同じ高さにあたる。
筋　肉	大殿筋、中殿筋
筋　枝	下殿神経、上殿神経
皮　枝	中殿皮神経、上殿皮神経
血　管	上殿動脈、下殿動脈

231

BL55

部　位	下腿後面、腓腹筋外側頭と内側頭の間、膝窩横紋の下方２寸。
取り方	委中と承山とを結ぶ線を４等分し、委中から４分の１のところに取る。＊膝窩中央から外果尖までの長さを１尺６寸、委中から承山までの長さを８寸とする。
筋　肉	腓腹筋
筋　枝	脛骨神経
皮　枝	内側腓腹皮神経
血　管	後脛骨動脈

232

BL56

部　位	下腿後面、腓腹筋の両筋腹の間、膝窩横紋の下方５寸。
取り方	委中と承山とを結ぶ線の中点の下方１寸に取る。
筋　肉	腓腹筋
筋　枝	脛骨神経
皮　枝	内側腓腹皮神経
血　管	後脛骨動脈

233

足の太陽膀胱経

しょうざん

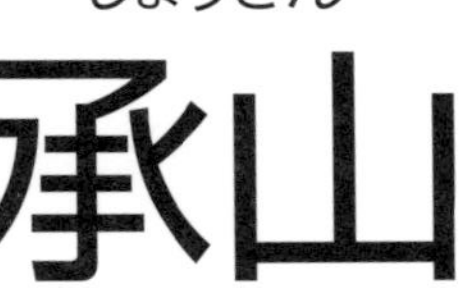

承山

（BL57）

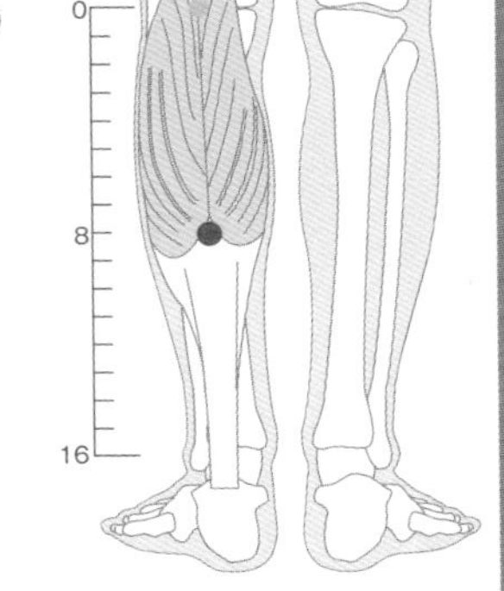

足の太陽膀胱経

絡穴

ひよう

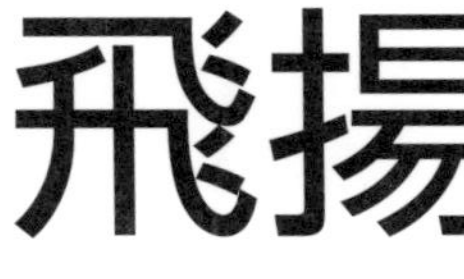
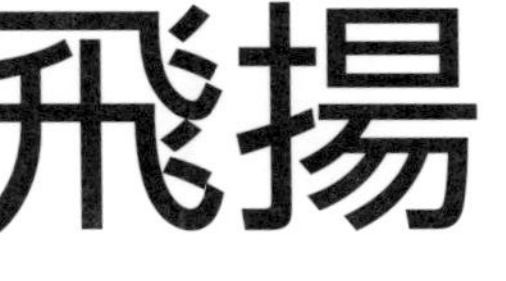

飛揚

（BL58）

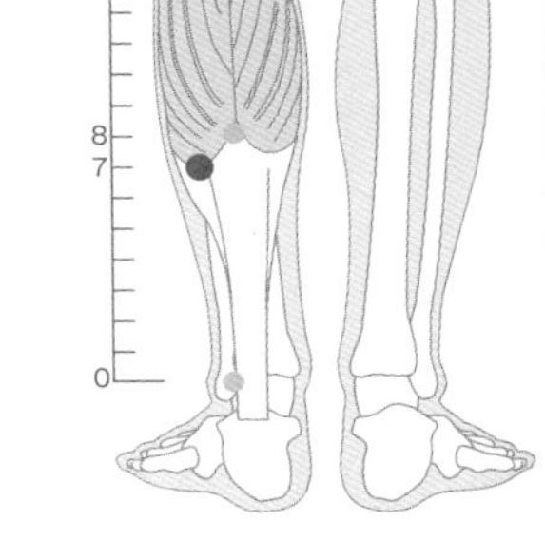

足の太陽膀胱経

陽蹻脈の郄穴

ふよう

跗陽

（BL59）

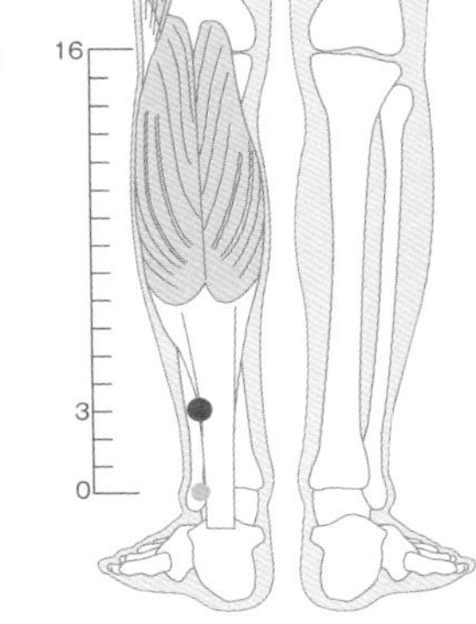

足の太陽膀胱経

経火穴

こんろん

崑崙

（BL60）

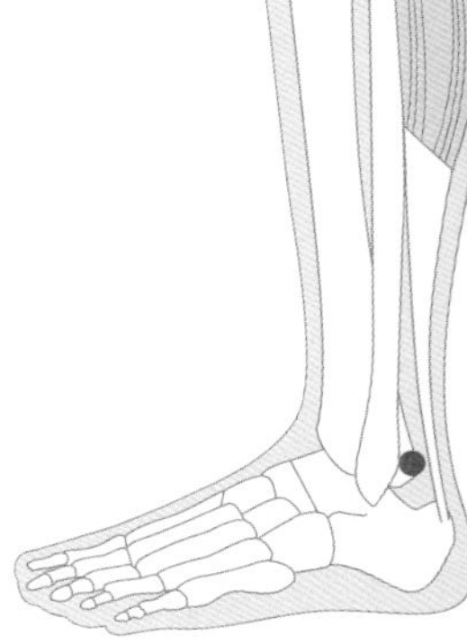

BL57

部　位	下腿後面、腓腹筋筋腹とアキレス腱の移行部。
取り方	委中の下方８寸に取る。 ＊アキレス腱の後面を指頭で撫で上げたとき、指が止まるところにあたる。
筋　肉	腓腹筋、アキレス腱
筋　枝	脛骨神経
皮　枝	内側腓腹皮神経
血　管	後脛骨動脈

234

BL58

部　位	下腿後外側、腓腹筋外側頭下縁とアキレス腱の間、崑崙の上方７寸。
取り方	崑崙の上方７寸、承山の外下方１寸、腓腹筋外側頭下縁とアキレス腱の間に取る。
筋　肉	腓腹筋、ヒラメ筋、アキレス腱
筋　枝	脛骨神経
皮　枝	外側腓腹皮神経
血　管	腓骨動脈

235

BL59

部　位	下腿後外側、腓骨とアキレス腱の間、崑崙の上方３寸。
取り方	崑崙の上方３寸、腓骨とアキレス腱との間に取る。
筋　肉	短腓骨筋（腱）、ヒラメ筋、アキレス腱
筋　枝	浅腓骨神経、脛骨神経
皮　枝	腓腹神経
血　管	腓骨動脈

236

BL60

部　位	足関節後外側、外果尖とアキレス腱の間の陥凹部。
取り方	外果尖とアキレス腱との間の陥凹中に取る。
筋　肉	アキレス腱
筋　枝	ー
皮　枝	腓腹神経
血　管	腓骨動脈

237

足の太陽膀胱経

ぼくしん

僕参

（BL61）

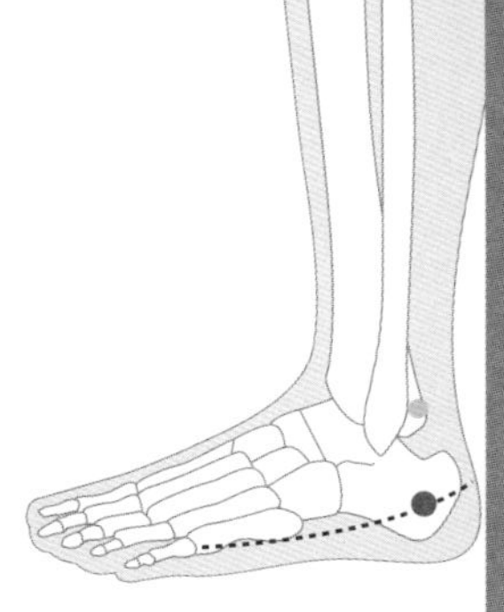

足の太陽膀胱経

八脈交会穴

しんみゃく

申脈

（BL62）

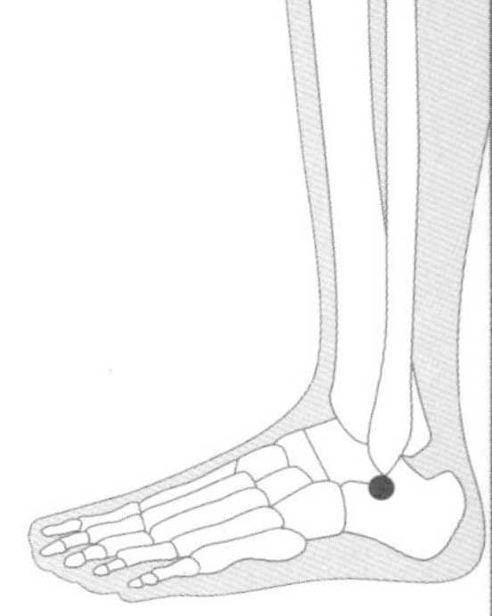

足の太陽膀胱経

郄穴

きんもん

金門

（BL63）

足の太陽膀胱経

膀胱の原穴

けいこつ

京骨

（BL64）

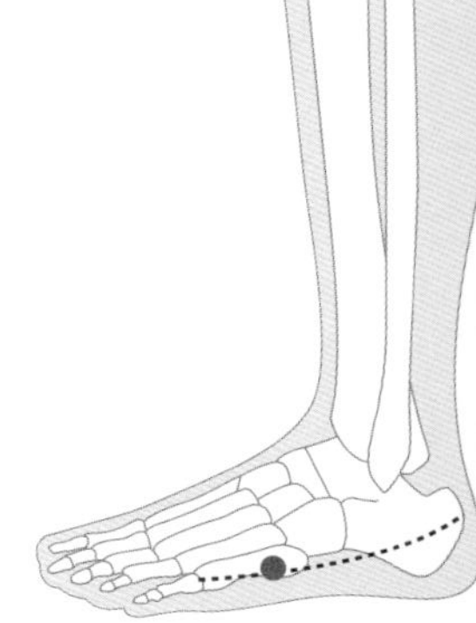

BL61

部　位	足外側、崑崙の下方、踵骨外側、赤白肉際。
取り方	外果尖の後下方、踵骨隆起の前下方にある陥凹中、表裏の境目に取る。
筋　肉	ー
筋　枝	ー
皮　枝	外側踵骨枝 (腓腹神経の枝)
血　管	踵骨枝 (腓骨動脈の枝)

238

BL62

部　位	足外側、外果尖の直下、外果下縁と踵骨の間の陥凹部。
取り方	外果尖の直下、外果下縁の下方陥凹部に取る。＊申脈に対応する内側の経穴は照海(腎経) である。
筋　肉	長腓骨筋 (腱)、短腓骨筋 (腱)
筋　枝	浅腓骨神経
皮　枝	外側足背皮神経
血　管	外果動脈網 (腓骨動脈の枝)

239

BL63

部　位	足背、外果前縁の遠位、第５中足骨粗面の後方、立方骨下方の陥凹部。
取り方	第５中足骨粗面の後方、立方骨下方（足底側）の陥凹部に取る。
筋　肉	長腓骨筋（腱)、短腓骨筋（腱)
筋　枝	浅腓骨神経
皮　枝	外側足背皮神経
血　管	外果動脈網 (外側足根動脈の枝)

240

BL64

部　位	足外側、第５中足骨粗面の遠位、赤白肉際。
取り方	第５中足骨粗面の前縁、表裏の境目に取る。＊第５中足骨粗面は、踵と第５中足指節関節のほぼ中央にある。
筋　肉	小指外転筋
筋　枝	外側足底神経
皮　枝	外側足背皮神経
血　管	外側足根動脈の枝

241

足の太陽膀胱経

兪木穴

そっこつ

束骨

（BL65）

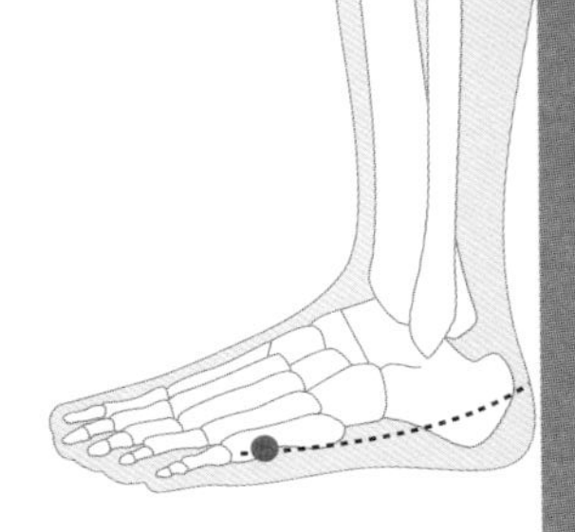

足の太陽膀胱経

滎水穴

あしつうこく

足通谷

（BL66）

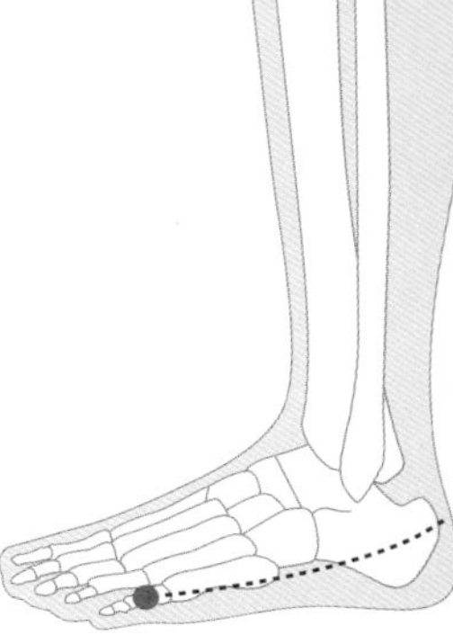

足の太陽膀胱経

井金穴

しいん

至陰

（BL67）

BL65

部　位	足外側、第５中足指節関節外側の近位陥凹部、赤白肉際。
取り方	第５中足骨の外側縁を後ろからつま先の方へ撫でていくと、指が止まるところ、表裏の境目に取る。
筋　肉	小指外転筋
筋　枝	外側足底神経 (脛骨神経)
皮　枝	外側足背皮神経 (腓腹神経の枝)
血　管	背側指動脈

242

BL66

部　位	足の第５指、第５中足指節関節外側の遠位陥凹部、赤白肉際。
取り方	第５中足指節関節の外側を触察し、その前部に触れる陥凹中、表裏の境目に取る。
筋　肉	ー
筋　枝	ー
皮　枝	外側足背皮神経 (腓腹神経の枝)
血　管	背側指動脈

243

BL67

部　位	足の第５指、末節骨外側、爪甲角の近位外方１分 (指寸)、爪甲外側縁の垂線と爪甲基底部の水平線の交点。
取り方	足の第５指爪根部近位縁に引いた線と、外側縁に引いた線との交点に取る。
筋　肉	ー
筋　枝	ー
皮　枝	外側足背皮神経 (腓腹神経の枝)
血　管	背側指動脈

244

足の少陰腎経

井木穴

ゆうせん

湧泉

（KI1）

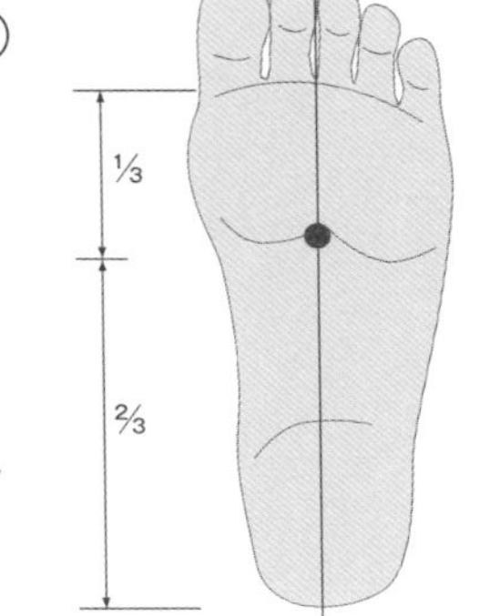

足の少陰腎経

滎火穴

ねんこく

然谷

（KI2）

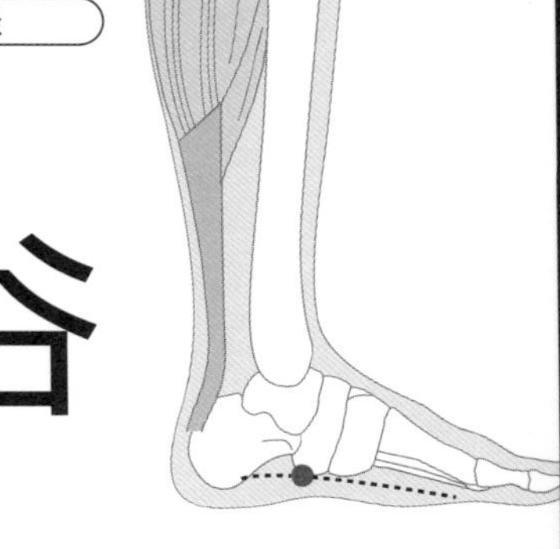

足の少陰腎経

腎の原穴・兪土穴

たいけい

太渓

（KI3）

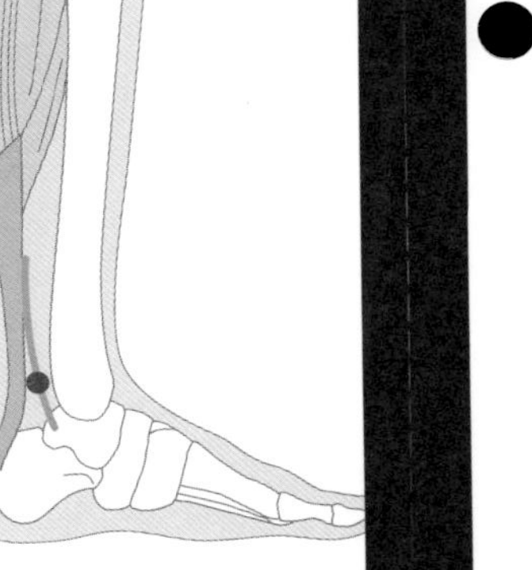

足の少陰腎経

絡穴

だいしょう

大鍾

（KI4）

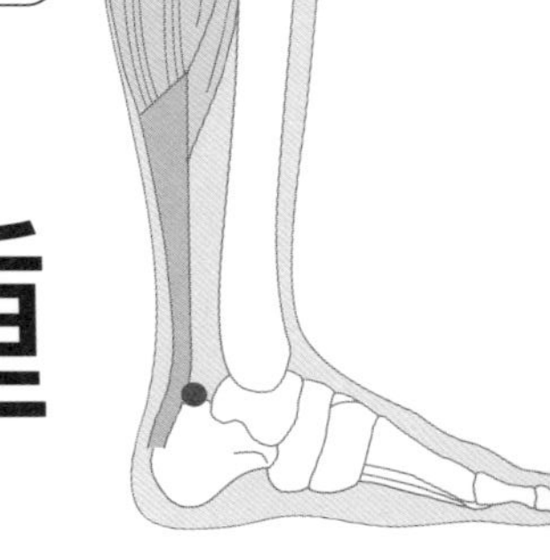

KI1

部　位	足底、足指屈曲時、足底の最陥凹部。
取り方	足指を屈曲して、第２・第３指の間のみずかきと踵とを結ぶ線を３等分し、みずかきから３分の１のところに取る。
筋　肉	足底腱膜、短指屈筋
筋　枝	内側足底神経
皮　枝	内側足底神経
血　管	底側中足動脈

245

KI2

部　位	足内側、舟状骨粗面の下方、赤白肉際。
取り方	内果の前下方で、舟状骨の尖ったところの直下、表裏の境目に取る。
筋　肉	後脛骨筋（腱）、母指外転筋
筋　枝	脛骨神経、内側足底神経
皮　枝	内側足底神経
血　管	内側足底動脈

246

KI3

部　位	足関節後内側、内果尖とアキレス腱の間の陥凹部。
取り方	内果尖とアキレス腱との間で、後脛骨動脈拍動部に取る。
筋　肉	長指屈筋（腱）、アキレス腱
筋　枝	脛骨神経
皮　枝	伏在神経
血　管	後脛骨動脈

247

KI4

部　位	足内側、内果後下方、踵骨上方、アキレス腱付着部内側前方の陥凹部。
取り方	太渓の下方で踵骨上方、アキレス腱の前陥凹部に取る。
筋　肉	アキレス腱
筋　枝	ー
皮　枝	伏在神経
血　管	後脛骨動脈

248

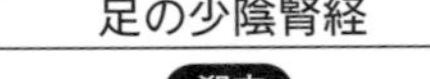

足の少陰腎経

郄穴

すいせん

水泉

（KI5）

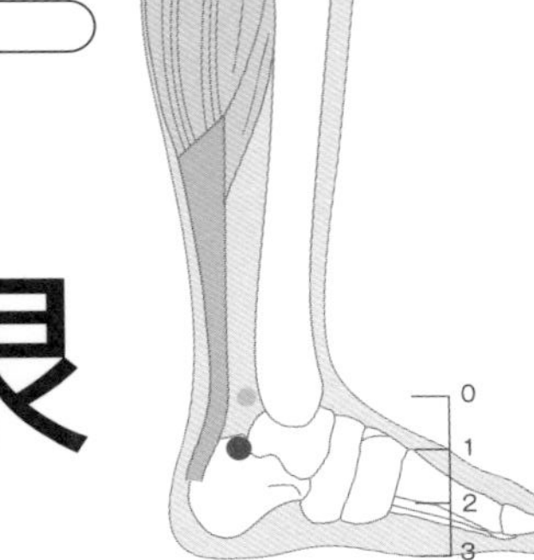

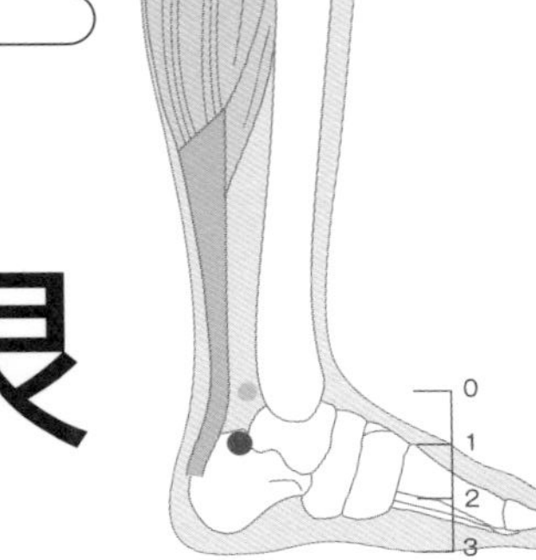

足の少陰腎経

八脈交会穴

しょうかい

照海

（KI 6）

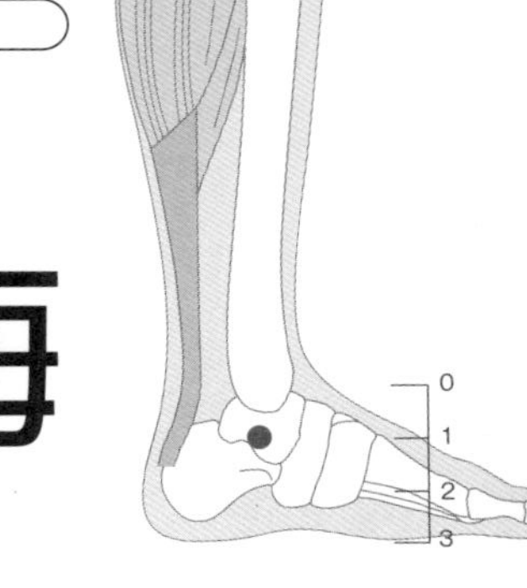

足の少陰腎経

経金穴

ふくりゅう

復溜

（KI7）

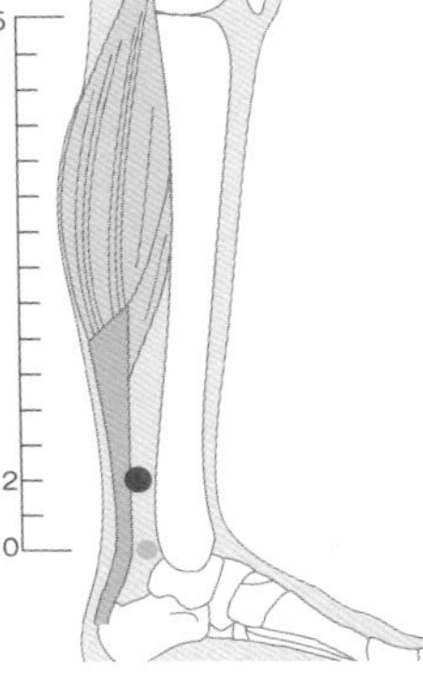

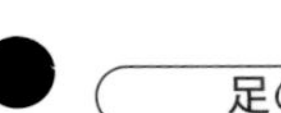

足の少陰腎経

陰蹻脈の郄穴

こうしん

交信

（KI 8）

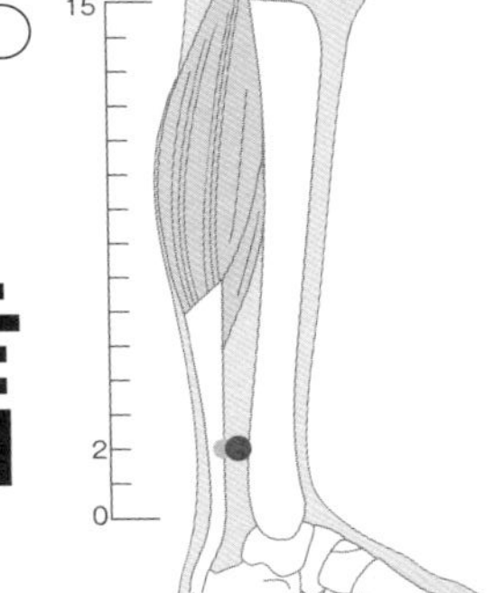

KI5

部　位	足内側、太渓の下方１寸、踵骨隆起前方の陥凹部。
取り方	太渓の下方１寸の陥凹部に取る。
筋　肉	ー
筋　枝	ー
皮　枝	伏在神経、内側踵骨枝（脛骨神経の枝）
血　管	踵骨枝（後脛骨動脈の枝）

249

KI6

部　位	足内側、内果尖の下方１寸、内果下方の陥凹部。
取り方	内果尖の下方１寸の陥凹部に取る。 ＊照海に対応する外側の経穴は申脈（膀胱経）である。
筋　肉	後脛骨筋（腱）、長指屈筋（腱）
筋　枝	脛骨神経
皮　枝	伏在神経
血　管	後脛骨動脈

250

KI7

部　位	下腿後内側、アキレス腱の前縁、内果尖の上方２寸。
取り方	太渓の上方２寸で、アキレス腱と長指屈筋との間に取る。＊内果尖から膝窩横紋までの長さを１尺５寸とする。＊交信と同じ高さで、交信の後方５分にある。
筋　肉	長母指屈筋、長指屈筋、ヒラメ筋、アキレス腱
筋　枝	脛骨神経
皮　枝	伏在神経
血　管	後脛骨動脈

251

KI8

部　位	下腿内側、脛骨内縁の後方の陥凹部、内果尖の上方２寸。
取り方	復溜の前方５分、復溜と脛骨内縁後際との間に取る。
筋　肉	後脛骨筋、長指屈筋
筋　枝	脛骨神経
皮　枝	伏在神経
血　管	後脛骨動脈

252

足の少陰腎経

陰維脈の郄穴

ちくひん

築賓

（KI9）

足の少陰腎経

合水穴

いんこく

陰谷

（KI 10）

足の少陰腎経

おうこつ

横骨

（KI 11）

足の少陰腎経

だいかく

大赫

（KI 12）

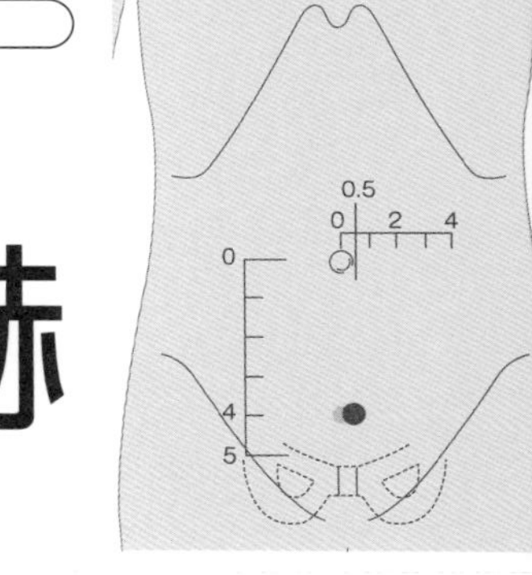

KI9

部　位	下腿後内側、ヒラメ筋とアキレス腱の間、内果尖の上方５寸。
取り方	太渓と陰谷を結ぶ線を３等分し、太渓から３分の１のところ、ヒラメ筋とアキレス腱との間に取る。＊ヒラメ筋は、膝を屈し、抵抗に抗して足関節を底屈すると脛骨内側縁に明瞭に現れる。＊太渓の上方５寸、蠡溝（肝経）と同じ高さにある。
筋　肉	ヒラメ筋、アキレス腱
筋　枝	脛骨神経
皮　枝	伏在神経
血　管	後脛骨動脈

253

KI10

部　位	膝後内側、半腱様筋腱の外縁、膝窩横紋上。
取り方	膝関節を軽く屈曲したときにできる膝窩横紋上で、半腱様筋腱の外縁に取る。
筋　肉	半腱様筋（腱）、腓腹筋（内側頭）
筋　枝	脛骨神経
皮　枝	伏在神経
血　管	内側下膝動脈

254

KI11

部　位	下腹部、臍中央の下方５寸、前正中線の外方５分。
取り方	曲骨（任脈）の外方５分に取る。 ＊腎経の腹部の経穴は、前正中線外方５分とする。
筋　肉	錐体筋、腹直筋
筋　枝	肋間神経
皮　枝	腸骨下腹神経（前皮枝）、腸骨鼡径神経
血　管	浅腹壁動脈、下腹壁動脈

255

KI12

部　位	下腹部、臍中央の下方４寸、前正中線の外方５分。
取り方	中極（任脈）の外方５分に取る。
筋　肉	腹直筋
筋　枝	肋間神経
皮　枝	腸骨下腹神経（前皮枝）
血　管	浅腹壁動脈、下腹壁動脈

256

足の少陰腎経

きけつ

気穴

（KI 13）

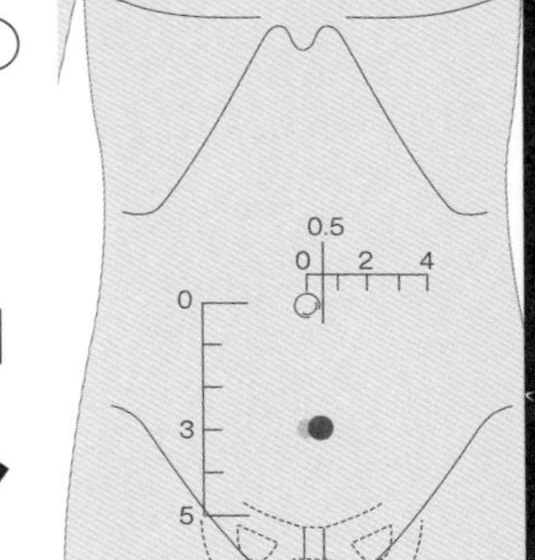

足の少陰腎経

しまん

四満

（KI 14）

足の少陰腎経

ちゅうちゅう

中注

（KI 15）

足の少陰腎経

こうゆ

肓兪

（KI 16）

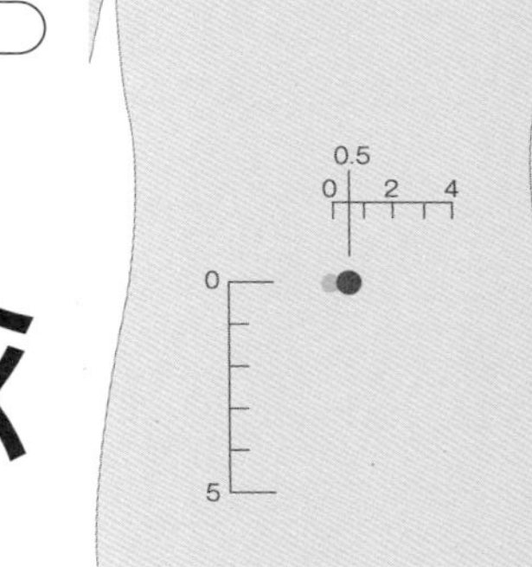

KI13

部　位	下腹部、臍中央の下方３寸、前正中線の外方５分。
取り方	関元（任脈）の外方５分に取る。
筋　肉	腹直筋
筋　枝	肋間神経
皮　枝	肋間神経（前皮枝）、腸骨下腹神経（前皮枝）
血　管	浅腹壁動脈、下腹壁動脈

257

KI14

部　位	下腹部、臍中央の下方２寸、前正中線の外方５分。
取り方	石門（任脈）の外方５分に取る。
筋　肉	腹直筋
筋　枝	肋間神経
皮　枝	肋間神経（前皮枝）
血　管	浅腹壁動脈、下腹壁動脈

258

KI15

部　位	下腹部、臍中央の下方１寸、前正中線の外方５分。
取り方	陰交（任脈）の外方５分に取る。
筋　肉	腹直筋
筋　枝	肋間神経
皮　枝	肋間神経（前皮枝）
血　管	浅腹壁動脈、下腹壁動脈

259

KI16

部　位	上腹部、臍中央の外方５分。
取り方	神闕（任脈）の外方５分に取る。
筋　肉	腹直筋
筋　枝	肋間神経
皮　枝	肋間神経（前皮枝）
血　管	浅腹壁動脈、下腹壁動脈、上腹壁動脈

260

足の少陰腎経

しょうきょく

商曲

（KI 17）

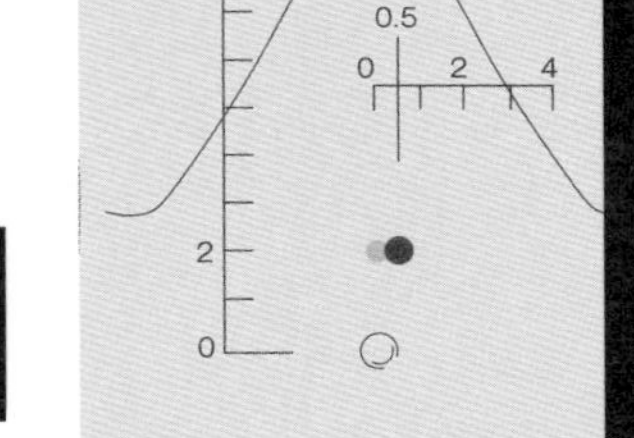

足の少陰腎経

せきかん

石関

（KI 18）

足の少陰腎経

いんと

陰都

（KI 19）

足の少陰腎経

はらつうこく

腹通谷

（KI 20）

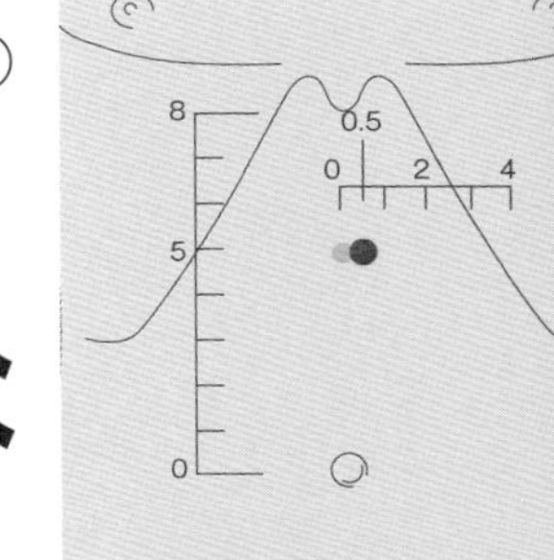

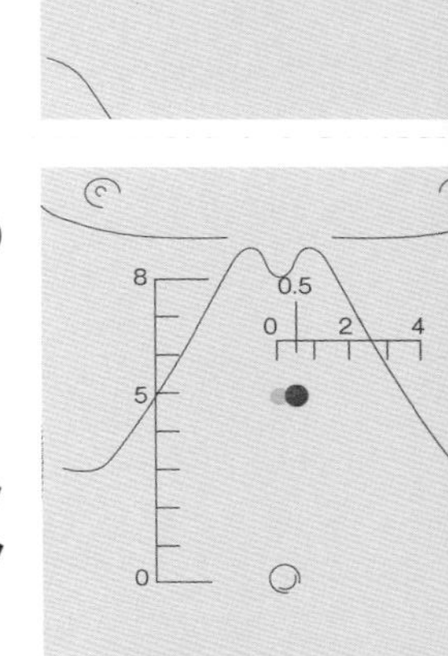

KI17

部　位	上腹部、臍中央の上方２寸、前正中線の外方５分。
取り方	下脘（任脈）の外方５分に取る。
筋　肉	腹直筋
筋　枝	肋間神経
皮　枝	肋間神経（前皮枝）
血　管	肋間動脈、上腹壁動脈

261

KI18

部　位	上腹部、臍中央の上方３寸、前正中線の外方５分。
取り方	建里（任脈）の外方５分に取る。
筋　肉	腹直筋
筋　枝	肋間神経
皮　枝	肋間神経（前皮枝）
血　管	肋間動脈、上腹壁動脈

262

KI19

部　位	上腹部、臍中央の上方４寸、前正中線の外方５分。
取り方	中脘（任脈）の外方５分に取る。
筋　肉	腹直筋
筋　枝	肋間神経
皮　枝	肋間神経（前皮枝）
血　管	肋間動脈、上腹壁動脈

263

KI20

部　位	上腹部、臍中央の上方５寸、前正中線の外方５分。
取り方	上脘（任脈）の外方５分に取る。
筋　肉	腹直筋
筋　枝	肋間神経
皮　枝	肋間神経（前皮枝）
血　管	肋間動脈、上腹壁動脈

264

足の少陰腎経

ゆうもん

幽門

（KI21）

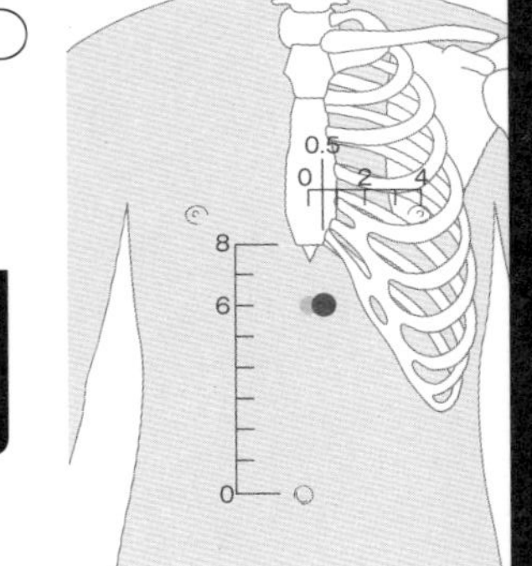

足の少陰腎経

ほろう

歩廊

（KI 22）

足の少陰腎経

しんぽう

神封

（KI23）

足の少陰腎経

れいきょ

霊墟

（KI 24）

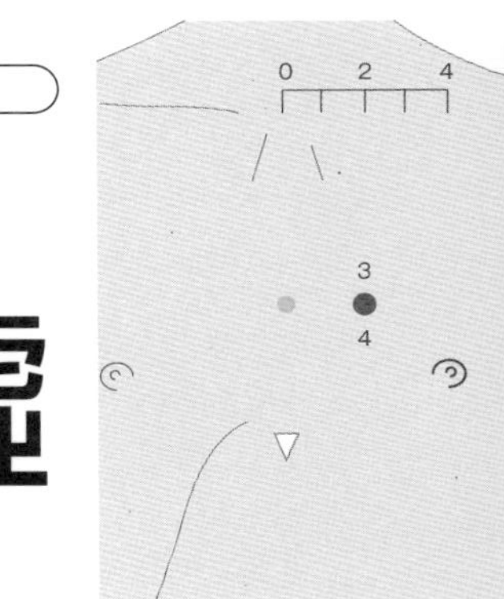

KI21

部　位	上腹部、臍中央の上方６寸、前正中線の外方５分。
取り方	巨闕（任脈）の外方５分に取る。
筋　肉	腹直筋
筋　枝	肋間神経
皮　枝	肋間神経 (前皮枝)
血　管	肋間動脈、上腹壁動脈

265

KI22

部　位	前胸部、第５肋間、前正中線の外方２寸。
取り方	第５肋間で前正中線の外方２寸に取る。 ＊歩廊から彧中までの経穴は、前正中線と乳頭線との中間の線と、各肋間との交点に取る。
筋　肉	大胸筋、肋間筋
筋　枝	内側・外側胸筋神経、肋間神経
皮　枝	肋間神経 (前皮枝)
血　管	胸肩峰動脈、内胸動脈

266

KI23

部　位	前胸部、第４肋間、前正中線の外方２寸。
取り方	膻中（任脈）の外方２寸に取る。＊第４肋間の高さには前正中線から、膻中（任脈）、神封、乳中（胃経）、天池（心包）、天渓（脾経）、輒筋（胆経）、淵腋（胆経）が並ぶ。
筋　肉	大胸筋、肋間筋
筋　枝	内側・外側胸筋神経、肋間神経
皮　枝	肋間神経 (前皮枝)
血　管	胸肩峰動脈、内胸動脈

267

KI24

部　位	前胸部、第３肋間、前正中線の外方２寸。
取り方	玉堂（任脈）の外方２寸に取る。
筋　肉	大胸筋、肋間筋
筋　枝	内側・外側胸筋神経、肋間神経
皮　枝	肋間神経 (前皮枝)
血　管	胸肩峰動脈、内胸動脈

268

足の少陰腎経

しんぞう

神蔵

（KI25）

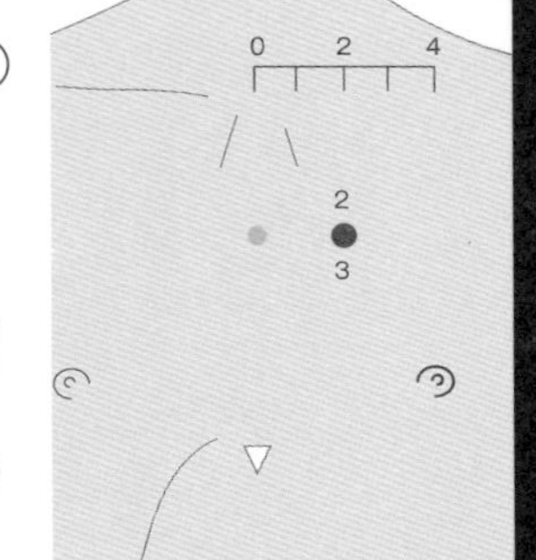

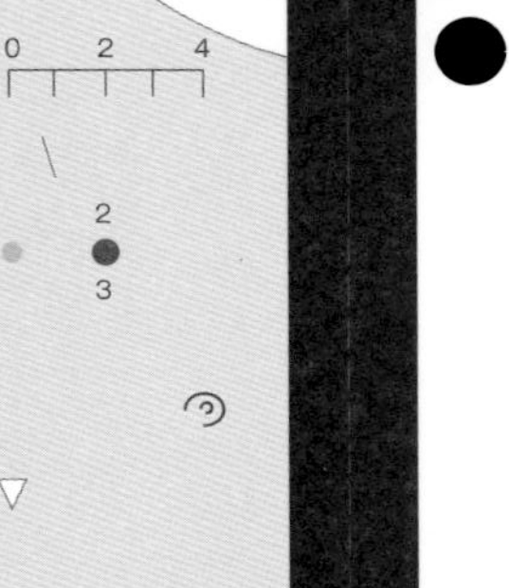

足の少陰腎経

いくちゅう

彧中

（KI 26）

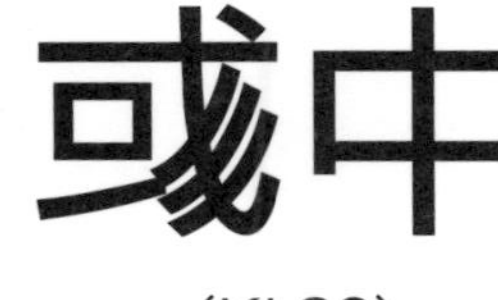

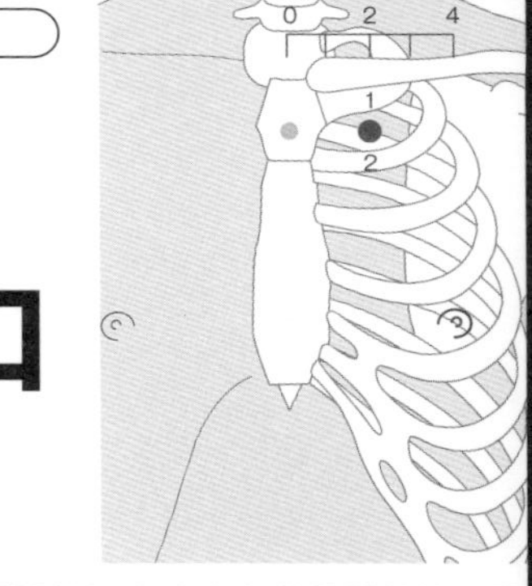

足の少陰腎経

ゆふ

兪府

（KI27）

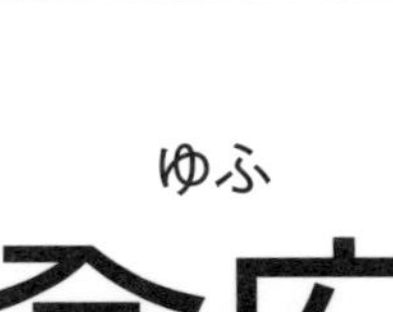

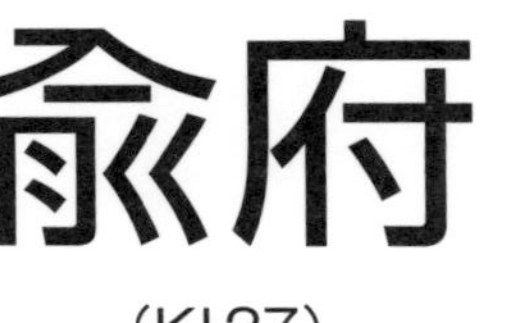

KI25

部　位	前胸部、第２肋間、前正中線の外方２寸。
取り方	紫宮（任脈）の外方２寸に取る。
筋　肉	大胸筋、肋間筋
筋　枝	内側・外側胸筋神経、肋間神経
皮　枝	肋間神経（前皮枝）
血　管	胸肩峰動脈、内胸動脈

269

KI26

部　位	前胸部、第１肋間、前正中線の外方２寸。
取り方	華蓋（任脈）の外方２寸に取る。
筋　肉	広頸筋、大胸筋、肋間筋
筋　枝	顔面神経（頸枝）、内側・外側胸筋神経、肋間神経
皮　枝	鎖骨上神経、肋間神経（前皮枝）
血　管	胸肩峰動脈、内胸動脈

270

KI27

部　位	前胸部、鎖骨下縁、前正中線の外方２寸。
取り方	前正中線の外方２寸で、鎖骨の下縁に取る。
筋　肉	広頸筋、大胸筋、鎖骨下筋
筋　枝	顔面神経（頸枝）、内側・外側胸筋神経、鎖骨下筋神経
皮　枝	鎖骨上神経
血　管	胸肩峰動脈、内胸動脈

271

手の厥陰心包経

てんち

天池

（PC1）

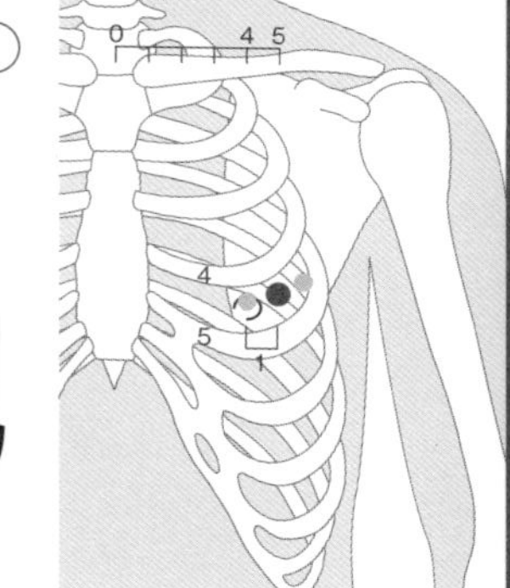

手の厥陰心包経

てんせん

天泉

（PC2）

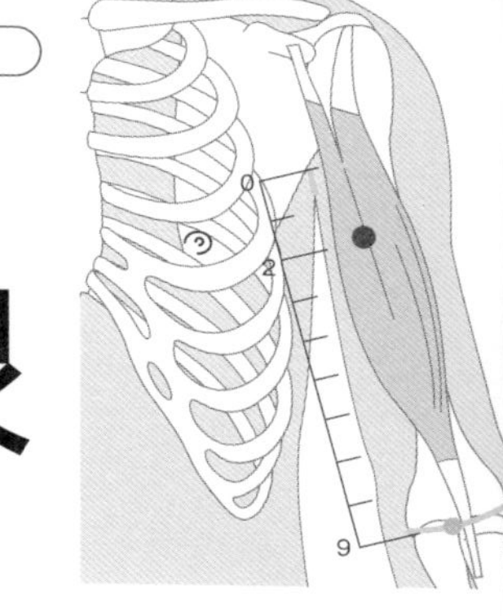

手の厥陰心包経

合水穴

きょくたく

曲沢

（PC3）

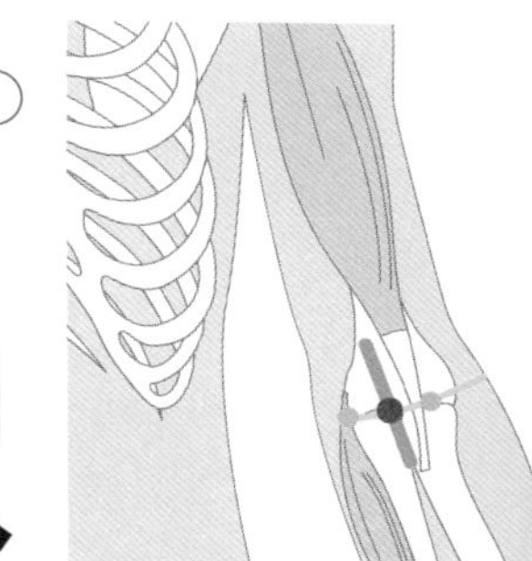

手の厥陰心包経

郄穴

げきもん

郄門

（PC4）

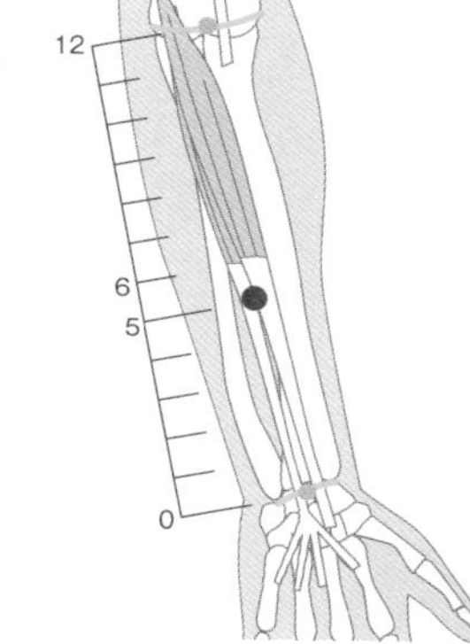

PC1

部　位	前胸部、第４肋間、前正中線の外方５寸。
取り方	乳頭の外方１寸で第４肋間､乳中（胃経）と天渓（脾経）との中点に取る。＊第４肋間の高さには前正中線から、膻中（任脈）、神封（腎経）、乳中（胃経）、天池、天渓（脾経）、輒筋（胆経）、淵腋（胆経）が並ぶ。
筋　肉	大胸筋、小胸筋、肋間筋
筋　枝	内側・外側胸筋神経、肋間神経
皮　枝	肋間神経 (外側皮枝)
血　管	胸肩峰動脈、外側胸動脈、肋間動脈

272

PC2

部　位	上腕前面、上腕二頭筋長頭と短頭の間、腋窩横紋前端の下方２寸。
取り方	腋窩横紋前端の下方２寸、上腕二頭筋長頭と短頭との筋溝に取る。＊腋窩横紋前端から曲沢までの長さを９寸とする。
筋　肉	上腕二頭筋
筋　枝	筋皮神経
皮　枝	内側・外側上腕皮神経
血　管	上腕動脈

273

PC3

部　位	肘前面、肘窩横紋上、上腕二頭筋腱内方の陥凹部。
取り方	肘関節を屈曲して上腕二頭筋腱を緊張させ、その腱の内側陥凹中に取る。＊上腕動脈拍動部で、尺沢（肺経）と少海（心経）とのほぼ中点にあたる。＊曲沢から大陵までの長さを1尺2寸とする。
筋　肉	上腕二頭筋 (腱)、上腕筋
筋　枝	筋皮神経
皮　枝	内側前腕皮神経
血　管	上腕動脈

274

PC4

部　位	前腕前面、長掌筋腱と橈側手根屈筋腱の間、手関節掌側横紋の上方５寸。
取り方	曲沢と大陵とを結ぶ線の中点の下方１寸で、長掌筋腱と橈側手根屈筋腱との間に取る。
筋　肉	橈側手根屈筋、長掌筋、浅指屈筋
筋　枝	正中神経
皮　枝	内側・外側前腕皮神経
血　管	前骨間動脈

275

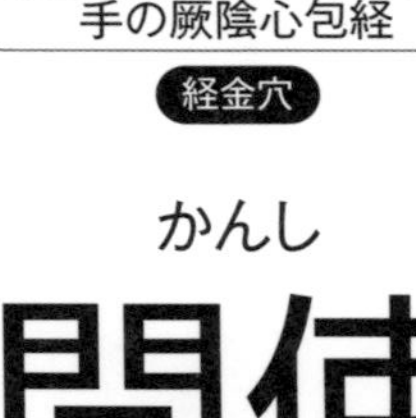

手の厥陰心包経

経金穴

かんし

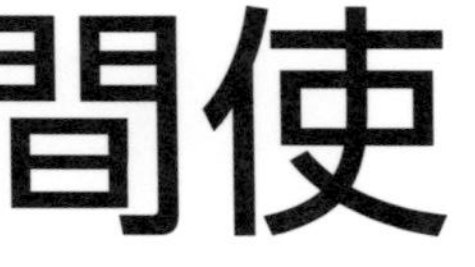

間使

（PC5）

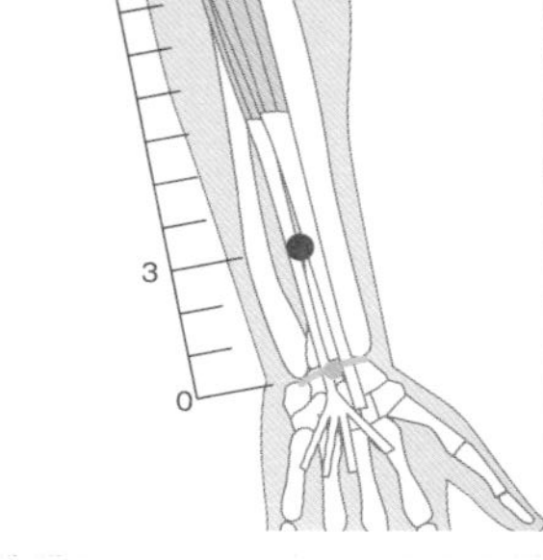

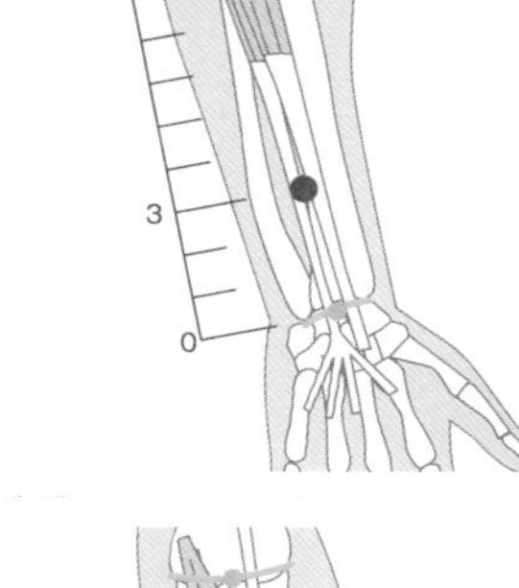

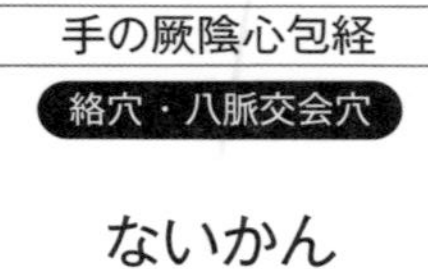

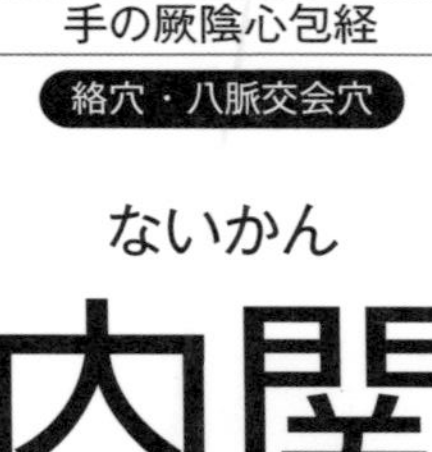

手の厥陰心包経

絡穴・八脈交会穴

ないかん

内関

（PC6）

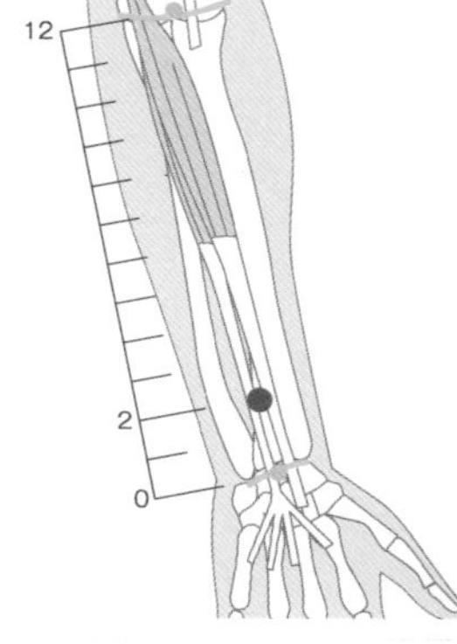

手の厥陰心包経

心包の原穴・兪土穴

だいりょう

大陵

（PC7）

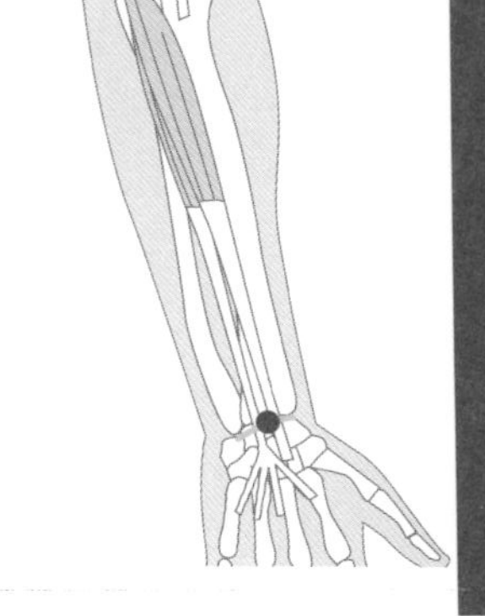

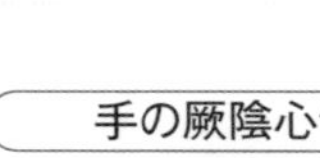

手の厥陰心包経

滎火穴

ろうきゅう

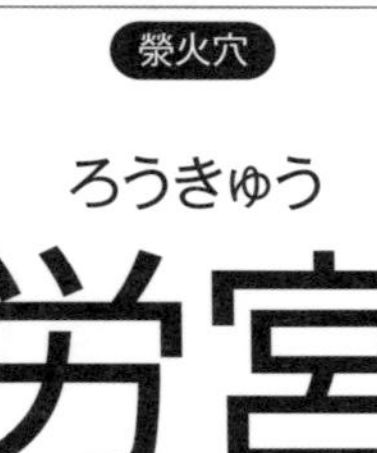

労宮

（PC8）

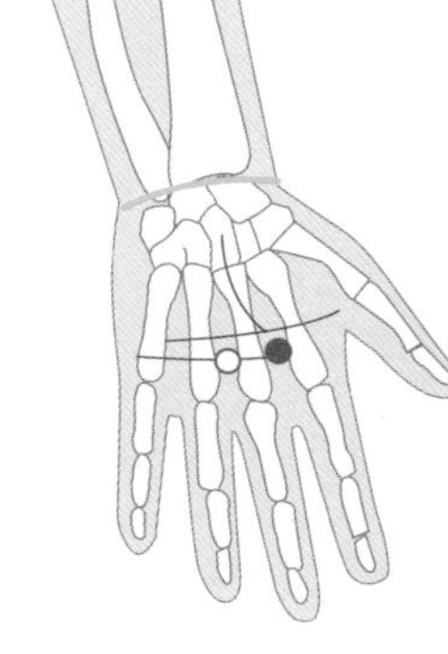

PC5

部　位	前腕前面、長掌筋腱と橈側手根屈筋腱の間、手関節掌側横紋の上方３寸。
取り方	大陵と曲沢とを結ぶ線を４等分し、大陵から４分の１のところ、長掌筋腱と橈側手根屈筋腱との間に取る。
筋　肉	橈側手根屈筋、長掌筋（腱）、浅指屈筋
筋　枝	正中神経
皮　枝	内側・外側前腕皮神経
血　管	前骨間動脈

276

PC6

部　位	前腕前面、長掌筋腱と橈側手根屈筋腱の間、手関節掌側横紋の上方２寸。
取り方	大陵の上方２寸で、橈側手根屈筋腱と長掌筋腱との間に取る。＊内関に対応する後側の経穴は外関（三焦経）である。
筋　肉	橈側手根屈筋（腱）、長掌筋（腱）、浅指屈筋
筋　枝	正中神経
皮　枝	内側・外側前腕皮神経
血　管	前骨間動脈

277

PC7

部　位	手関節前面、長掌筋腱と橈側手根屈筋腱の間、手関節掌側横紋上。
取り方	手関節前面横紋の中央で、橈側手根屈筋腱と長掌筋腱との間に取る。＊長掌筋腱が不明瞭の場合は、橈側手根屈筋腱の内側に取る。＊太淵（肺経）、大陵、神門（心経）は手関節掌側横紋上に並ぶ。
筋　肉	橈側手根屈筋（腱）、長掌筋（腱）、浅指屈筋（腱）
筋　枝	正中神経
皮　枝	内側・外側前腕皮神経
血　管	掌側手根動脈網

278

PC8

部　位	手掌、第２・第３中手骨間、中手指節関節の近位陥凹部。（別説：手掌，第３・第４中手骨間，中手指関節の近位陥凹部。）
取り方	手掌で第２・第３中手骨間、手を握ったとき、手掌面に触れる示指頭と中指頭との間に取る。（別説：手掌で、第３・第４中手骨間、手を握ったとき、手掌面に触れる中指頭と薬指頭との間にとる。）
筋　肉	浅指屈筋（腱）、虫様筋（第２）
筋　枝	正中神経（別説：尺骨神経）
皮　枝	正中神経（総掌側指神経）
血　管	総掌側指動脈

279

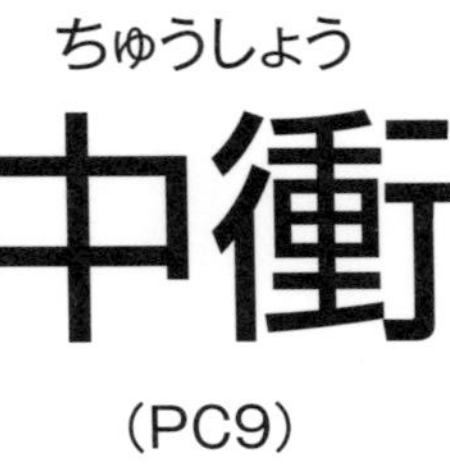

手の厥陰心包経

井木穴

ちゅうしょう

中衝

（PC9）

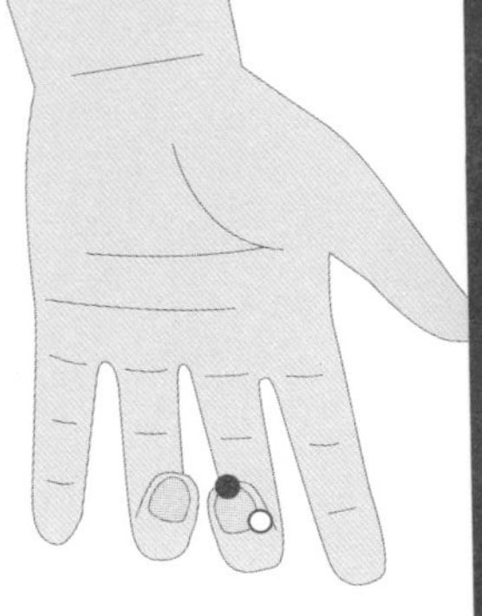

PC9

部　位	中指、中指先端中央。（別説：中指、末節骨橈側、爪甲角から近位外方 1 分（指寸）、爪甲橈側縁の垂線と爪甲基底部の水平線との交点。）
取り方	中指先端の中央に取る。（別説：中指爪根部近位縁に引いた線と、外側縁に引いた線との交点に取る。）
筋　肉	―
筋　枝	―
皮　枝	正中神経 (固有掌側指神経)
血　管	背側指動脈

手の少陽三焦経

井金穴

かんしょう

関衝

（TE1）

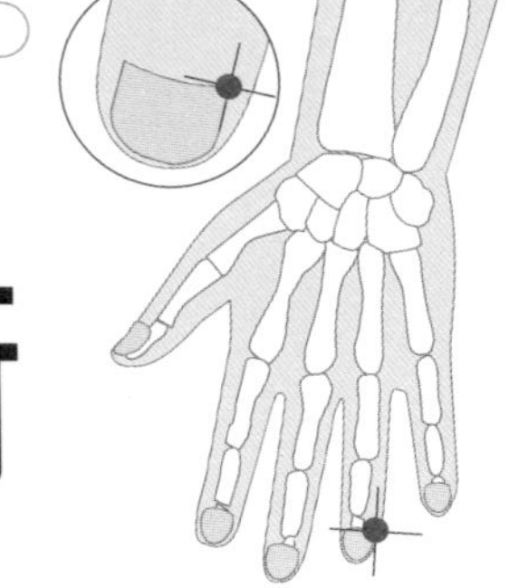

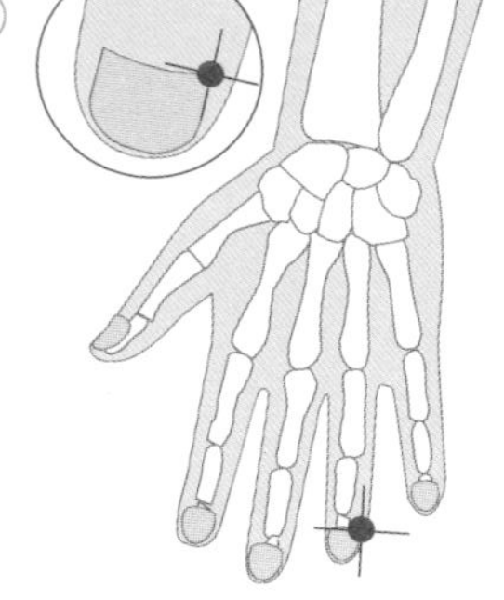

手の少陽三焦経

榮水穴

えきもん

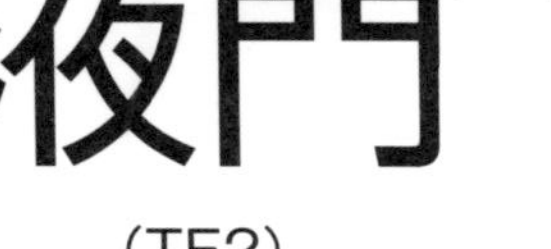

液門

（TE2）

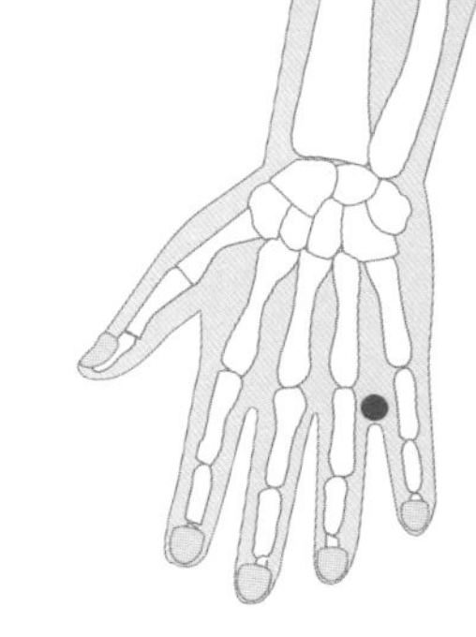

手の少陽三焦経

兪木穴

ちゅうしょ

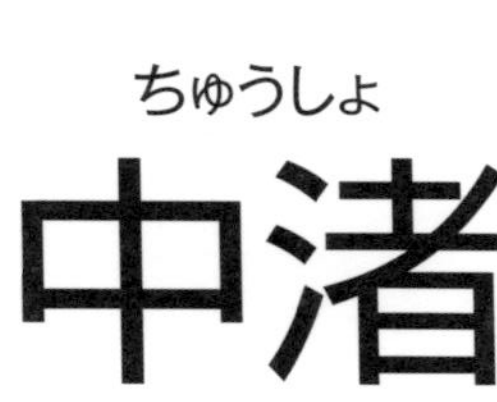

中渚

（TE3）

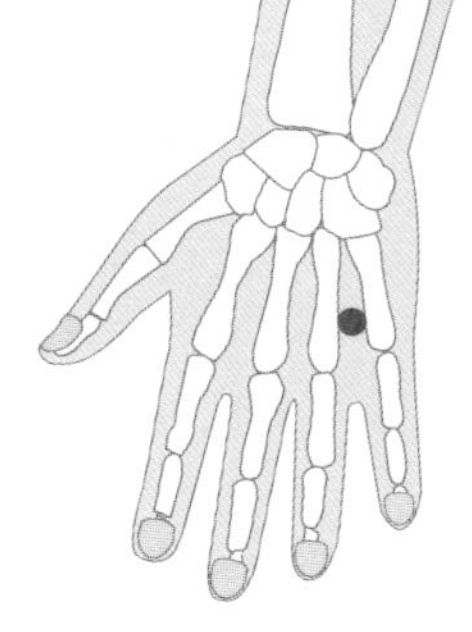

手の少陽三焦経

三焦の原穴

ようち

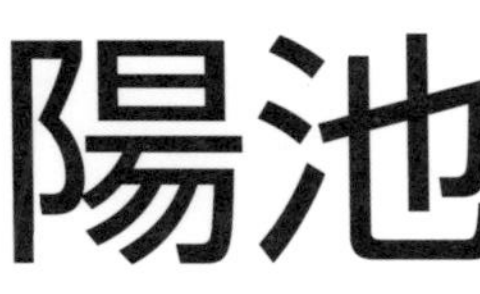

陽池

（TE4）

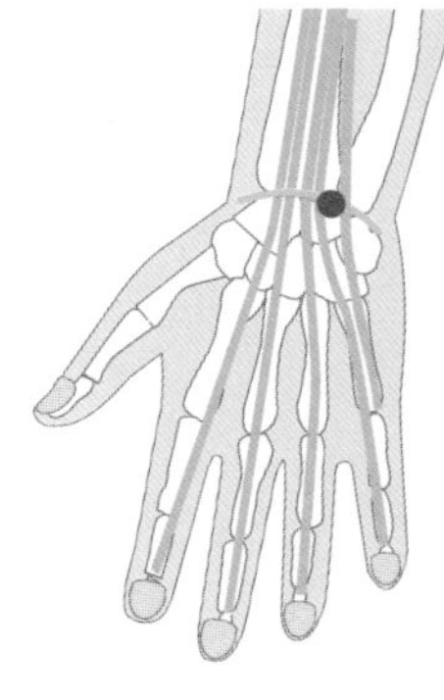

TE1

部　位	薬指、末節骨尺側、爪甲角から近位内方 1 分 (指寸)、爪甲尺側縁の垂線と爪甲基底部の水平線との交点。
取り方	薬指爪根部近位縁に引いた線と、内側縁に引いた線との交点に取る。
筋　肉	ー
筋　枝	ー
皮　枝	尺骨神経 (背側指神経)
血　管	背側指動脈

281

TE2

部　位	手背、薬指と小指の間、みずかきの近位陥凹部、赤白肉際。
取り方	手を握り、第 4･第 5 中手指節関節間の直下の陥凹部に取る。
筋　肉	第 4 背側骨間筋
筋　枝	尺骨神経
皮　枝	尺骨神経 (背側指神経)
血　管	背側指動脈

282

TE3

部　位	手背、第 4・第 5 中手骨間、第 4 中手指節関節の近位陥凹部。
取り方	手を握り、第 4 中手指節関節の上の内側陥凹中に取る。
筋　肉	第 4 背側骨間筋
筋　枝	尺骨神経
皮　枝	尺骨神経 (背側指神経)
血　管	背側指動脈

283

TE4

部　位	手関節後面、総指伸筋腱の尺側陥凹部、手関節背側横紋上。
取り方	手関節後面横紋のほぼ中央で、総指伸筋腱と小指伸筋腱との間の陥凹中に取る。＊第 4･第 5 中手骨間隙を擦上すると触れることができる。総指伸筋腱は抵抗に抗して手関節を伸展するとより触れやすい。＊陽渓（大腸経）、陽池、陽谷（小腸経）は手関節背側横紋上に並ぶ。＊陽池から肘頭までの長さを 1 尺 2 寸とする。
筋　肉	総指伸筋 (腱)、小指伸筋 (腱)
筋　枝	橈骨神経
皮　枝	後前腕皮神経、橈骨神経浅枝
血　管	背側手根動脈網

284

手の少陽三焦経

絡穴・八脈交会穴

がいかん

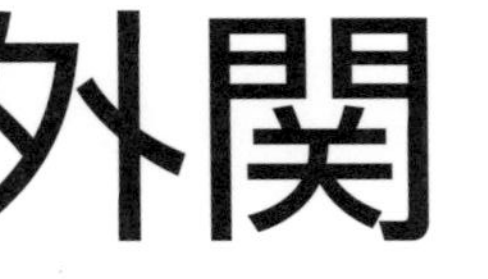

（TE5）

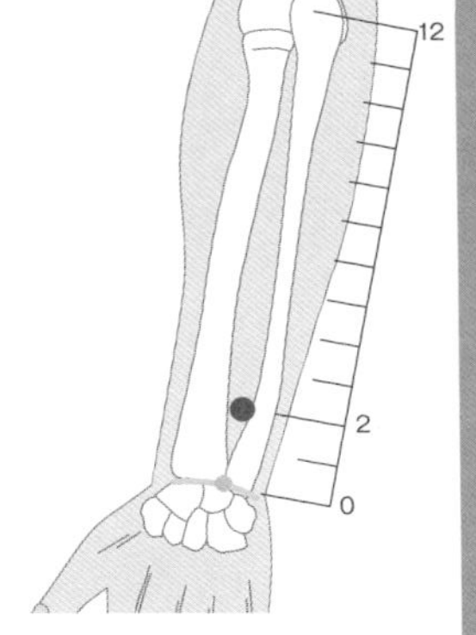

手の少陽三焦経

経火穴

しこう

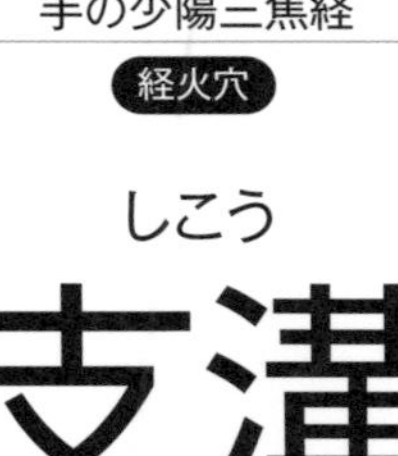

（TE6）

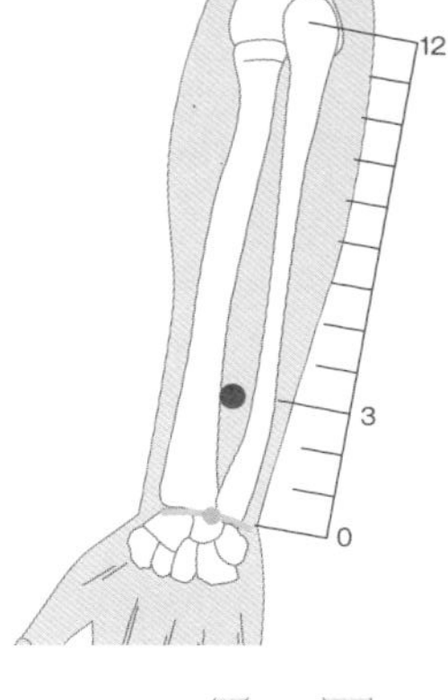

手の少陽三焦経

郄穴

えそう

会宗

（TE7）

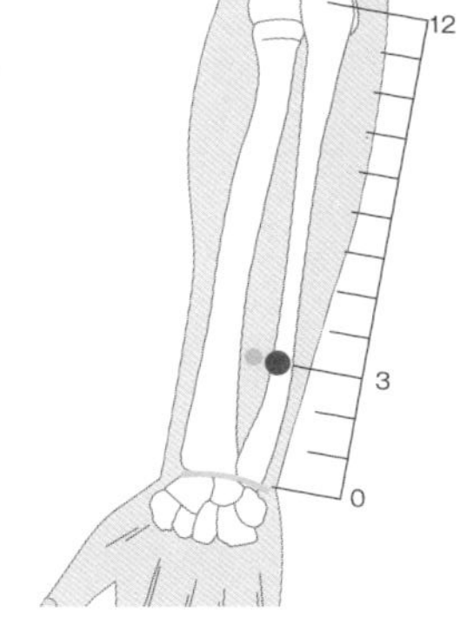

手の少陽三焦経

さんようらく

三陽絡

（TE8）

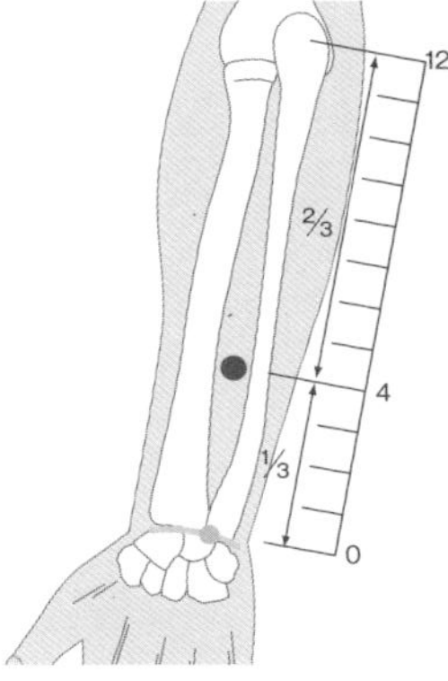

TE5

部　位	前腕後面、橈骨と尺骨の骨間の中点、手関節背側横紋の上方２寸。
取り方	陽池の上方２寸で、総指伸筋腱と小指伸筋腱との間に取る。＊外関に対応する前側の経穴は内関（心包経）である。
筋　肉	総指伸筋 (腱)、小指伸筋 (腱)
筋　枝	橈骨神経
皮　枝	後前腕皮神経
血　管	後骨間動脈

285

TE6

部　位	前腕後面、橈骨と尺骨の骨間の中点、手関節背側横紋の上方３寸。
取り方	陽池と肘頭とを結ぶ線を４等分し、陽池から４分の１のところに取る。
筋　肉	総指伸筋 (腱)、小指伸筋 (腱)
筋　枝	橈骨神経
皮　枝	後前腕皮神経
血　管	後骨間動脈

286

TE7

部　位	前腕後面、尺骨の橈側縁、手関節背側横紋の上方３寸。
取り方	支溝から小指伸筋腱を越えたところで、尺側手根伸筋との間に取る。
筋　肉	小指伸筋 (腱)、尺側手根伸筋 (腱)
筋　枝	橈骨神経
皮　枝	後前腕皮神経
血　管	後骨間動脈

287

TE8

部　位	前腕後面、橈骨と尺骨の骨間の中点、手関節背側横紋の上方４寸。
取り方	陽池と肘頭とを結ぶ線を３等分し、陽池から３分の１のところに取る。
筋　肉	総指伸筋 (腱)、小指伸筋 (腱)
筋　枝	橈骨神経
皮　枝	後前腕皮神経
血　管	後骨間動脈

288

手の少陽三焦経

しとく

四瀆

（TE9）

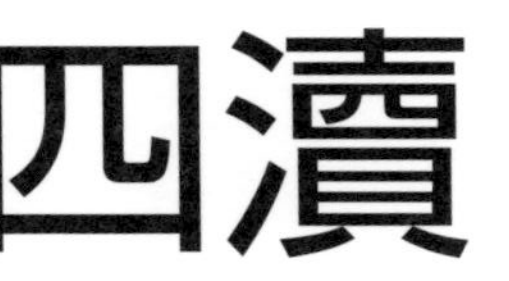

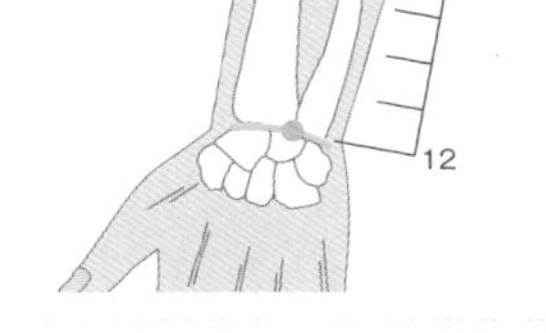

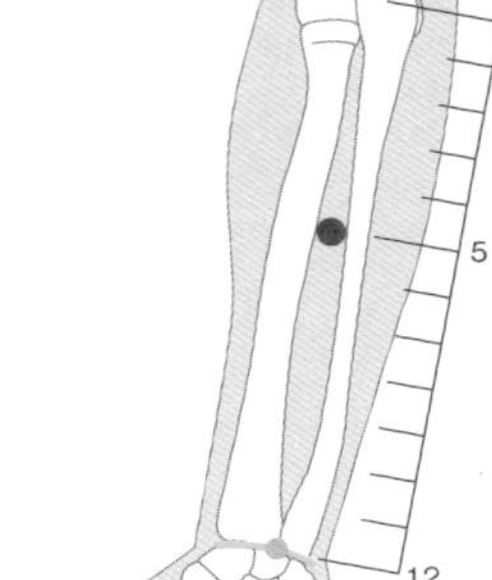

手の少陽三焦経

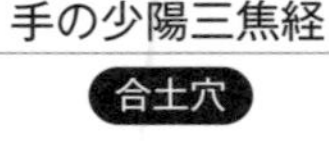

合土穴

てんせい

天井

（TE10）

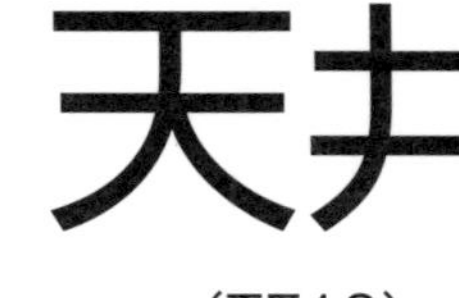

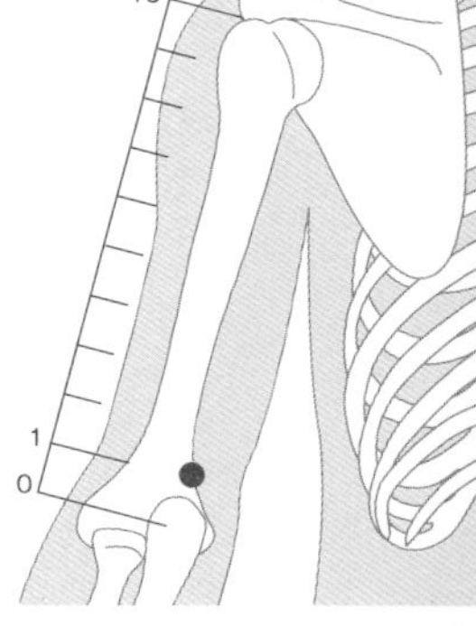

手の少陽三焦経

せいれいえん

清冷淵

（TE11）

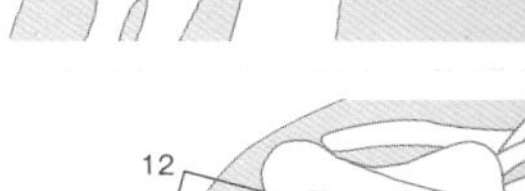

手の少陽三焦経

しょうれき

消濼

（TE12）

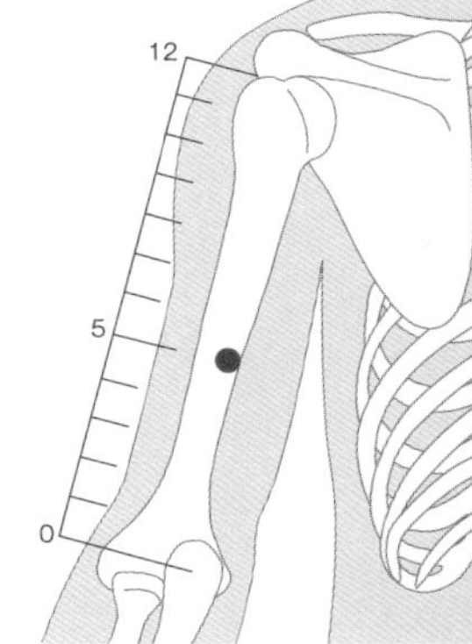

TE9

部　位	前腕後面、橈骨と尺骨の骨間の中点、肘頭の下方５寸。
取り方	陽池と肘頭とを結ぶ線の中点の上方１寸に取る。
筋　肉	総指伸筋 (腱)、小指伸筋 (腱)
筋　枝	橈骨神経
皮　枝	後前腕皮神経
血　管	後骨間動脈

289

TE10

部　位	肘後面、肘頭の上方１寸、陥凹部。
取り方	肘頭の上方１寸で、肘関節をやや屈曲したときにできる陥凹部（肘頭窩）に取る。＊便宜上、肘頭から肩峰角までの長さを、上肢を下垂したとき１尺２寸、肩関節を 90 度外転したとき１尺とする。肩峰角とは、肩甲棘の後縁を外側にたどるとき、肩峰外側縁への移行部に触れる、下方に突き出している角のことである。
筋　肉	上腕三頭筋の共通腱
筋　枝	橈骨神経
皮　枝	後上腕皮神経
血　管	中側副動脈 (上腕深動脈の枝)

290

TE11

部　位	上腕後面、肘頭と肩峰角を結ぶ線上、肘頭の上方２寸。
取り方	肘関節を伸展し、肘頭の上方２寸に取る。
筋　肉	上腕三頭筋の共通腱
筋　枝	橈骨神経
皮　枝	後上腕皮神経
血　管	中側副動脈 (上腕深動脈の枝)

291

TE12

部　位	上腕後面、肘頭と肩峰角を結ぶ線上、肘頭の上方５寸。
取り方	肘頭の上方５寸、上肢を下垂したとき肘頭と肩峰角とを結ぶ線の中点の下方１寸で、橈骨神経溝中に取る。
筋　肉	上腕三頭筋
筋　枝	橈骨神経
皮　枝	後上腕皮神経
血　管	中側副動脈 (上腕深動脈の枝)

292

手の少陽三焦経

じゅえ

臑会

（TE13）

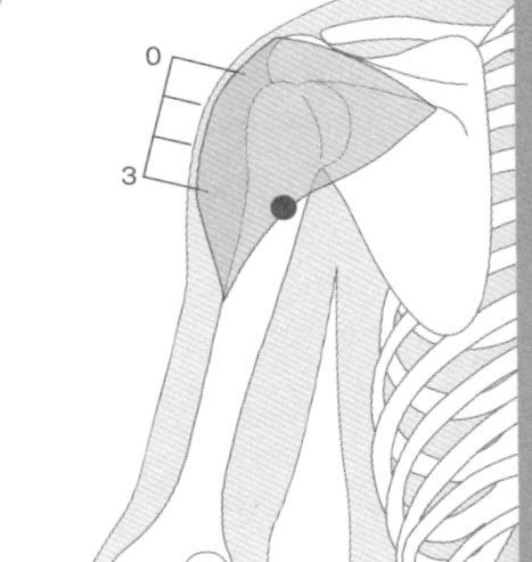

手の少陽三焦経

けんりょう

肩髎

（TE14）

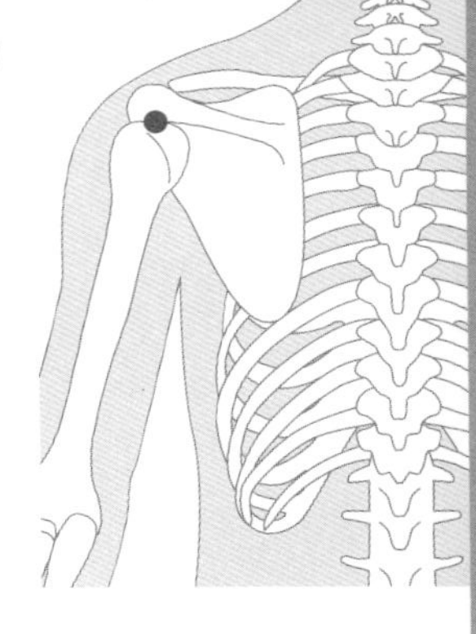

手の少陽三焦経

てんりょう

天髎

（TE15）

手の少陽三焦経

てんゆう

天牖

（TE16）

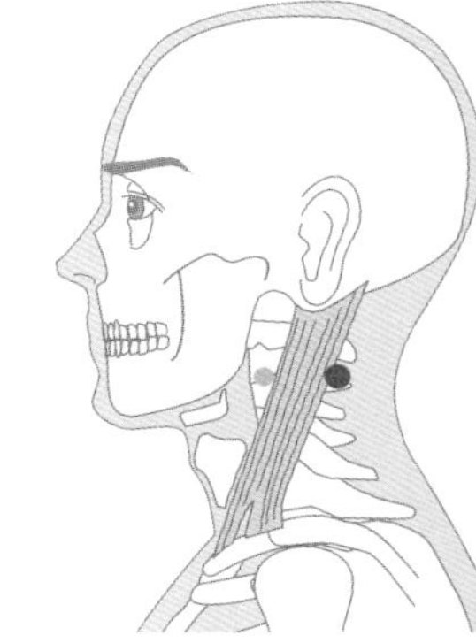

TE13

部　位	上腕後面、三角筋の後下縁、肩峰角の下方3寸。
取り方	肩峰角の下方3寸で、三角筋の後下縁に取る。
筋　肉	三角筋、上腕三頭筋
筋　枝	腋窩神経、橈骨神経
皮　枝	上外側上腕皮神経、後上腕皮神経
血　管	後上腕回旋動脈

293

TE14

部　位	肩周囲部、肩峰角と上腕骨大結節の間の陥凹部。
取り方	肩関節を90度外転したとき、肩峰の前後に現れる2つの陥凹部のうち、後ろの陥凹部に取る。
筋　肉	三角筋
筋　枝	腋窩神経
皮　枝	鎖骨上神経
血　管	後上腕回旋動脈

294

TE15

部　位	肩甲部、肩甲骨上角の上方陥凹部。
取り方	肩井（胆経）と曲垣（小腸経）との中点で、肩甲骨上角の上方に取る。
筋　肉	僧帽筋
筋　枝	副神経、頸神経叢の枝
皮　枝	鎖骨上神経
血　管	頸横動脈浅枝

295

TE16

部　位	前頸部、下顎角と同じ高さ、胸鎖乳突筋後方の陥凹部。
取り方	下顎角の後方で、胸鎖乳突筋の後方に取る。 ＊胸鎖乳突筋をはさんで、天容（小腸経）と相対するところにあたる。
筋　肉	胸鎖乳突筋、頭板状筋
筋　枝	副神経、頸神経叢の枝、脊髄神経後枝
皮　枝	小後頭神経
血　管	浅頸動脈

296

手の少陽三焦経

えいふう

翳風

（TE17）

手の少陽三焦経

けいみゃく

瘈脈

（TE18）

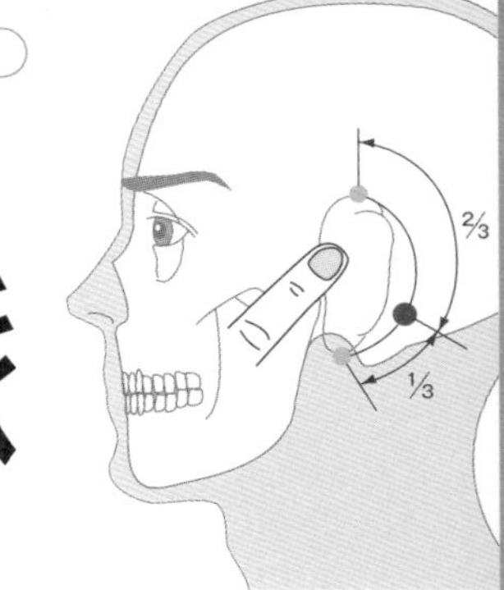

手の少陽三焦経

ろそく

顱息

（TE19）

手の少陽三焦経

かくそん

角孫

（TE20）

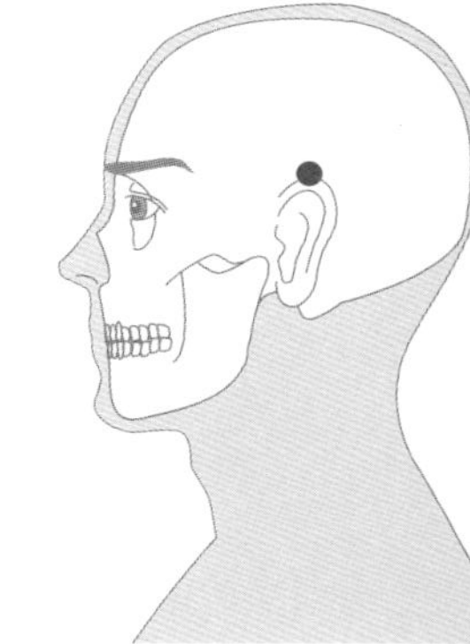

TE17

部　位	前頸部、耳垂後方、乳様突起下端前方の陥凹部。
取り方	天容（小腸経）の上方で、乳様突起下端と下顎枝との間の陥凹中に取る。
筋　肉	顎二腹筋後腹
筋　枝	顔面神経 (顎二腹筋枝)
皮　枝	大耳介神経
血　管	後耳介動脈

297

TE18

部　位	頭部、乳様突起の中央、翳風と角孫を結ぶ (耳の輪郭に沿った) 曲線上、翳風から３分の１。
取り方	翳風から角孫に至る円弧上で、翳風から３分の１のところに取る。＊耳介を隔てて外耳孔と相対するところにあたる。
筋　肉	後耳介筋
筋　枝	顔面神経 (後耳介神経)
皮　枝	大耳介神経
血　管	後耳介動脈

298

TE19

部　位	頭部、翳風と角孫を結ぶ (耳の輪郭に沿った) 曲線上で、翳風から３分の２。
取り方	翳風から角孫に至る円弧上で、角孫から３分の１のところに取る。
筋　肉	―
筋　枝	―
皮　枝	大耳介神経
血　管	後耳介動脈

299

TE20

部　位	頭部、耳尖のあたるところ。
取り方	耳を前方に折り曲げて、耳尖が頭に触れるところに取る。
筋　肉	上耳介筋、側頭筋
筋　枝	顔面神経 (後耳介神経・側頭枝)、下顎神経 (三叉神経第３枝)
皮　枝	下顎神経 (三叉神経第３枝)
血　管	浅側頭動脈の枝

300

手の少陽三焦経

じもん

耳門

（TE21）

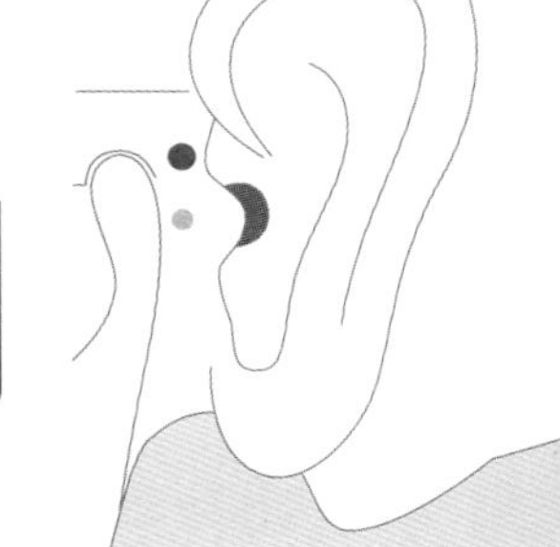

手の少陽三焦経

わりょう

和髎

（TE22）

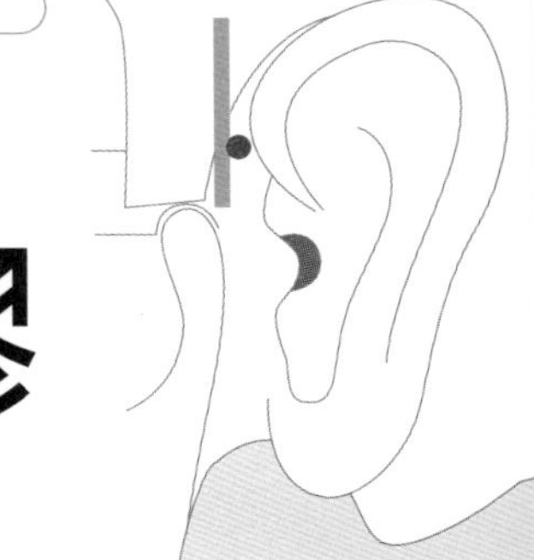

手の少陽三焦経

しちくくう

糸竹空

（TE23）

TE21

部　位	顔面部、耳珠上の切痕と下顎骨の関節突起の間、陥凹部。
取り方	耳珠の前上方で頬骨弓の後端に取る。 ＊聴宮（小腸経）の直上にあたる。
筋　肉	―
筋　枝	―
皮　枝	下顎神経（三叉神経第３枝）
血　管	浅側頭動脈

301

TE22

部　位	頭部、もみあげの後方、耳介の付け根の前方、浅側頭動脈の後方。
取り方	頬骨弓後端の上方で、浅側頭動脈拍動部の後方に取る。
筋　肉	前耳介筋
筋　枝	顔面神経（側頭枝）
皮　枝	下顎神経（三叉神経第３枝）
血　管	浅側頭動脈

302

TE23

部　位	頭部、眉毛外端の陥凹部。
取り方	眉毛の外端で、骨のくぼんだところに取る。 ＊瞳子髎（胆経）の直上にある。
筋　肉	眼輪筋
筋　枝	顔面神経（側頭枝・頬骨枝）
皮　枝	眼神経（三叉神経第１枝）、上顎神経（三叉神経第２枝）
血　管	浅側頭動脈

303

足の少陽胆経

どうしりょう

瞳子髎

（GB1）

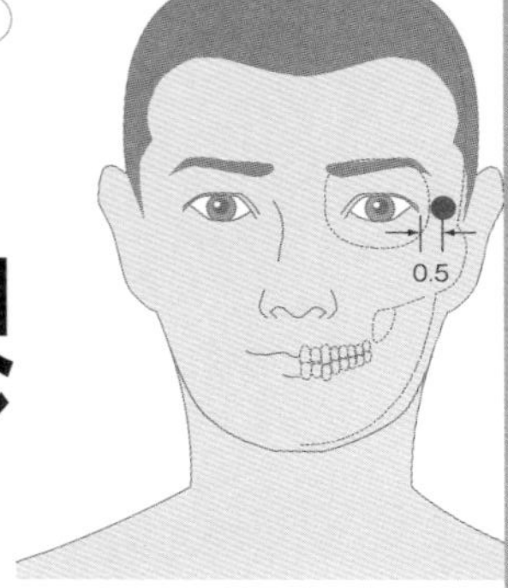

足の少陽胆経

ちょうえ

聴会

（GB2）

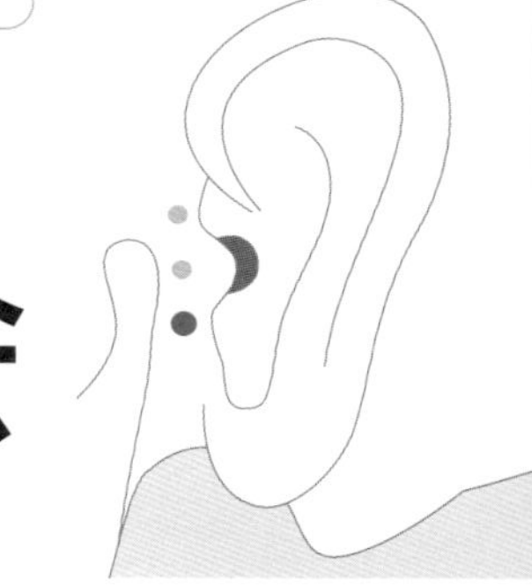

足の少陽胆経

じょうかん

上関

（GB3）

別名:客主人（きゃくしゅじん）

½ ½

足の少陽胆経

がんえん

頷厭

（GB4）

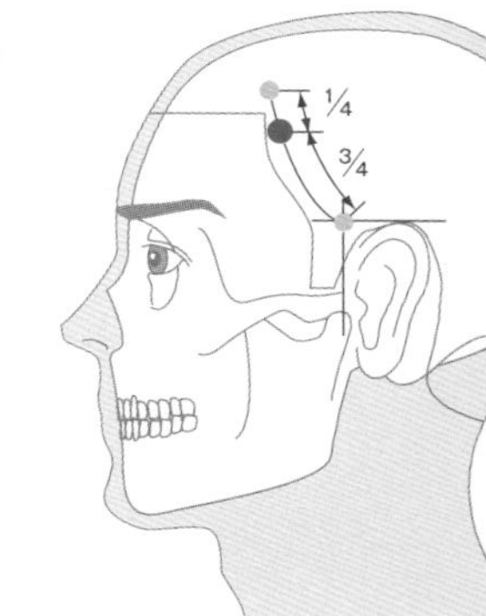

GB1

部　位	頭部、外眼角の外方５分、陥凹部。
取り方	外眼角の外方５分で、骨の少しくぼんだところに取る。
筋　肉	眼輪筋
筋　枝	顔面神経 (側頭枝・頬骨枝)
皮　枝	上顎神経 (三叉神経第２枝)
血　管	浅側頭動脈の枝

304

GB2

部　位	顔面部、珠間切痕と下顎骨関節突起の間、陥凹部。
取り方	珠間切痕の直前陥凹中で、口を開くと深くくぼむところに取る。 ＊聴宮（小腸経）の直下にあたる。
筋　肉	―
筋　枝	―
皮　枝	下顎神経 (三叉神経第３枝)
血　管	浅側頭動脈

305

GB3

部　位	頭部、頬骨弓中央の上際陥凹部。
取り方	頬骨弓中央の上際に取る。 ＊頬骨弓をはさんで、下関（胃経）の直上にあたる。
筋　肉	側頭筋
筋　枝	下顎神経 (深側頭神経)
皮　枝	下顎神経 (三叉神経第３枝)
血　管	浅側頭動脈の枝

306

GB4

部　位	頭部、頭維と曲鬢を結ぶ (側頭の髪際に沿った) 曲線上、頭維から４分の１。
取り方	側頭髪際にほぼ並行して、頭維（胃経）から曲鬢までをなだらかに結ぶ曲線上で、頭維から４分の１のところに取る。
筋　肉	側頭頭頂筋、側頭筋
筋　枝	顔面神経 (側頭枝)、下顎神経 (深側頭神経)
皮　枝	下顎神経 (三叉神経第３枝)
血　管	浅側頭動脈 (前頭枝)

307

足の少陽胆経

けんろ

懸顱

（GB5）

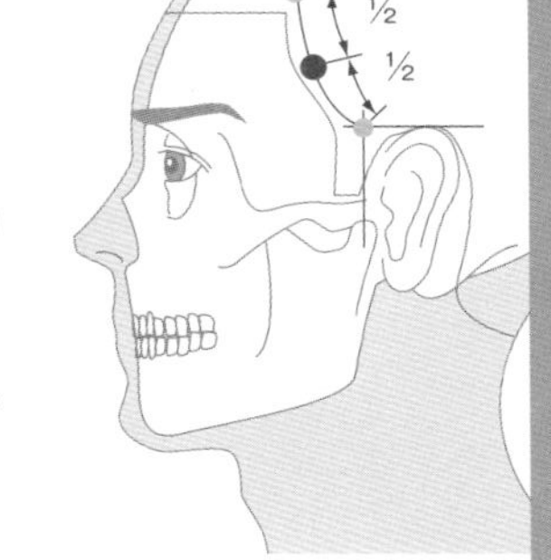

足の少陽胆経

けんり

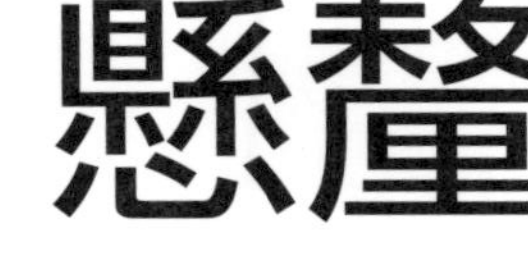

懸釐

（GB6）

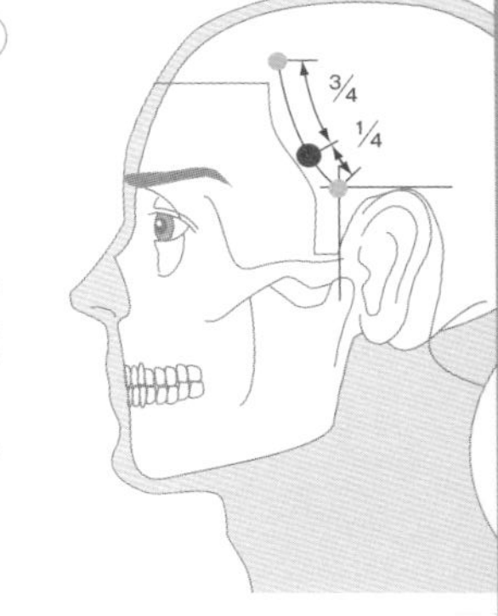

足の少陽胆経

きょくびん

曲鬢

（GB7）

足の少陽胆経

そっこく

率谷

（GB8）

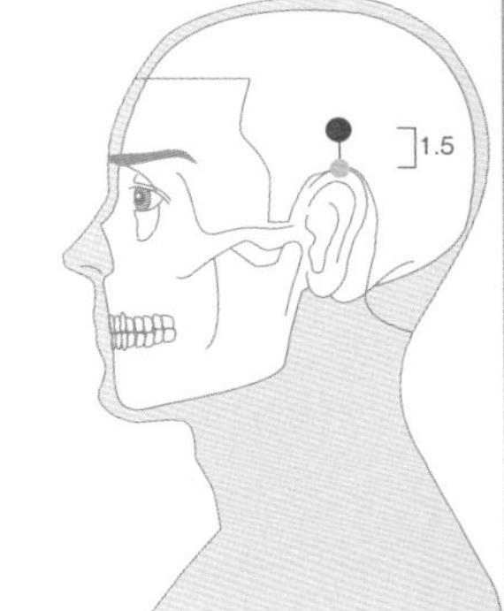

GB5

部　位	頭部、頭維と曲鬢を結ぶ(側頭の髪際に沿った)曲線上の中点。
取り方	側頭髪際にほぼ並行して、頭維（胃経）から曲鬢までをなだらかに結ぶ曲線の中点に取る。
筋　肉	側頭頭頂筋、側頭筋
筋　枝	顔面神経(側頭枝)、下顎神経(深側頭神経)
皮　枝	下顎神経(三叉神経第３枝)
血　管	浅側頭動脈(前頭枝)

308

GB6

部　位	頭部、頭維と曲鬢を結ぶ(側頭の髪際に沿った)曲線上、頭維から４分の３。
取り方	側頭髪際にほぼ並行して、頭維（胃経）から曲鬢までをなだらかに結ぶ曲線上で、曲鬢から４分の１のところに取る。
筋　肉	側頭頭頂筋、側頭筋
筋　枝	顔面神経(側頭枝)、下顎神経(深側頭神経)
皮　枝	下顎神経(三叉神経第３枝)
血　管	浅側頭動脈(前頭枝)

309

GB7

部　位	頭部、もみあげ後縁の垂線と耳尖の水平線の交点。
取り方	もみあげ後縁の上方で、耳尖の高さに取る。
筋　肉	側頭頭頂筋、側頭筋
筋　枝	顔面神経(側頭枝)、下顎神経(深側頭神経)
皮　枝	下顎神経(三叉神経第３枝)
血　管	浅側頭動脈

310

GB8

部　位	頭部、耳尖の直上、髪際の上方１寸５分。
取り方	角孫（三焦経）の上方１寸５分に取る。
筋　肉	側頭頭頂筋、側頭筋
筋　枝	顔面神経(側頭枝)、下顎神経(深側頭神経)
皮　枝	下顎神経(三叉神経第３枝)、小後頭神経
血　管	浅側頭動脈の枝

311

足の少陽胆経

てんしょう

天衝

（GB9）

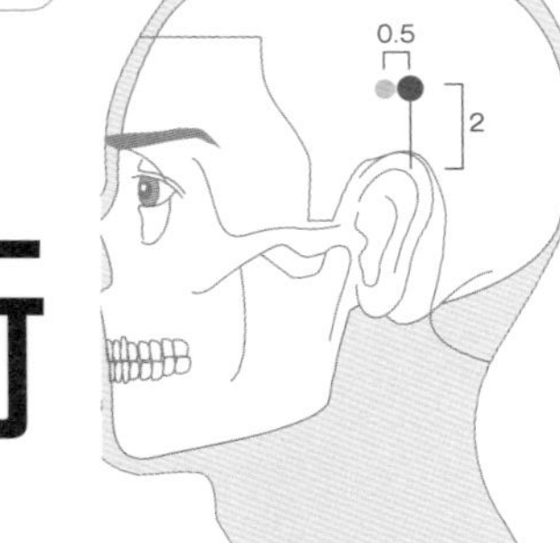

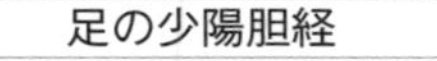

足の少陽胆経

ふはく

浮白

（GB10）

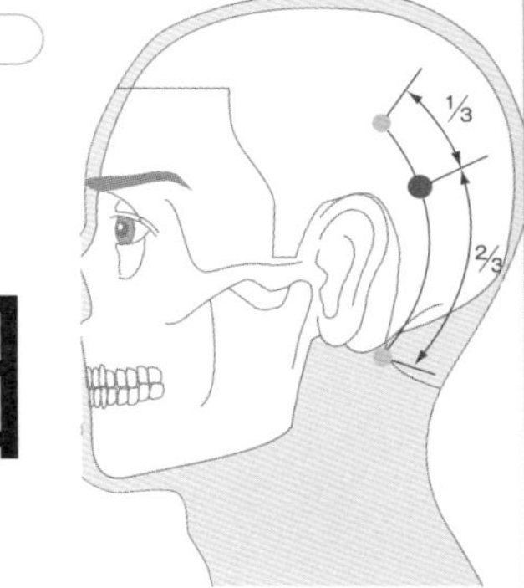

足の少陽胆経

あたまきょういん

頭竅陰

（GB11）

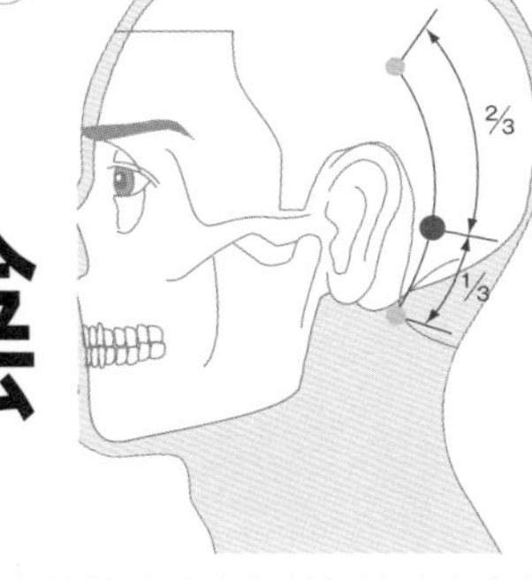

足の少陽胆経

かんこつ

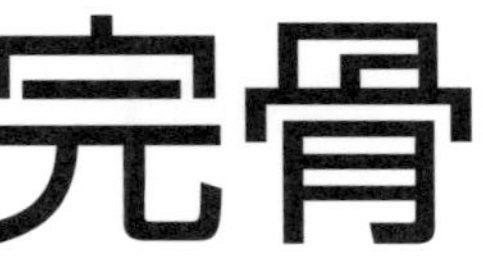

完骨

（GB12）

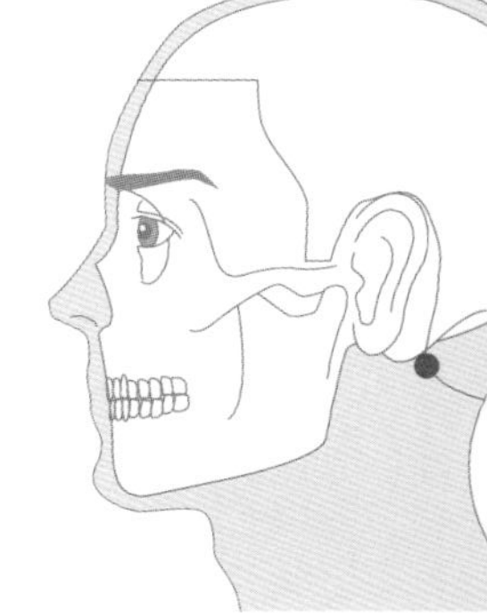

GB9

部　位	頭部、耳介の付け根の後縁の直上、髪際の上方２寸。
取り方	率谷の後方５分に取る。
筋　肉	側頭頭頂筋、側頭筋
筋　枝	顔面神経（側頭枝）、下顎神経（深側頭神経）
皮　枝	小後頭神経
血　管	浅側頭動脈の枝

312

GB10

部　位	頭部、乳様突起の後上方、天衝と完骨を結ぶ（耳の輪郭に沿った）曲線上、天衝から３分の１。
取り方	耳尖直後の髪際の後方１寸に取る。
筋　肉	後頭筋、側頭筋
筋　枝	顔面神経（後頭枝）、下顎神経（深側頭神経）
皮　枝	小後頭神経
血　管	後耳介動脈

313

GB11

部　位	頭部、乳様突起の後上方、天衝と完骨を結ぶ（耳の輪郭に沿った）曲線上、天衝から３分の２。
取り方	乳様突起の後上方で、完骨から天衝に向かって約３分の１のところに取る。
筋　肉	後頭筋
筋　枝	顔面神経（後頭枝）
皮　枝	小後頭神経
血　管	後耳介動脈

314

GB12

部　位	前頸部、乳様突起の後下方、陥凹部。
取り方	乳様突起の後下方陥凹中に取る。
筋　肉	胸鎖乳突筋、頭板状筋
筋　枝	副神経、頸神経叢の枝、脊髄神経後枝
皮　枝	小後頭神経
血　管	後頭動脈

315

足の少陽胆経

ほんじん

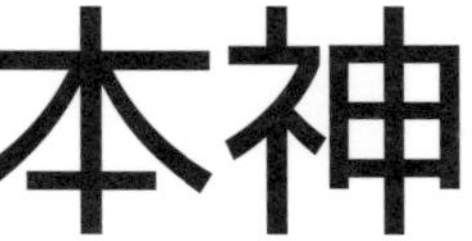

本神

(GB13)

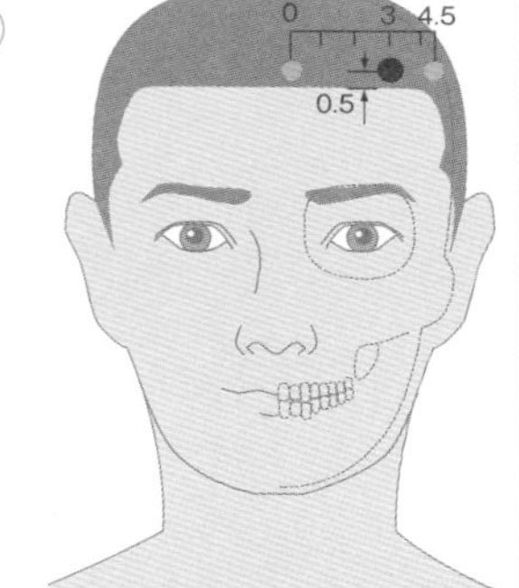

足の少陽胆経

ようはく

陽白

(GB14)

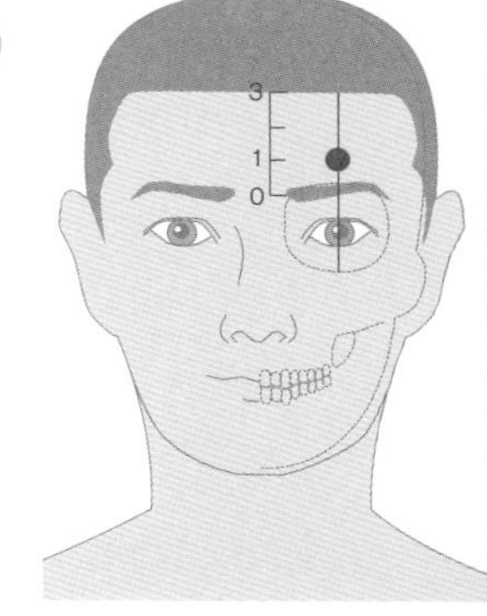

足の少陽胆経

あたまりんきゅう

頭臨泣

(GB15)

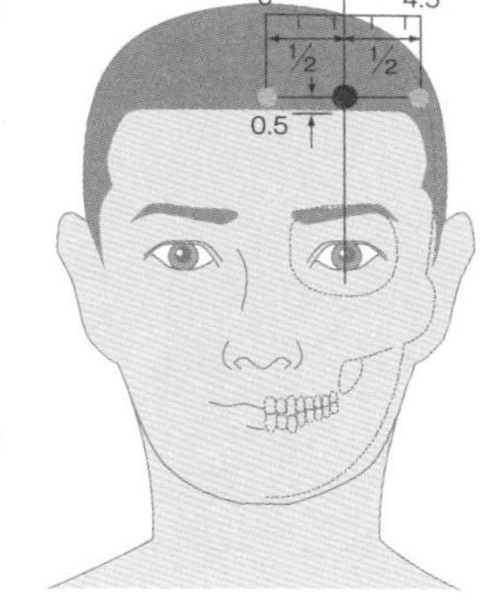

足の少陽胆経

もくそう

目窓

(GB16)

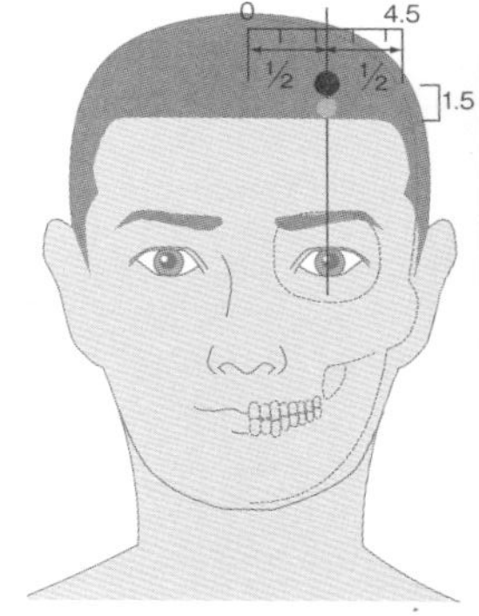

GB13

部　位	頭部、前髪際の後方５分、前正中線の外方３寸。
取り方	神庭（督脈）と頭維（胃経）とを結ぶ線を３等分し、頭維から３分の１のところに取る。
筋　肉	前頭筋
筋　枝	顔面神経 (側頭枝)
皮　枝	眼神経 (三叉神経第１枝)
血　管	眼窩上動脈

316

GB14

部　位	頭部、眉の上方１寸、瞳孔線上。
取り方	眉毛中央の上方１寸、瞳孔を通る垂直線上で骨の陥凹部に取る。
筋　肉	前頭筋
筋　枝	顔面神経 (側頭枝)
皮　枝	眼神経 (三叉神経第１枝)
血　管	眼窩上動脈

317

GB15

部　位	頭部、前髪際から入ること５分、瞳孔線上。
取り方	神庭（督脈）と頭維（胃経）とを結ぶ線の中点に取る。＊瞳孔の直上にあたる。＊前髪際の後方５分には前正中線から、神庭（督脈）、眉衝（膀胱経）、曲差（膀胱経）、頭臨泣、本神、頭維（胃経）が並ぶ
筋　肉	前頭筋
筋　枝	顔面神経 (側頭枝)
皮　枝	眼神経 (三叉神経第１枝)
血　管	眼窩上動脈

318

GB16

部　位	頭部、前髪際から入ること１寸５分、瞳孔線上。
取り方	頭臨泣の後方１寸に取る。
筋　肉	帽状腱膜
筋　枝	ー
皮　枝	眼神経 (三叉神経第１枝)
血　管	眼窩上動脈、浅側頭動脈 (前頭枝)

319

足の少陽胆経

しょうえい

正営

（GB17）

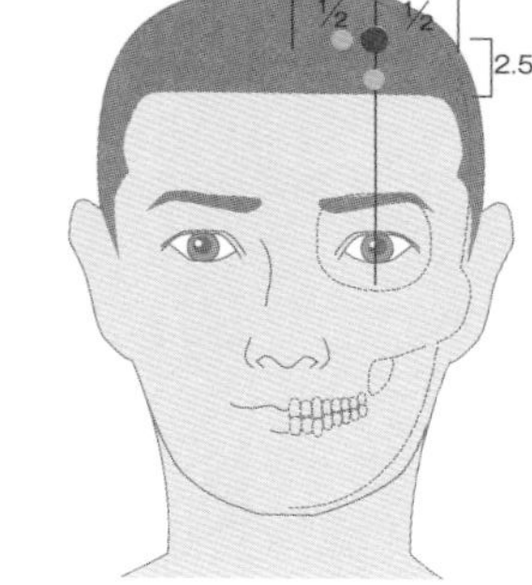

足の少陽胆経

しょうれい

承霊

（GB18）

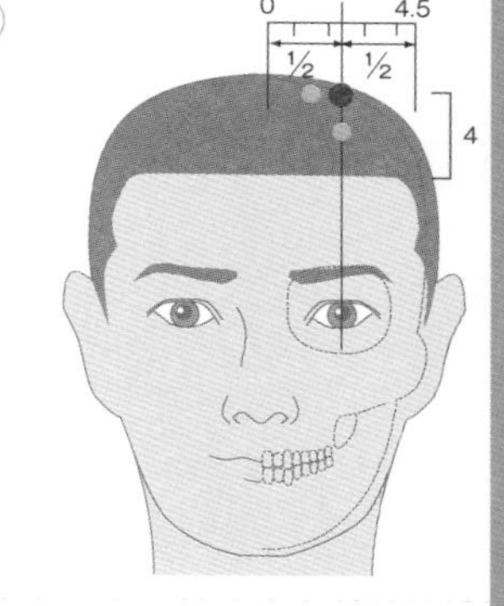

足の少陽胆経

のうくう

脳空

（GB19）

足の少陽胆経

ふうち

風池

（GB20）

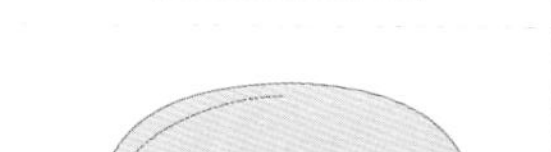

GB17

部　位	頭部、前髪際から入ること２寸５分、瞳孔線上。
取り方	承光（膀胱経）の外方で、頭臨泣の後方２寸に取る。
筋　肉	帽状腱膜
筋　枝	―
皮　枝	眼神経（三叉神経第１枝）
血　管	眼窩上動脈、浅側頭動脈（前頭枝）

320

GB18

部　位	頭部、前髪際から入ること４寸、瞳孔線上。
取り方	通天（膀胱経）の外方で、正営の後方１寸５分に取る。
筋　肉	帽状腱膜
筋　枝	―
皮　枝	眼神経（三叉神経第１枝）、大後頭神経
血　管	眼窩上動脈、浅側頭動脈（前頭枝）、後頭動脈

321

GB19

部　位	頭部、外後頭隆起上縁と同じ高さ、風池の直上。
取り方	上項線と風池を通る垂線との交点に取る。 ＊脳戸（督脈）、玉枕（膀胱経）と同じ高さにある。
筋　肉	後頭筋
筋　枝	顔面神経（後頭枝）
皮　枝	大後頭神経
血　管	後頭動脈

322

GB20

部　位	前頭部、後頭骨の下方、胸鎖乳突筋と僧帽筋の起始部の間、陥凹部。
取り方	風府（督脈）の外方で、僧帽筋と胸鎖乳突筋との間の陥凹中に取る。
筋　肉	胸鎖乳突筋、僧帽筋、頭板状筋、頭半棘筋
筋　枝	副神経、頸神経叢の枝、脊髄神経後枝
皮　枝	頸神経後枝
血　管	後頭動脈
その他	深部に椎骨動脈が通る

323

足の少陽胆経

けんせい

肩井

（GB21）

足の少陽胆経

ちょうきん

輒筋

（GB23）

足の少陽胆経

えんえき

淵腋

（GB22）

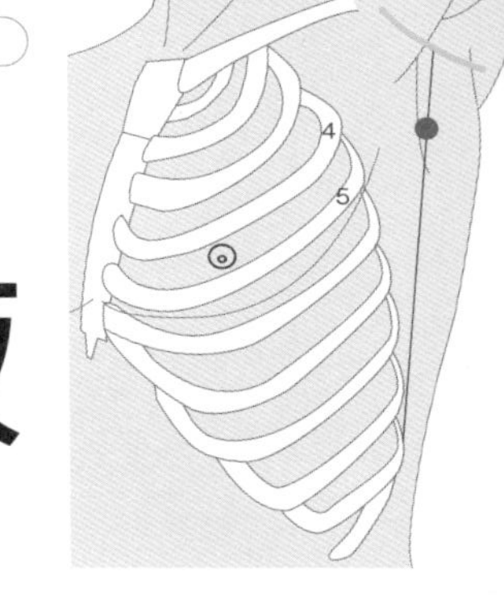

足の少陽胆経

胆の募穴

じつげつ

日月

（GB24）

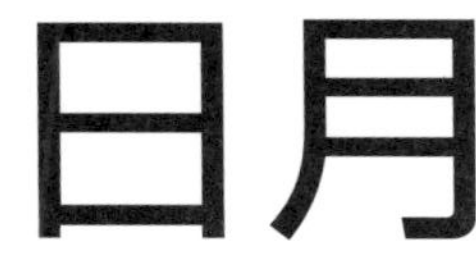

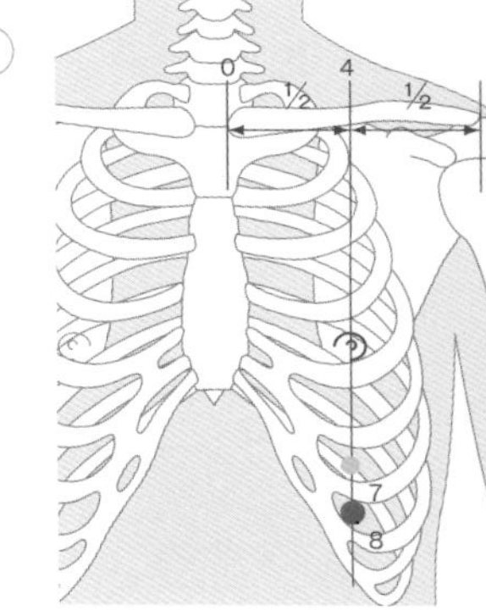

GB21

部　位	後頸部、第７頸椎棘突起と肩峰外縁を結ぶ線上の中点。
取り方	第７頸椎棘突起と肩峰外縁中央との中点に取る。 ＊天髎（三焦経）の上方にあたる。
筋　肉	僧帽筋
筋　枝	副神経、頸神経叢の枝
皮　枝	鎖骨上神経
血　管	頸横動脈

324

GB22

部　位	側胸部、第４肋間、中腋窩線上。
取り方	腋窩中央の下方で第４肋間に取る。
筋　肉	前鋸筋、肋間筋
筋　枝	長胸神経、肋間神経
皮　枝	肋間神経（外側皮枝）
血　管	外側胸動脈、胸背動脈、肋間動脈

325

GB23

部　位	側胸部、第４肋間、中腋窩線の前方１寸。
取り方	淵腋の前方１寸で、天渓（脾経）との中点に取る。
筋　肉	前鋸筋、肋間筋
筋　枝	長胸神経、肋間神経
皮　枝	肋間神経（外側皮枝）
血　管	外側胸動脈、胸背動脈、肋間動脈

326

GB24

部　位	前胸部、第７肋間、前正中線の外方４寸。
取り方	乳頭中央の下方で、乳根（胃経）の２肋間下に取る。＊女性では、鎖骨中線と第７肋間との交点に取る。
筋　肉	大胸筋
筋　枝	内側・外側胸筋神経
皮　枝	肋間神経（前皮枝・外側皮枝）
血　管	肋間動脈

327

足の少陽胆経

腎の募穴

けいもん

京門

（GB25）

足の少陽胆経

たいみゃく

帯脈

（GB26）

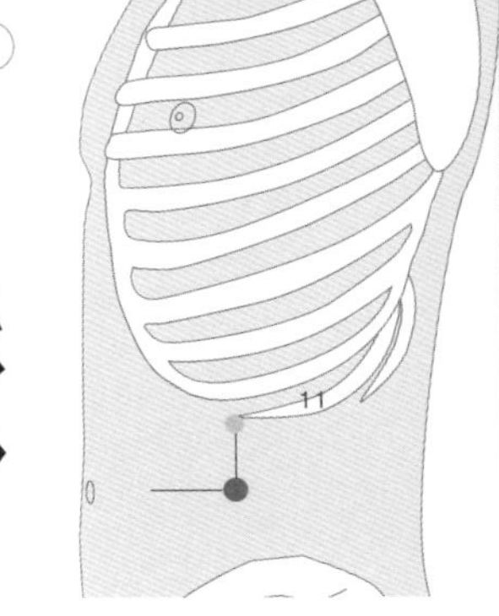

足の少陽胆経

ごすう

五枢

（GB27）

足の少陽胆経

いどう

維道

（GB28）

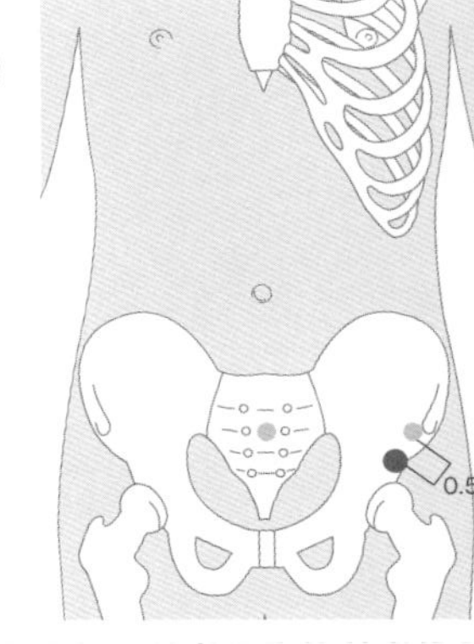

GB25

部　位	側腹部、第 12 肋骨端下縁。
取り方	側臥して、第１２肋骨下縁を脊柱側から押していくと前端に触れ、その下縁に取る。
筋　肉	広背筋、外腹斜筋、内腹斜筋
筋　枝	胸背神経、肋間神経、腸骨下腹神経、腸骨鼡径神経
皮　枝	肋間神経 (外側皮枝)
血　管	肋間動脈

328

GB26

部　位	側腹部、第 11 肋骨端下方、臍中央と同じ高さ。
取り方	臍の中央を通る水平線と、第１１肋骨端を通る垂線との交点に取る。
筋　肉	外腹斜筋、内腹斜筋
筋　枝	肋間神経、腸骨下腹神経
皮　枝	肋間神経 (外側皮枝)
血　管	肋間動脈

329

GB27

部　位	下腹部、臍中央の下方３寸、上前腸骨棘の内方。
取り方	関元（任脈）の外方で、帯脈の前下方、上前腸骨棘の内方に取る。
筋　肉	外腹斜筋、内腹斜筋
筋　枝	肋間神経、腸骨下腹神経
皮　枝	腸骨下腹神経 (外側皮枝)
血　管	浅・深腸骨回旋動脈

330

GB28

部　位	下腹部、上前腸骨棘の内下方５分。
取り方	五枢の内下方５分に取る。
筋　肉	外腹斜筋、内腹斜筋
筋　枝	肋間神経、腸骨下腹神経
皮　枝	腸骨下腹神経 (外側皮枝)
血　管	浅・深腸骨回旋動脈

331

足の少陽胆経

きょりょう

居髎

（GB29）

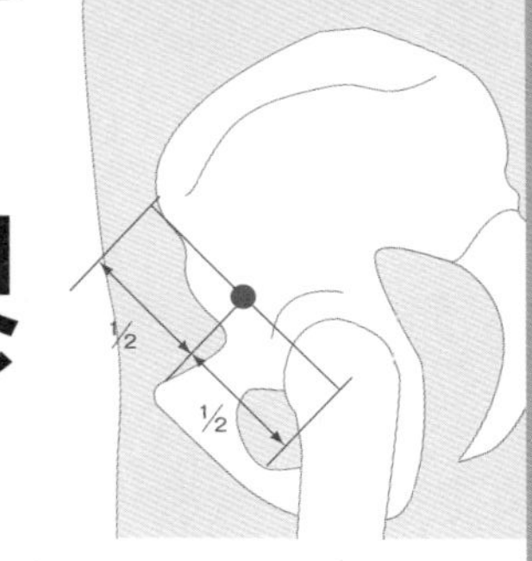

足の少陽胆経

かんちょう

環跳

（GB30）

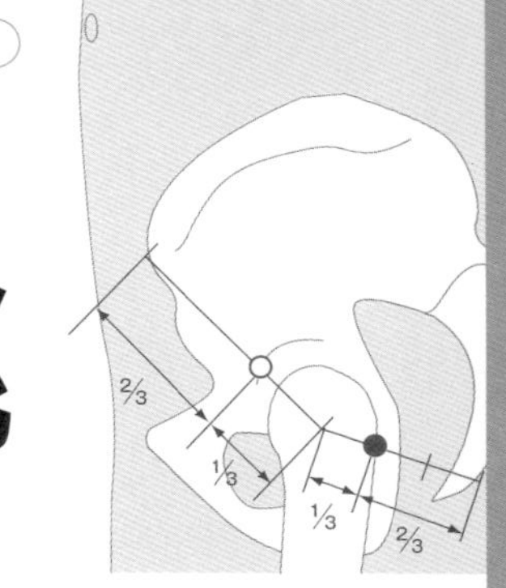

足の少陽胆経

ふうし

風市

（GB31）

足の少陽胆経

ちゅうとく

中瀆

（GB32）

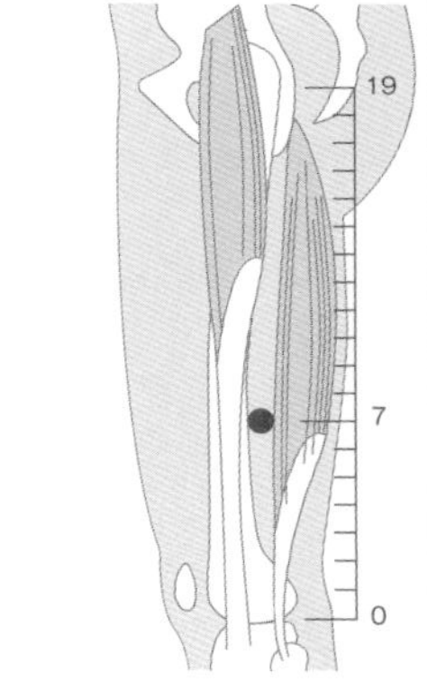

GB29

部　位	殿部、上前腸骨棘と大転子頂点の中点。
取り方	維道の外下方で、上前腸骨棘と大転子の頂点との中点に取る。
筋　肉	大腿筋膜張筋、中殿筋
筋　枝	上殿神経
皮　枝	上殿皮神経、腸骨下腹神経 (外側皮枝)
血　管	外側大腿回旋動脈 (上行枝)、上殿動脈

332

GB30

部　位	殿部、大転子の頂点と仙骨裂孔を結ぶ線上、大転子頂点から３分の１。 （別説：大腿部、大転子の頂点と上前腸骨棘の間、大転子頂点から３分の１）
取り方	仙骨裂孔（督脈の腰兪）と大転子の頂点とを結ぶ線を３等分し、大転子の頂点から３分の１のところに取る。（別説：上前腸骨棘と大転子の頂点とを結ぶ線を３等分し、大転子の頂点から３分の１のところに取る。）＊環跳は、側臥し、股関節を屈曲すると取穴しやすい。
筋　肉	大殿筋
筋　枝	下殿神経
皮　枝	上殿皮神経、下殿皮神経
血　管	上殿動脈、下殿動脈

333

GB31

部　位	大腿部外側、直立して腕を下垂し、手掌を大腿部に付けたとき、中指の先端があたる腸脛靭帯の後方陥凹部。
取り方	直立して上肢を下垂したとき、大腿外側に中指頭があたるところで、腸脛靭帯と大腿二頭筋との間に取る。
筋　肉	腸脛靭帯、大腿二頭筋長頭・短頭、外側広筋
筋　枝	脛骨神経、総腓骨神経、大腿神経
皮　枝	外側大腿皮神経
血　管	外側大腿回旋動脈 (下行枝)

334

GB32

部　位	大腿部外側、腸脛靭帯の後方で、膝窩横紋の上方７寸。
取り方	膝窩横紋の上方７寸で、腸脛靭帯と大腿二頭筋との間に取る。＊大転子から膝窩中央までの長さを１尺９寸とする。
筋　肉	腸脛靭帯、大腿二頭筋長頭・短頭、外側広筋
筋　枝	脛骨神経、総腓骨神経、大腿神経
皮　枝	外側大腿皮神経
血　管	外側大腿回旋動脈 (下行枝)

335

足の少陽胆経

ひざようかん

膝陽関

（GB33）

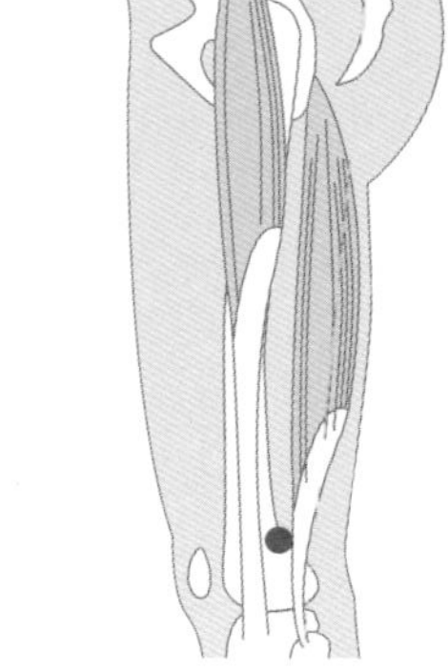

足の少陽胆経

合土穴・八会穴の筋会・胆の下合穴

ようりょうせん

陽陵泉

（GB34）

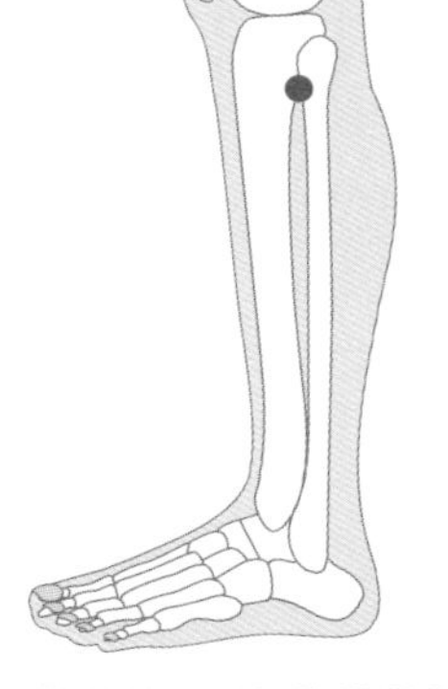

足の少陽胆経

陽維脈の郄穴

ようこう

陽交

（GB35）

16

7

0

足の少陽胆経

郄穴

がいきゅう

外丘

（GB36）

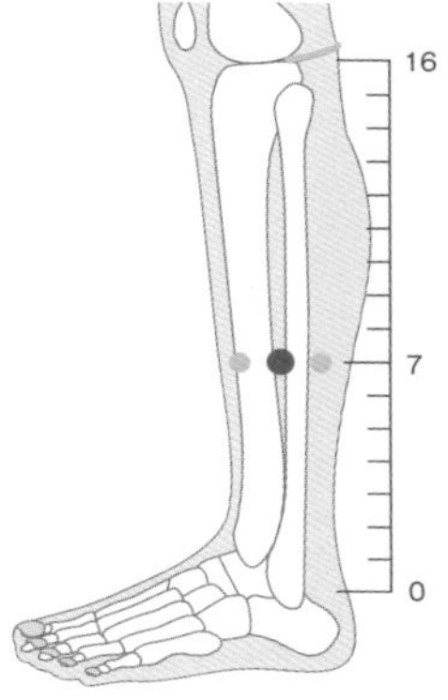

GB33

部　位	膝外側、大腿二頭筋腱と腸脛靭帯の間の陥凹部、大腿骨外側上顆の後上縁。
取り方	中瀆から腸脛靭帯後縁に沿って下がると大腿骨外側上顆に触れ、その後上縁に取る。
筋　肉	腸脛靭帯、大腿二頭筋長頭（腱）、大腿二頭筋短頭（腱）
筋　枝	脛骨神経、総腓骨神経
皮　枝	外側大腿皮神経
血　管	外側上膝動脈

336

GB34

部　位	下腿外側、腓骨頭前下方の陥凹部。
取り方	下腿外側で腓骨頭の前下部、長腓骨筋腱の前縁に取る。
筋　肉	長腓骨筋
筋　枝	浅腓骨神経
皮　枝	外側腓腹皮神経
血　管	腓骨回旋枝（後脛骨動脈）

337

GB35

部　位	下腿外側、腓骨の後方、外果尖の上方７寸。
取り方	外果尖と膝窩横紋外端とを結ぶ線の中点の下方１寸の高さで、腓骨直後の陥凹部に取る。＊外丘と飛揚（膀胱経）との間にあたる。＊外果尖から膝窩横紋外端までの長さを１尺６寸とする。
筋　肉	長腓骨筋、ヒラメ筋
筋　枝	浅腓骨神経、脛骨神経
皮　枝	外側腓腹皮神経
血　管	前脛骨動脈の枝

338

GB36

部　位	下腿外側、腓骨の前方、外果尖の上方７寸。
取り方	外果尖と膝窩横紋外端を結ぶ線上の中点の下方１寸の高さで、腓骨直前の陥凹部に取る。＊陽交と下巨虚（胃経）との間にあたる。
筋　肉	長腓骨筋
筋　枝	浅腓骨神経
皮　枝	外側腓腹皮神経
血　管	前脛骨動脈の枝

339

足の少陽胆経

絡穴

こうめい

光明

（GB37）

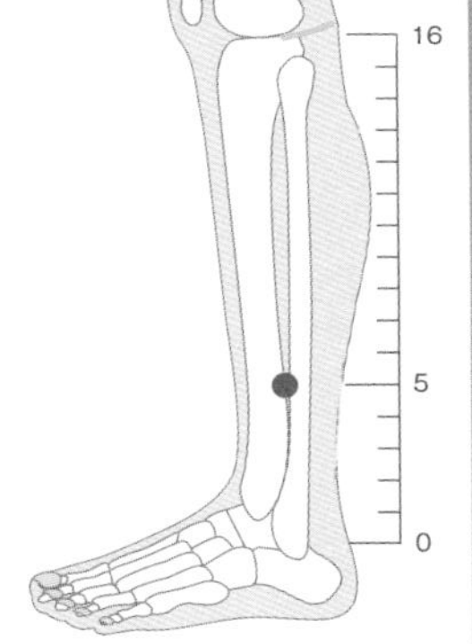

足の少陽胆経

経火穴

ようほ

陽輔

（GB38）

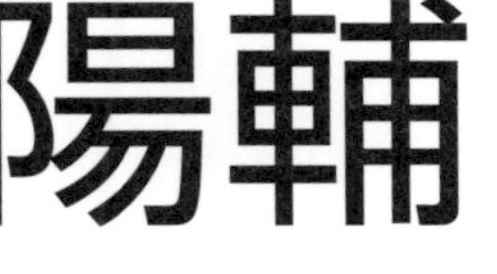

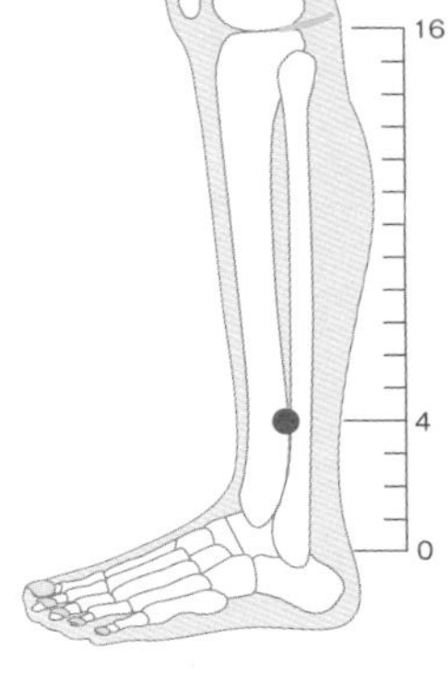

足の少陽胆経

八会穴の髄会

けんしょう

懸鍾

（GB39）

足の少陽胆経

胆の原穴

きゅうきょ

丘墟

（GB40）

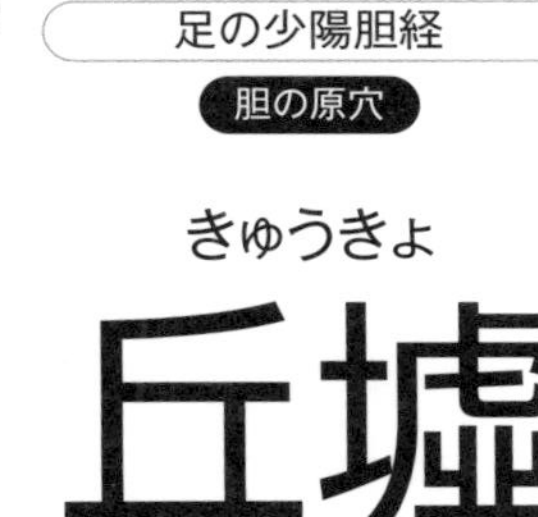

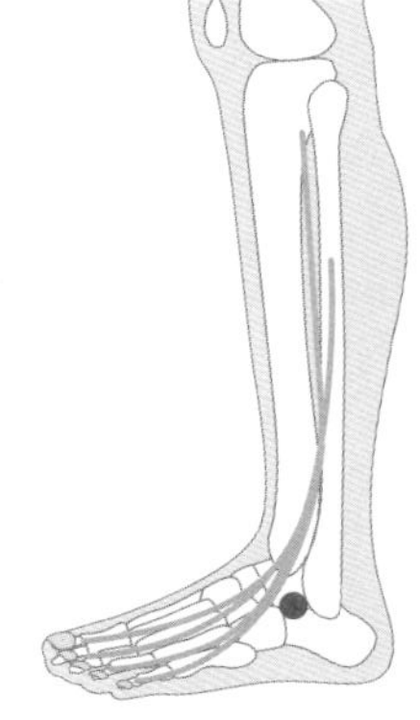

GB37

部　位	下腿外側、腓骨の前方、外果尖の上方５寸。
取り方	外果尖と膝窩横紋外端を結ぶ線上の外果尖の上５方寸の高さで、腓骨の前方に取る。
筋　肉	長腓骨筋、短腓骨筋
筋　枝	浅腓骨神経
皮　枝	外側腓腹皮神経
血　管	前脛骨動脈の枝

340

GB38

部　位	下腿外側、腓骨の前方、外果尖の上方４寸。
取り方	外果尖と膝窩横紋外端とを結ぶ線を４等分し、外果尖から４分の１のところ、腓骨の前方に取る。
筋　肉	短腓骨筋
筋　枝	浅腓骨神経
皮　枝	外側腓腹皮神経、浅腓骨神経
血　管	前脛骨動脈の枝

341

GB39

部　位	下腿外側、腓骨の前方、外果尖の上方３寸。
取り方	外果尖の上方３寸で、腓骨の前方に取る。 ＊跗陽（膀胱経）の前方にあたる。
筋　肉	短腓骨筋
筋　枝	浅腓骨神経
皮　枝	外側腓腹皮神経、浅腓骨神経
血　管	前脛骨動脈の枝

342

GB40

部　位	足関節前外側、長指伸筋腱外側の陥凹部、外果尖の前下方。
取り方	抵抗に抗して足の第２指から第５指を伸展させると、長指伸筋腱がはっきり現れ、その外側陥凹中に取る。外果尖の前下方にあたる。
筋　肉	長指伸筋（腱）
筋　枝	深腓骨神経
皮　枝	浅腓骨神経
血　管	外果動脈網

343

足の少陽胆経

兪木穴・八脈交会穴

あしりんきゅう

足臨泣

（GB41）

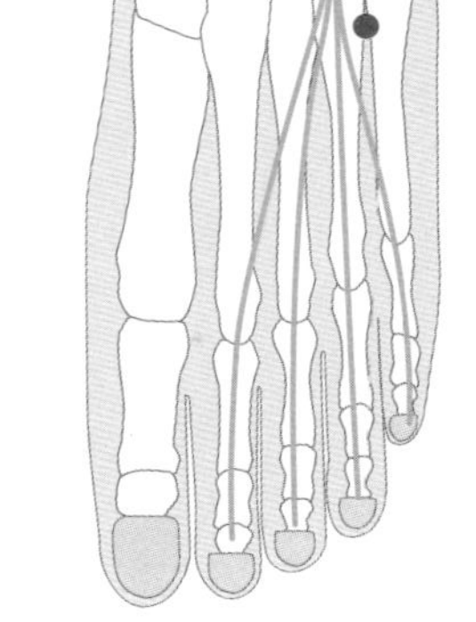

足の少陽胆経

ちごえ

地五会

（GB42）

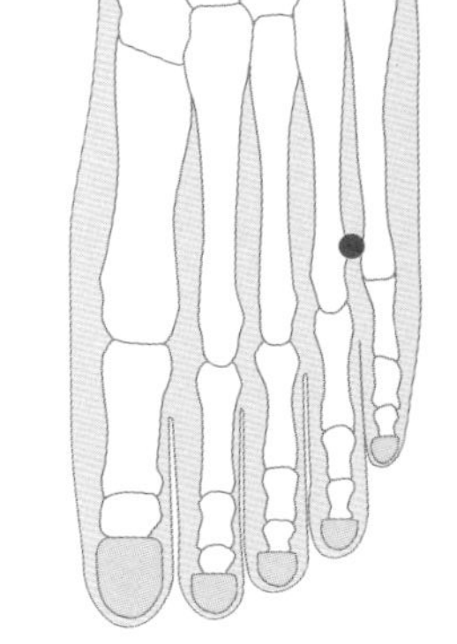

足の少陽胆経

滎水穴

きょうけい

侠渓

（GB43）

足の少陽胆経

井金穴

あしきょういん

足竅陰

（GB44）

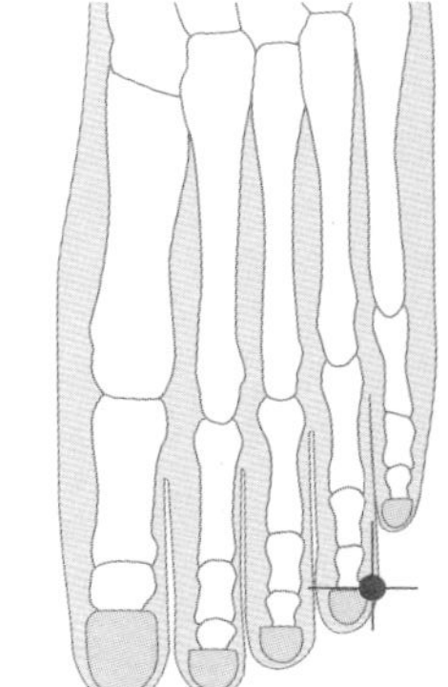

GB41

部　位	足背、第４・第５中足骨底接合部の遠位、第５指の長指伸筋腱外側の陥凹部。
取り方	第４·第５中足骨間を指頭で撫で上げたとき、指が止まるところに取る。
筋　肉	第４背側骨間筋
筋　枝	外側足底神経
皮　枝	浅腓骨神経
血　管	第４背側中足動脈

344

GB42

部　位	足背、第４・第５中足骨間、第４中足指節関節の近位陥凹部。
取り方	第４中足指節関節の後外側陥凹中に取る。
筋　肉	第４背側骨間筋
筋　枝	外側足底神経
皮　枝	浅腓骨神経
血　管	第４背側中足動脈

345

GB43

部　位	足背、第４・第５指間、みずかきの近位、赤白肉際。
取り方	第４·第５中足指節関節間の直前の陥凹部に取る。
筋　肉	第４背側骨間筋
筋　枝	外側足底神経
皮　枝	浅腓骨神経
血　管	背側指動脈

346

GB44

部　位	足の第４指、末節骨外側、爪甲角の近位外方１分（指寸）、爪甲外側縁の垂線と爪甲基底部の水平線との交点。
取り方	足の第４指爪根部近位縁に引いた線と、外側縁に引いた線との交点に取る。
筋　肉	ー
筋　枝	ー
皮　枝	浅腓骨神経
血　管	背側指動脈

347

足の厥陰肝経

井木穴

だいとん

大敦

（LR1）

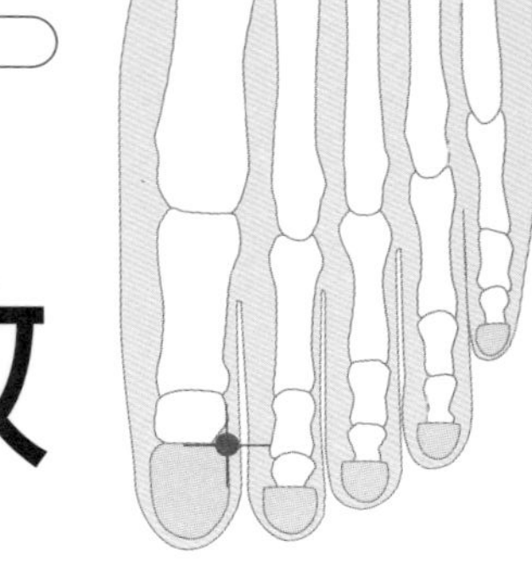

足の厥陰肝経

兪土穴・肝の原穴

たいしょう

太衝

（LR3）

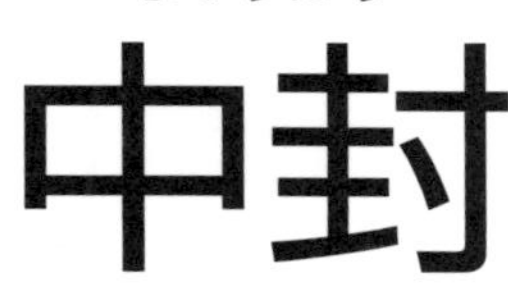

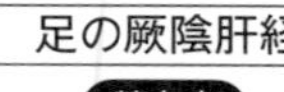

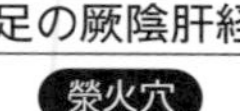

足の厥陰肝経

滎火穴

こうかん

行間

（LR2）

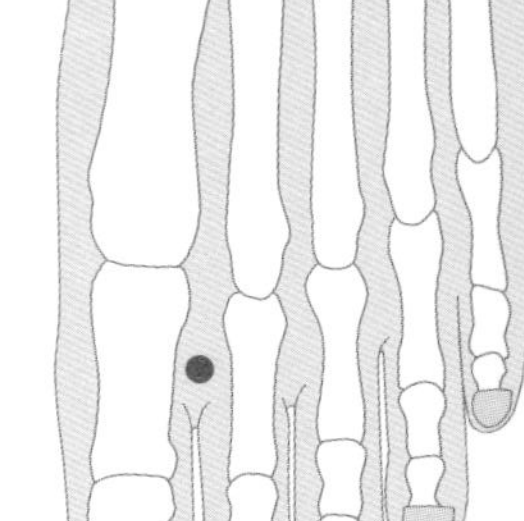

足の厥陰肝経

経金穴

ちゅうほう

中封

（LR4）

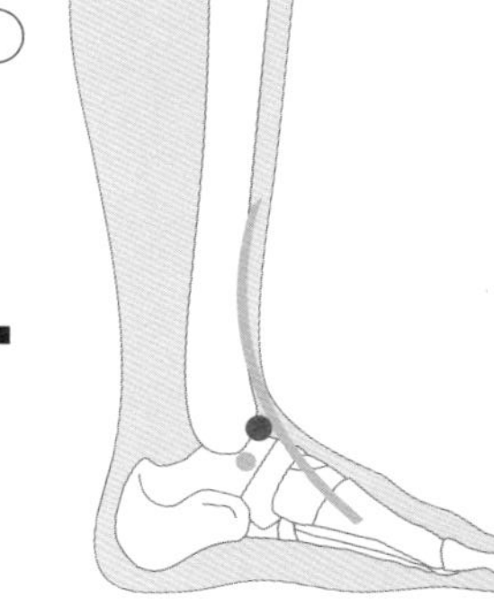

LR1

部　位	足の第１指、末節骨外側、爪甲角の近位外方１分（指寸）、爪甲外側縁の垂線と爪甲基底部の水平線との交点。
取り方	足の第１指爪根部近位縁に引いた線と、外側縁に引いた線との交点に取る。
筋　肉	ー
筋　枝	ー
皮　枝	深腓骨神経
血　管	背側指動脈

348

LR2

部　位	足背、第１・第２指間、みずかきの近位、赤白肉際。
取り方	第１・第２中足指節関節間の直前の陥凹部に取る。
筋　肉	ー
筋　枝	ー
皮　枝	深腓骨神経
血　管	背側指動脈

349

LR3

部　位	足背、第１・第２中足骨間、中足骨底接合部遠位の陥凹部、足背動脈拍動部。
取り方	第１・第２中足骨間を指頭で撫で上げたとき、指が止まるところで、足背動脈の拍動部に取る。
筋　肉	第１背側骨間筋
筋　枝	外側足底神経
皮　枝	深腓骨神経
血　管	足背動脈

350

LR4

部　位	足関節前内側、前脛骨筋腱内側の陥凹部、内果尖の前方。
取り方	内果尖の前方で、前脛骨筋腱の内側陥凹中に取る。＊解渓（胃経）と商丘（脾経）との間にあたる。
筋　肉	前脛骨筋（腱）
筋　枝	深腓骨神経
皮　枝	伏在神経
血　管	前内果動脈

351

足の厥陰肝経

絡穴

れいこう

蠡溝

（LR5）

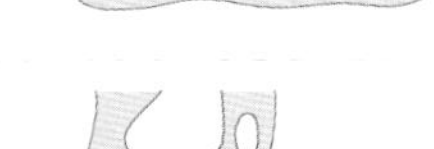

足の厥陰肝経

郄穴

ちゅうと

中都

（LR6）

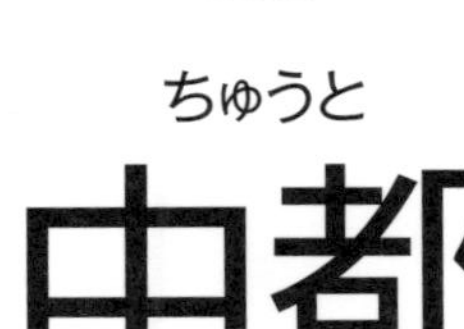
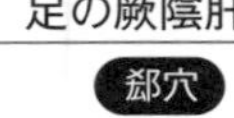
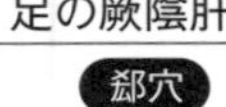
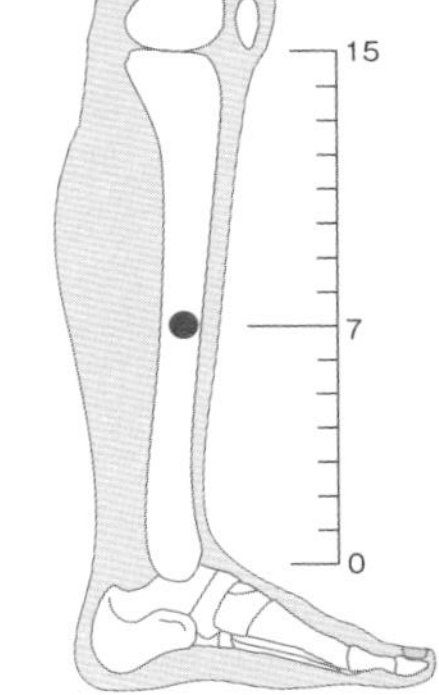

足の厥陰肝経

しつかん

膝関

（LR7）

足の厥陰肝経

合水穴

きょくせん

曲泉

（LR8）

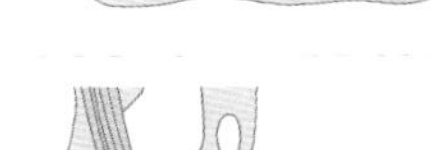
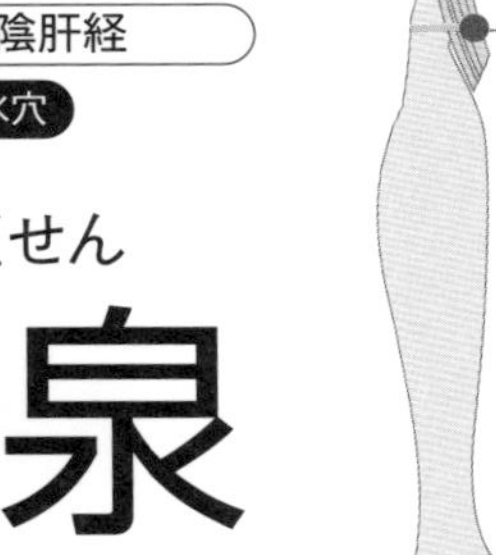

LR5

部　位	下腿前内側、脛骨内側面の中央、内果尖の上方５寸。
取り方	内果尖と膝蓋骨尖とを結ぶ線を３等分し、内果尖から３分の１のところ、脛骨の前縁と内側縁との中間に取る。＊内果尖から膝蓋骨尖までの長さを１尺５寸とする。
筋　肉	ー
筋　枝	ー
皮　枝	伏在神経
血　管	下行膝動脈の枝

352

LR6

部　位	下腿前内側、脛骨内側面の中央、内果尖の上方７寸。
取り方	内果尖と膝蓋骨尖とを結ぶ線の中点の下方５分で､脛骨の前縁と内側縁との中間に取る。
筋　肉	ー
筋　枝	ー
皮　枝	伏在神経
血　管	下行膝動脈の枝

353

LR7

部　位	下腿脛骨面、脛骨内側顆の下方、陰陵泉の後方１寸。
取り方	陰陵泉（脾経）の後方１寸で、脛骨内側顆の下方に取る。
筋　肉	薄筋(腱)、半腱様筋(腱)
筋　枝	閉鎖神経、脛骨神経
皮　枝	伏在神経
血　管	内側下膝動脈、下行膝動脈(伏在枝)

354

LR8

部　位	膝内側、半腱・半膜様筋腱内側の陥凹部、膝窩横紋の内側端。
取り方	膝関節を屈曲し、膝窩横紋の内端で最も明らかに触れる腱の内側陥凹中に取る。
筋　肉	薄筋(腱)、半腱様筋(腱)、半膜様筋(腱)
筋　枝	閉鎖神経、脛骨神経
皮　枝	伏在神経
血　管	内側下膝動脈、下行膝動脈(伏在枝)

355

足の厥陰肝経

いんぽう

陰包

（LR9）

足の厥陰肝経

あしごり

足五里

（LR10）

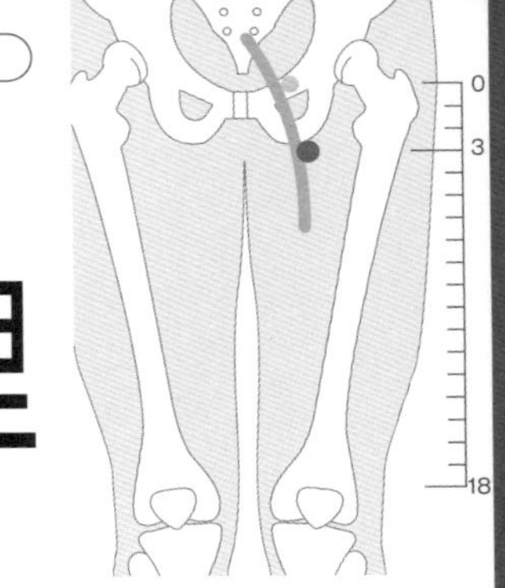

足の厥陰肝経

いんれん

陰廉

（LR11）

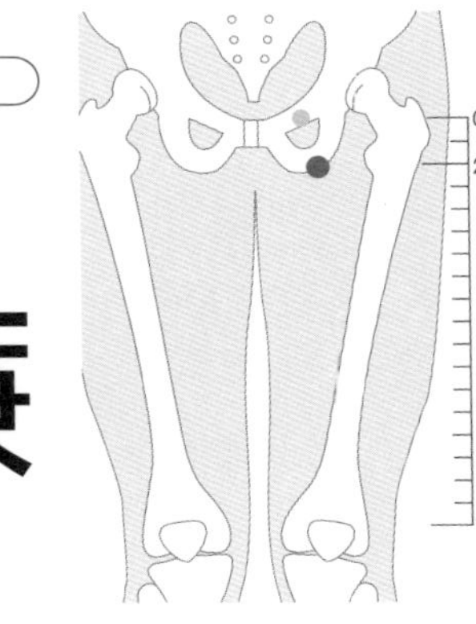

足の厥陰肝経

きゅうみゃく

急脈

（LR12）

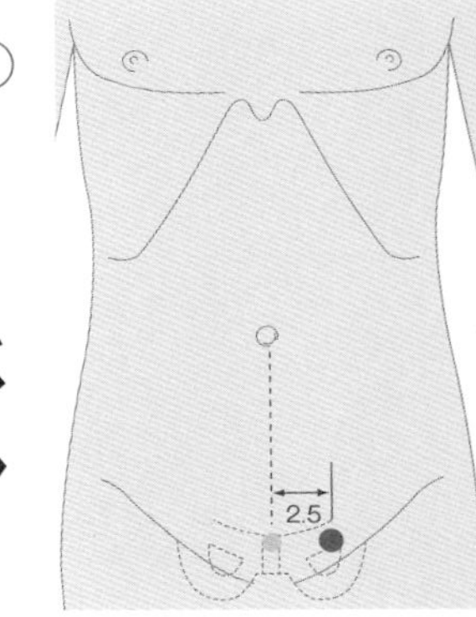

LR9

部　位	大腿部内側、薄筋と縫工筋の間、膝蓋骨底の上方４寸。
取り方	曲泉の上方、膝蓋骨底上方４寸の高さで、薄筋と縫工筋との間に取る。＊股関節をやや屈曲・外転・外旋させ、筋を緊張させると、縫工筋がより明確になる。＊膝蓋骨上縁から恥骨結合上縁までの長さを１尺８寸とする。
筋　肉	縫工筋、薄筋
筋　枝	大腿神経、閉鎖神経
皮　枝	閉鎖神経
血　管	下行膝動脈（大腿動脈の枝）

356

LR10

部　位	大腿部内側、気衝の下方３寸、動脈拍動部。
取り方	大腿内側の上部で気衝（胃経）の下方３寸、動脈拍動部に取る。
筋　肉	恥骨筋、長内転筋
筋　枝	大腿神経、閉鎖神経
皮　枝	陰部大腿神経
血　管	大腿動脈

357

LR11

部　位	大腿部内側、気衝の下方２寸。
取り方	大腿内側の上部で気衝（胃経）の外下方２寸に取る。 ＊長内転筋の外方にある。
筋　肉	恥骨筋
筋　枝	大腿神経
皮　枝	陰部大腿神経
血　管	大腿動脈

358

LR12

部　位	鼡径部、恥骨結合上縁と同じ高さ、前正中線の外方２寸５分。
取り方	曲骨（任脈）の外方２寸５分に取る。
筋　肉	外腹斜筋、内腹斜筋、精巣挙筋（男子）
筋　枝	肋間神経、腸骨下腹神経、腸骨鼡径神経、陰部大腿神経
皮　枝	腸骨下腹神経（前皮枝）、腸骨鼡径神経
血　管	浅腹壁動脈、下腹壁動脈

359

足の厥陰肝経

脾の募穴・八会穴の臓会

しょうもん

章門

（LR13）

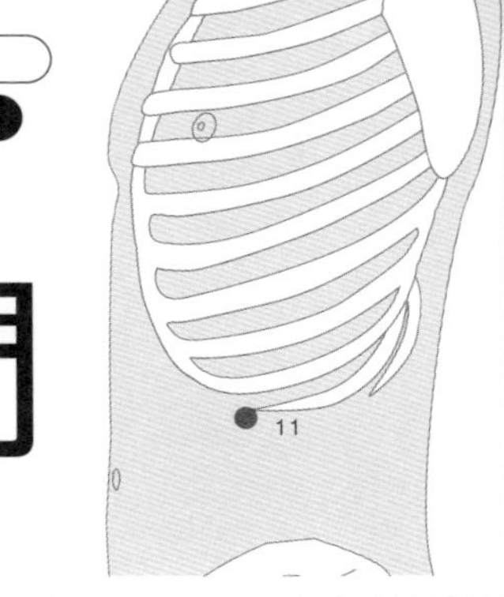

足の厥陰肝経

肝の募穴

きもん

期門

（LR14）

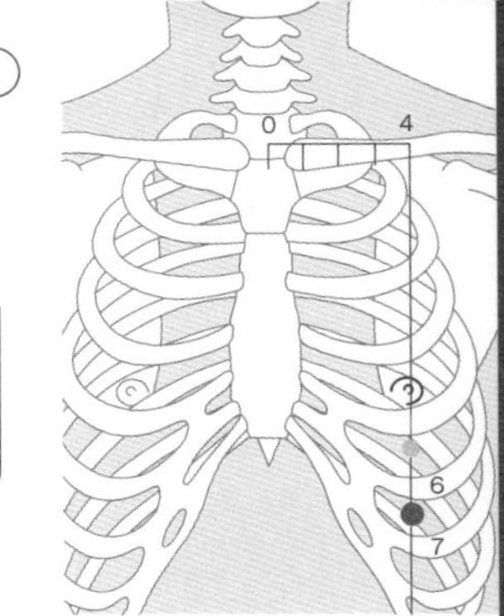

LR14

部　位	前胸部、第６肋間、前正中線の外方４寸。
取り方	乳頭中央の下方で、乳根（胃経）の１肋間下に取る。＊巨闕（任脈）の外方４寸にあたる。 ＊女性では鎖骨中線と第６肋間の交点に取る。
筋　肉	大胸筋
筋　枝	内側・外側胸筋神経
皮　枝	肋間神経（前皮枝・外側皮枝）
血　管	肋間動脈、胸肩峰動脈

361

LR13

部　位	側腹部、第 11 肋骨端下縁。
取り方	側臥して、第１１肋骨前端の下縁に取る。
筋　肉	外腹斜筋、内腹斜筋
筋　枝	肋間神経
皮　枝	肋間神経（外側皮枝）
血　管	肋間動脈

360

奇穴

ししんそう

四神聡

Ex-HN1

奇穴

いんどう

印堂

Ex-HN3

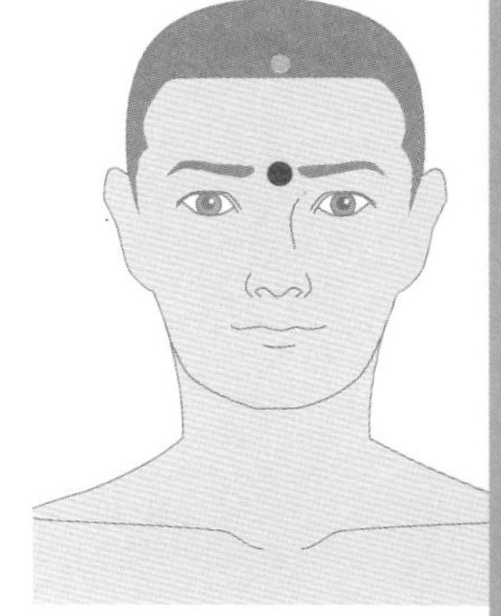

奇穴

ぎょよう

魚腰

Ex-HN4

奇穴

たいよう

太陽

Ex-HN5

別名:当容（とうよう）

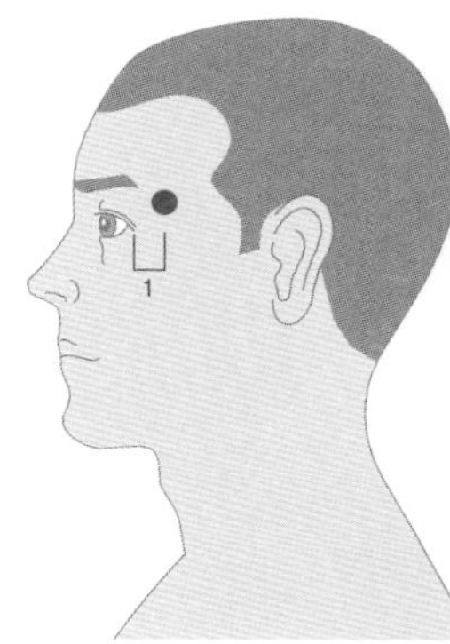

EX-HN1

取り方	頭部、百会（督脈）を中心に前後左右それぞれ 1 寸の部に 4 穴を取る。
主　治	頭痛、眩暈、癲癇、精神病、中風

362

EX-HN3

取り方	顔面部、神庭（督脈）の下方、眉間中央陥凹部に取る。 ＊両眉頭を結ぶ線の中点に取る。
主　治	小児のひきつけ、鼻疾患、頭痛、眩暈、不眠症

363

EX-HN4

取り方	顔面部、瞳孔の直上、正視させて、眉毛の中央の陥中に取る。
主　治	眼疾患、眼瞼下垂

364

EX-HN5

取り方	顔面部、眉毛の外端と外眼角との中央から後方 1 寸の陥凹部に取る。 ＊下顎神経（三叉神経第 3 枝）が支配する。
主　治	片頭痛、眼疾患、歯痛、顔面神経麻痺

365

● 奇穴

きゅうご

球後

Ex-HN7

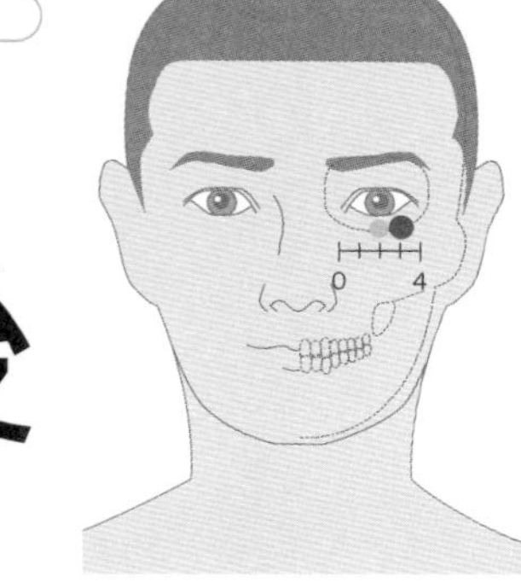

● 奇穴

きょうしょうしょう

夾承漿

● 奇穴

けんせい

牽正

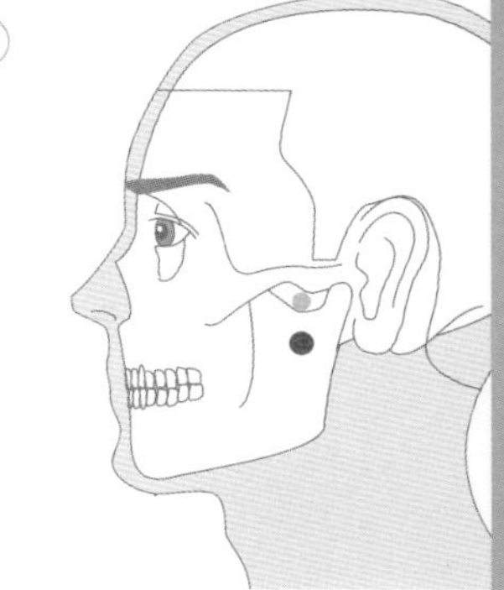

● 奇穴

えいめい

翳明

Ex-HN14

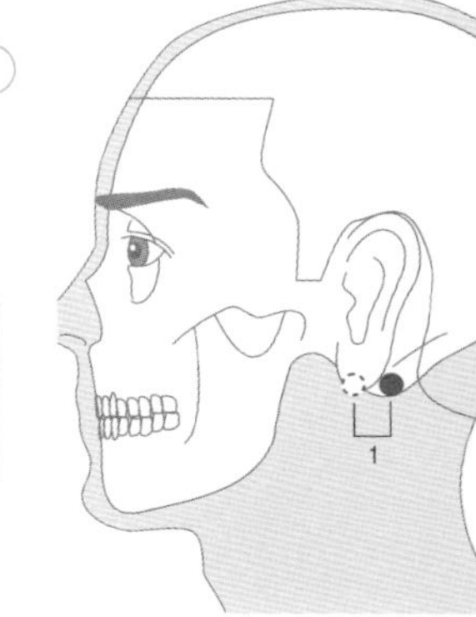

EX-HN7

取り方	顔面部、外眼角と内眼角を結んで、外方から 4 分の 1 の垂線上で、眼窩下縁に取る。 ＊承泣 (胃経) の高さに並ぶ。
主　治	近視、視神経萎縮、視神経炎、眼瞼麻痺および痙攣

366

取り方	顔面部、下関 (胃経) から下方に引いた垂線と、耳垂下縁を通る水平線との交点に取る。
主　治	顔面神経麻痺、耳下腺炎、口腔潰瘍

367

取り方	顔面部、承漿 (任脈) の外方 1 寸。 ＊オトガイ孔部。下顎神経 (三叉神経第 3 枝) の枝が出るところにあたる。
主　治	歯根炎、下歯痛、顔面神経麻痺および痙攣

368

EX-HN14

取り方	頸部、乳様突起の下縁、翳風 (三焦経) の後方約 1 寸に取る。
主　治	老視 (老眼)、近視、耳下腺炎、耳鳴、眩暈、不眠症

369

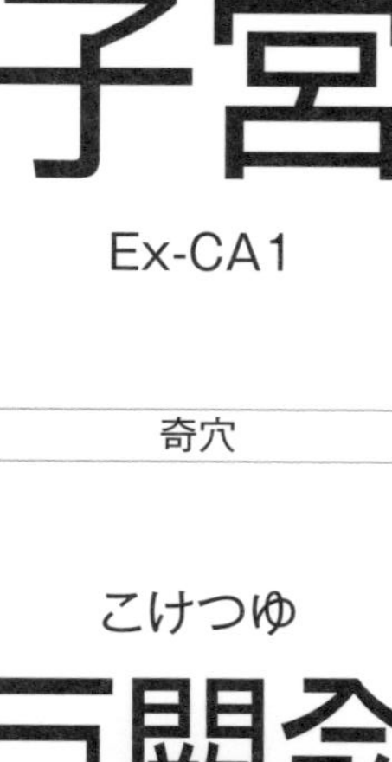

奇穴

しきゅう
子宮
Ex-CA1

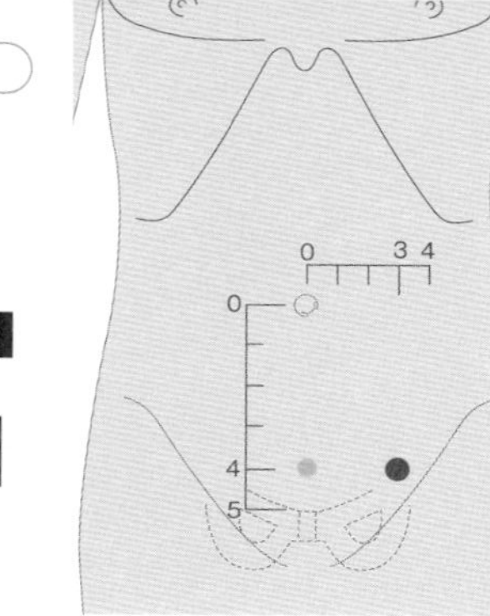

奇穴

こけつゆ
巨闕兪

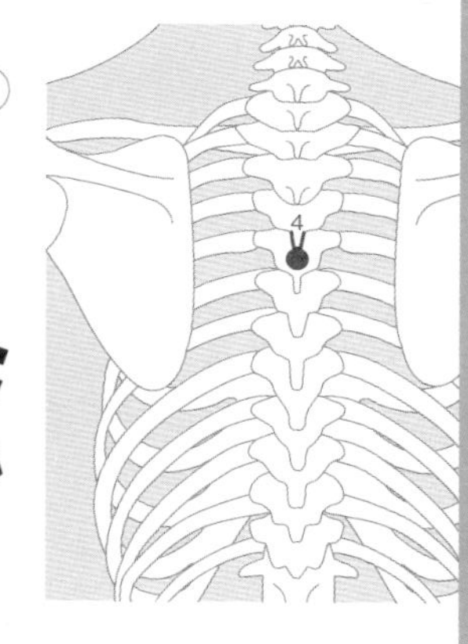

奇穴

ていぜん
定喘
Ex-B1
別名:治喘（ちぜん）

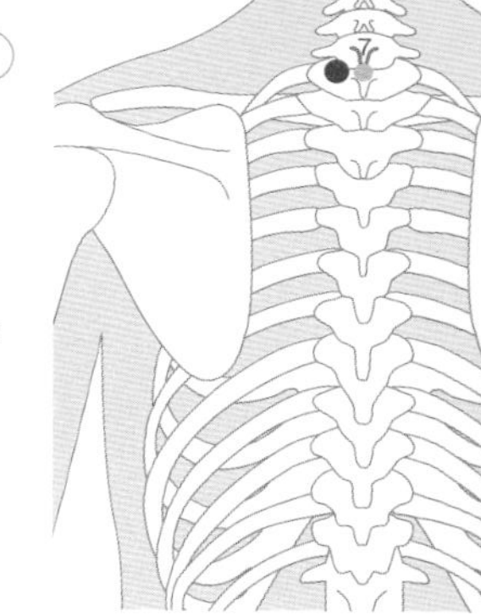

奇穴

せっせき
接脊
別名:接骨（せっこつ）

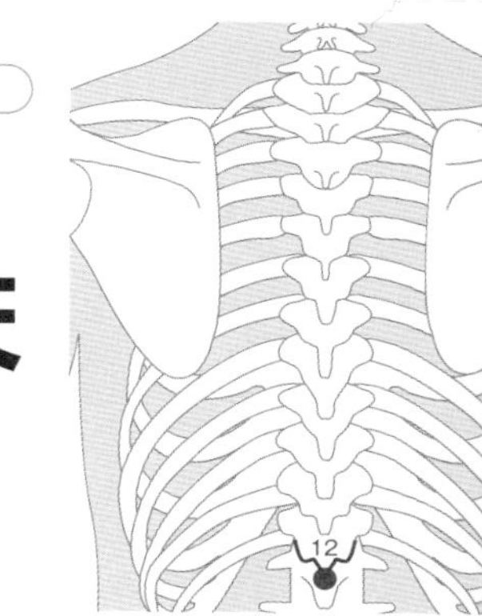

EX-CA1

取り方／部位	下腹部、臍下４寸、中極（任脈）の外方３寸に取る。
主　治	婦人科系疾患（月経不順、月経痛、不妊症、子宮下垂、子宮脱）、膀胱炎

370

EX-B1

取り方	上背部、第７頸椎棘突起下縁と同じ高さ、後正中線の外方５分（外方１寸とする説もある）。
主　治	咳嗽、喘息、蕁麻疹、上肢麻痺

371

取り方／部位	上背部、後正中線上、第４胸椎棘突起下方の陥凹部。
主　治	心臓疾患、呼吸器疾患

372

取り方	上背部、後正中線上、第12胸椎棘突起下方の陥凹部。
主　治	脊椎および脊髄の疾患、小児の腹部疾患（下痢、脱肛、しぶり腹）

373

奇穴

ひこん

痞根

Ex-B4

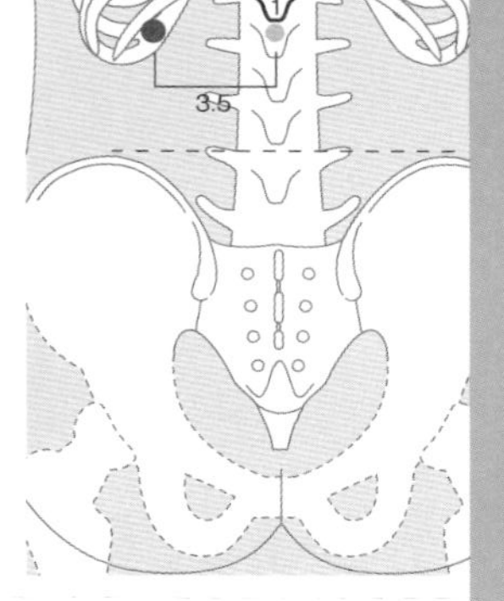

奇穴

ようがん

腰眼

Ex-B7

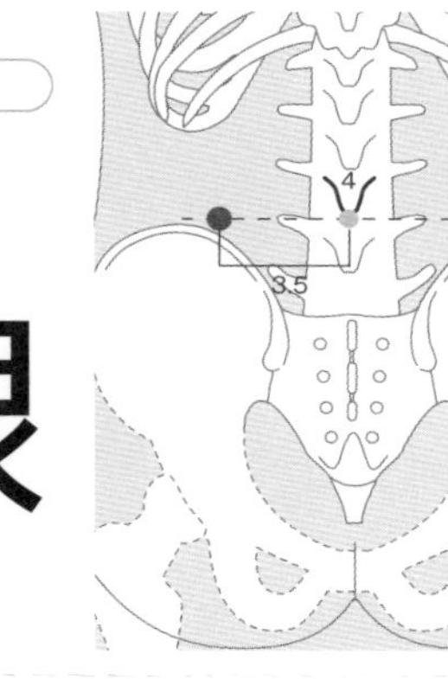

奇穴

げきょくゆ

下極兪

奇穴

じゅうななつい

十七椎

Ex-B8

別名:上仙(じょうせん)

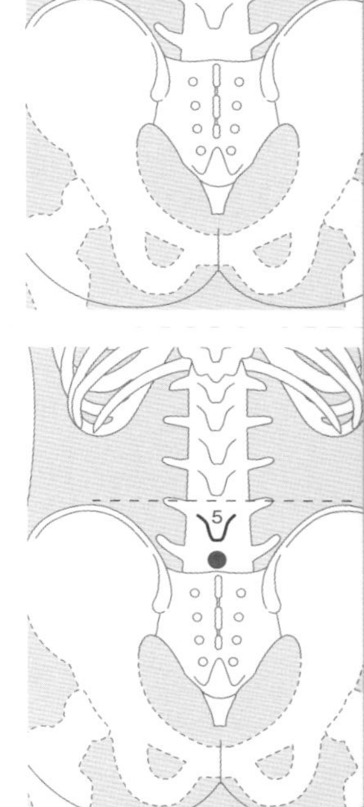

EX-B4

取り方	腰部、第 1 腰椎棘突起下縁と同じ高さ後正中線の外方 3 寸 5 分。 ＊第 12 肋骨の下際にあたる。
主　治	痞塊（肝臓・脾臓・膵臓などの肥大）、胃炎、腸炎、鼓腸、腰痛

374

取り方	腰部、後正中線上、第 3 腰椎棘突起下方の陥凹部。
主　治	腰痛、下痢、腹部疾患、下腹部の冷え、生殖器疾患

375

EX-B7

取り方	腰部、第 4 腰椎棘突起下縁と同じ高さ、後正中線の外方 3 寸 5 分。 ＊患者を直立または伏臥させて、あたかも両眼の如き陥凹部に取る。 ＊両手を上げて、体をひねると陥凹部がよく現れる。腰三角部にあたる。
主　治	腰痛、生殖器疾患（特に精巣炎や卵巣炎）

376

EX-B8

取り方	腰部、後正中線上、第 5 腰椎棘突起下方の陥凹部。
主　治	月経痛、腰痛、妊娠による排尿困難、痔疾、下肢の麻痺

377

奇穴

きょうせき

夾脊

Ex-B2

別名:華佗夾脊（かだきょうせき）

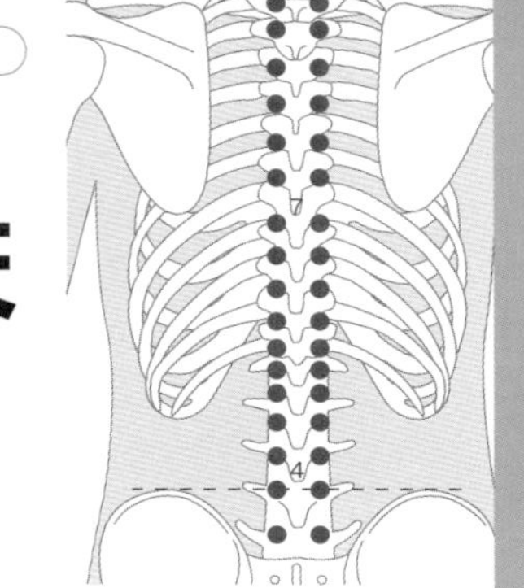

奇穴

しか

四華

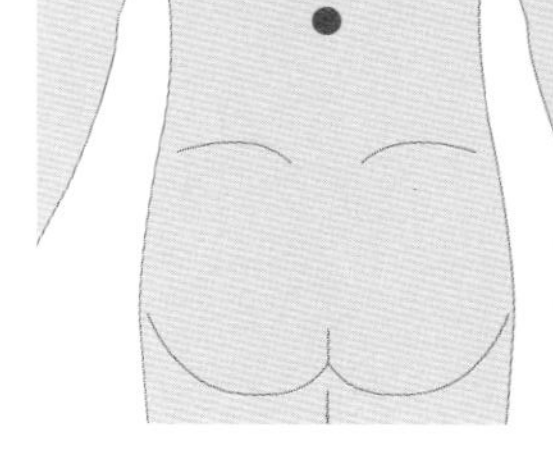

奇穴

かんもん

患門

奇穴

けんないりょう

肩内陵

別名:肩前（けんぜん）

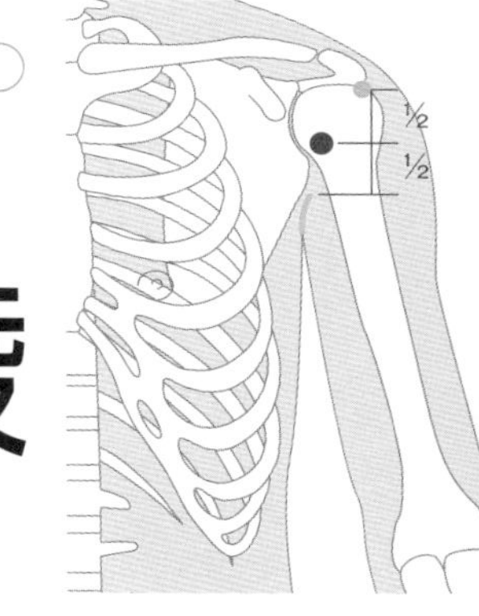

EX-B2

取り方	背部、第 1 胸椎棘突起から第 5 腰椎棘突起までで、それぞれの棘突起下縁と同じ高さで、後正中線の両外方 5 分に取る。 ＊左右各 17 穴、計 34 穴ある。
主　治	胸腹部の慢性疾患（特に肺結核）

378

取り方	①患者を直立させ、長い細紐の中央部を大椎（督脈）にあてて頸に掛け、紐の両端をそろえて前胸部に垂らし、鳩尾（任脈）の部で切断する。②この紐の中央部を甲状軟骨の上にあてて背部に回し、下端をそろえて脊柱上にあたるところに仮点を取る。③この仮点に、別の短い紐で、患者の口を閉じさせ一方の口角から斜上方に鼻中隔直下を経て、他方の口角に至る長さを取り、④その中央部を前記の仮点にあてて上下の両端に 2 穴、左右の両端に 2 穴、計 4 穴を取る。＊種々の説がある。張介賓の四華の穴とする。菱形花ともいう。
主　治	呼吸器疾患（特に肺結核・喘息）、心臓疾患

379

取り方	①患者を直立させ、長い紐の一端を足の第 1 指先端に当て、しっかりと踏ませて紐を足底から足根部中央を経て上方に伸ばし、下腿後面正中を上行させて委中（膀胱経）に至ってこれを切る。②この紐の一端を鼻尖にあて、頭頸部および背部の正中線に沿って後方に垂らし、その下端があたる脊柱上に仮点を取る。③別に短い紐で、患者の口を閉じさせ一方の口角から斜上方に鼻中隔直下を経て、他方の口角に至る長さを取り、④その中央部を前記の仮点にあてて、左右水平に伸ばして、両端のあたるところに 2 穴を取る。
主　治	呼吸器疾患（特に肺結核・喘息）、心臓疾患

380

取り方	上肢を下垂し、腋窩横紋前端と肩髃（大腸経）との中点に取る。
主　治	肩関節周囲炎、上肢の運動障害、片麻痺

381

奇穴

ようつうてん

腰痛点

Ex-UE7

別名:腰腿点（ようたいてん）

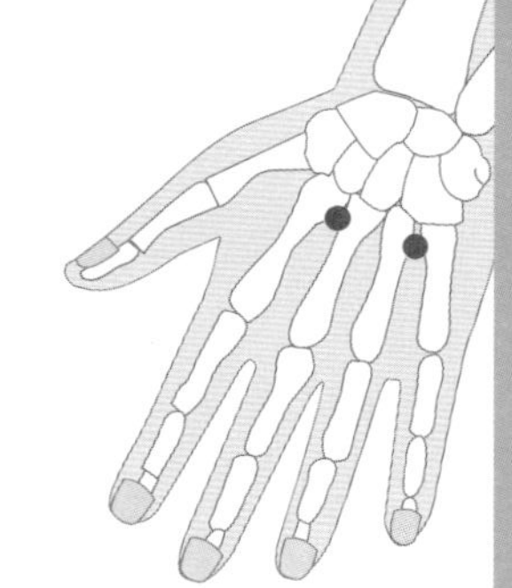

奇穴

らくちん

落枕

Ex-UE8

別名:外労宮（そとろうきゅう）

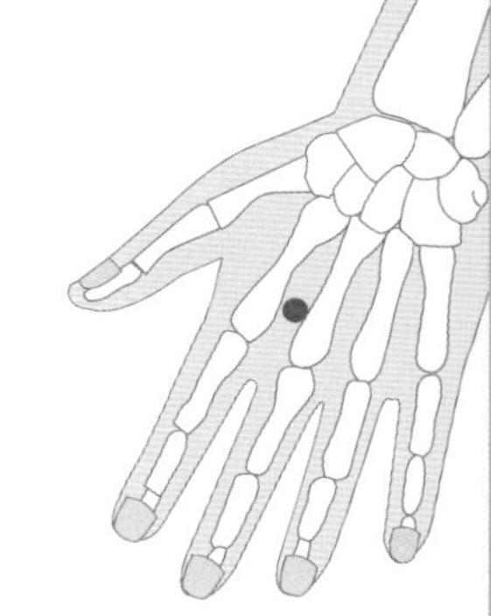

奇穴

はちじゃ

八邪

Ex-UE9

奇穴

しほう

四縫

Ex-UE10

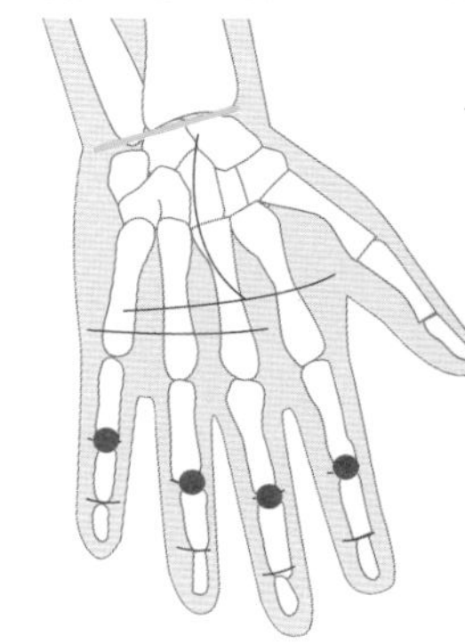

EX-UE7

取り方	手背、第２・第３および第４・第５中手骨底間の陥凹部の２点に取る。 ＊左右の４穴を同時に取り、鍼尖が互いに接するよう「逆八の字」に刺鍼する。刺鍼中に刺激を与えながら、腰部の前屈・後屈・回旋などの運動をさせる。
主　治	急性腰痛、捻挫、腱鞘炎、リウマチ

382

EX-UE8

取り方	手背、第２・第３中手指節関節の間の近位陥凹部に取る。 ＊患側を取り、刺鍼中に刺激を加えながら、頸の運動を同時に行う。
主　治	寝違え

383

EX-UE9

取り方	手背、手を軽く握り、各中手指節関節の間の背側に取る。 ＊左右で計８穴を取る。
主　治	歯痛、頭痛、手の痛み（中手指節関節の疾患、手の拘縮、関節リウマチ）

384

EX-UE10

取り方	示指・中指・薬指・小指の掌側で、近位指節間関節横紋の中央に取る。 ＊左右で計８穴を取る。
主　治	小児疳虫症、手指の関節炎

385

奇穴

じゅっせん
十宣

Ex-UE11
別名:鬼城(きじょう)、十指端(じゅっしたん)

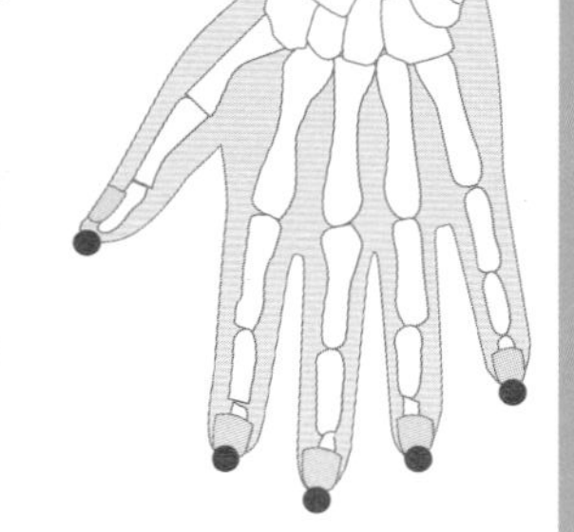

奇穴

かくちょう
鶴頂

Ex-LE2
別名:膝頂(しつちょう)

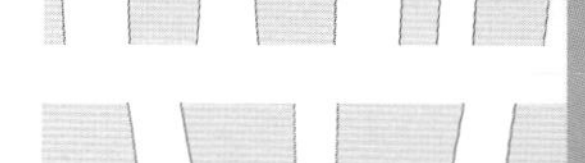

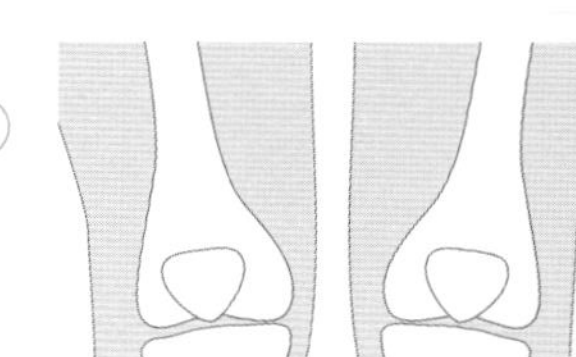

奇穴

ないしつがん
内膝眼

Ex-LE4

奇穴

たんのうてん
胆嚢点

Ex-LE6

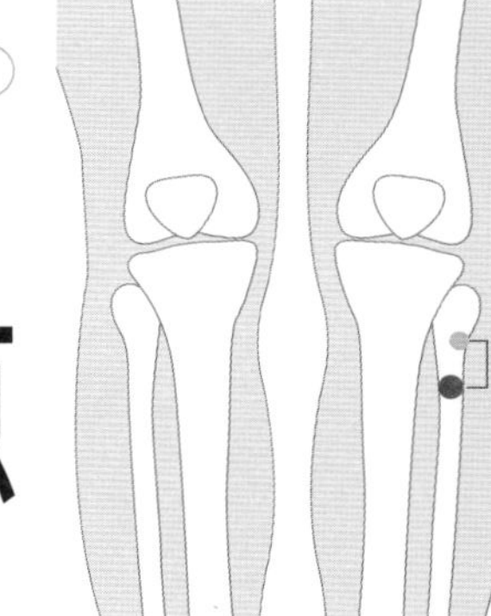

EX-LE2

取り方	膝関節部、膝蓋骨底上際中央の陥凹部に取る。 ＊膝関節を軽く屈曲すると、取穴しやすい。
主　治	膝関節疾患、下肢麻痺

387

EX-UE11

取り方	両手十指の各先端中央に取る。
主　治	手指の知覚異常、発熱、救急的に使用（失神、昏迷、ヒステリー、癲癇、卒中）

386

EX-LE6

取り方	陽陵泉（胆経）の下約１寸に取る。
主　治	胆嚢炎、胆石症、胸脇痛、下肢痛、下肢運動麻痺

389

EX-LE4

取り方	膝前面、膝蓋靭帯内方の陥凹部に取る。
主　治	膝関節疾患、脚気、中風、下肢痛、下肢倦怠感

388

奇穴

らんび

闌尾

Ex-LE7

奇穴

はっぷう

八風

Ex-LE10

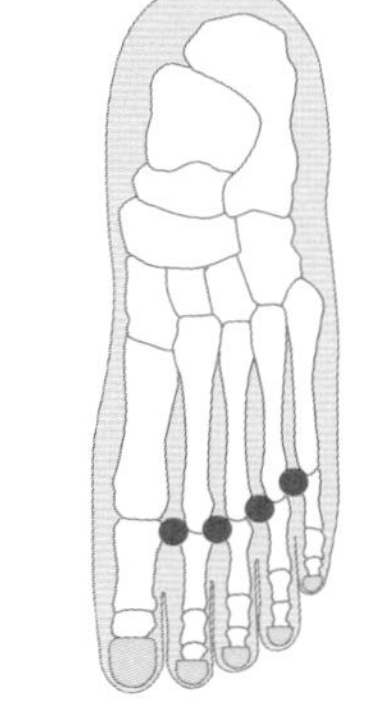

奇穴

うらないてい

裏内庭

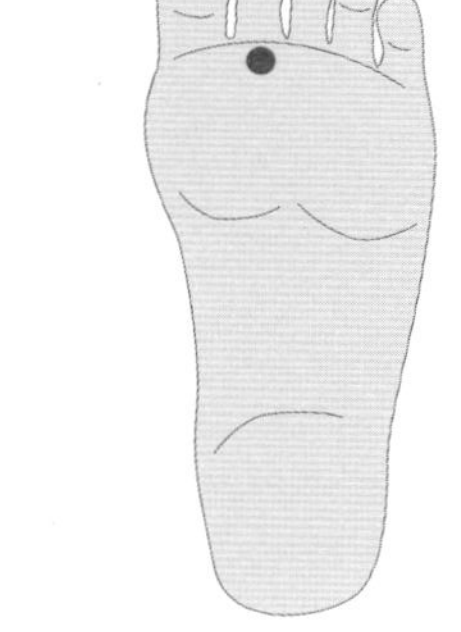

奇穴

しつみん

失眠

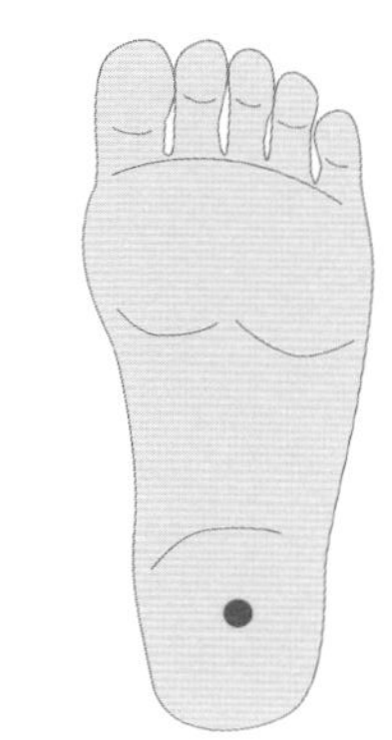

EX-LE7

取り方	足三里（胃経）の下約２寸に取る。
主　治	急性虫垂炎

390

EX-LE10

取り方	足背、各中足指節関節の間に取る。 ＊左右で計８穴を取る。
主　治	足の痛み（脚気、足背痛、足指の発赤・腫脹、関節リウマチ）

391

取り方	足底部、第２中足指節関節のやや後方に取る。 ＊足の第２指裏側の最も高いところに墨を付け、折りまげて足底につくところにあたる。
主　治	食中毒、食あたり、腹痛、嘔吐、下痢

392

取り方	足底部、踵の中央に取る。
主　治	下肢の冷え・むくみ、不眠

393

よく知られている経穴の組み合わせ

むつきゅう

六つ灸

別名：六華（ろっか）の灸（きゅう）
胃の六つ灸

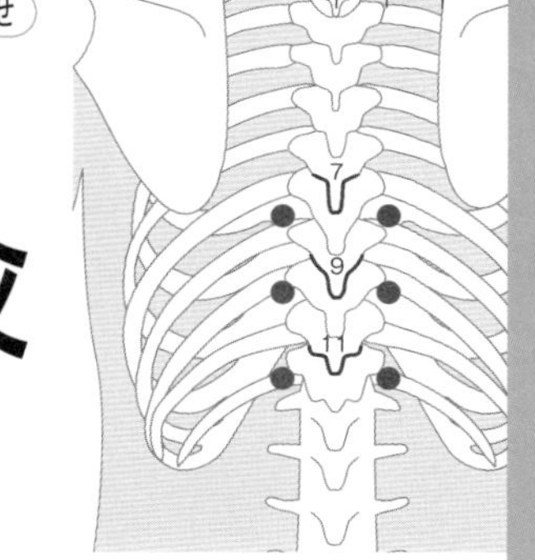

よく知られている経穴の組み合わせ

しょうにすじかいのきゅう

小児斜差の灸

別名：小児すじかい灸
小児すじちがいの灸
小児しゃさの灸

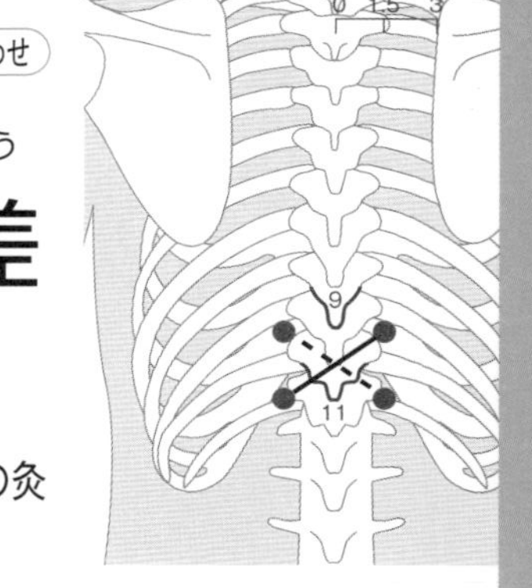

よく知られている経穴の組み合わせ

ちゅうふうななけつ

中風七穴

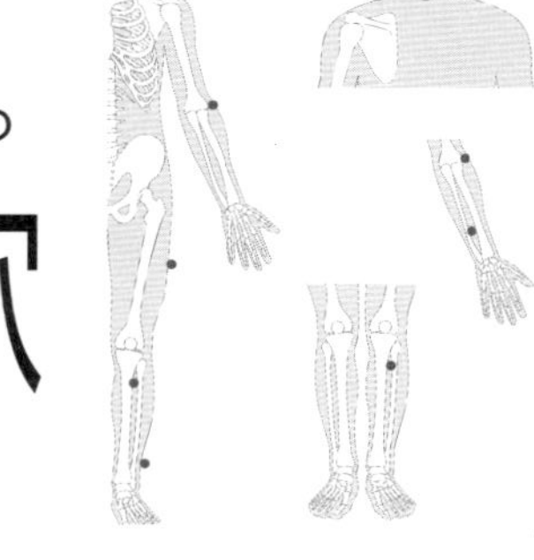

よく知られている経穴の組み合わせ

かっけはっしょのけつ

脚気八処の穴

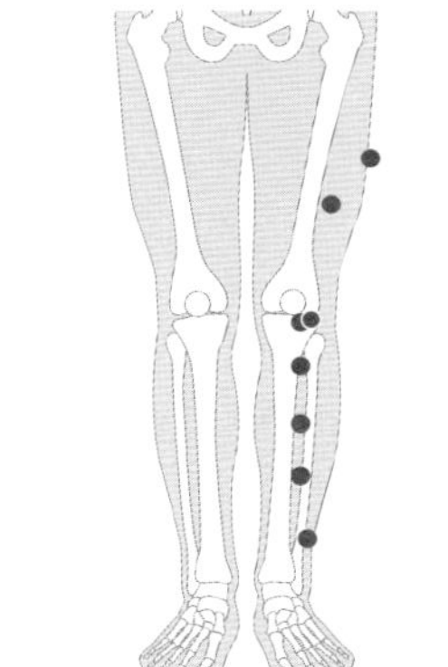

部　位	膈兪・肝兪・脾兪の左右で計６穴を取る。
主　治	胃疾患

394

部　位	男児は左の肝兪と右の脾兪の２穴、女児は右の肝兪と左の脾兪の２穴を取る。
主　治	小児疾患（特に疳の虫）＊小児斜差の灸とは、脊柱を越えて斜めに取る小児疾患に有効な施灸点という意味で、２～３歳の小児常用の灸穴として有名である。

395

部　位	２説ある。 ①百会・曲鬢・肩井・曲池・風市・足三里・懸鍾（別名：絶骨）の７穴 ②百会・風池・肩井・大椎・曲池・間使・足三里の７穴
主　治	中風、言語障害 ＊中風七穴は、中風の予防や治療に用いられる。

396

部　位	風市・伏兎・犢鼻・外膝眼・足三里・上巨虚・下巨虚・懸鍾（別名：絶骨）の８穴
主　治	脚気
その他	＊ WHO/WPRO の決定では、以下のように、従来の外膝眼が犢鼻となっている。 外膝眼：膝関節部で、膝関節を屈曲して膝蓋骨下縁で膝蓋靭帯の外側陥凹部 犢鼻：膝蓋骨下縁と脛骨上端との中間で膝蓋靭帯中

397

五行穴（五兪穴）

要穴表

陰経

	井木	滎火	兪土	経金	合水
肝					
心					
脾					
肺					
腎					
心包					

五要穴①

要穴表

陰経

	原穴	郄穴	絡穴	募穴	兪穴
肝					
心					
脾					
肺					
腎					
心包					

奇経

陰蹻脈	
陰維脈	

五行穴（五兪穴）

要穴表

陽経

	井金	滎水	兪木	経火	合土
胆					
小腸					
胃					
大腸					
膀胱					
三焦					

五要穴②

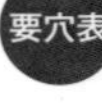

陽経

	原穴	郄穴	絡穴	募穴	兪穴
胆					
小腸					
胃					
大腸					
膀胱					
三焦					

奇経

陽蹻脈	
陽維脈	

五行穴（五兪穴）

陰経

	井木	滎火	兪土	経金	合水
肝	大敦	行間	太衝	中封	曲泉
心	少衝	少府	神門	霊道	少海
脾	陰白	大都	太白	商丘	陰陵泉
肺	少商	魚際	太淵	経渠	尺沢
腎	湧泉	然谷	太渓	復溜	陰谷
心包	中衝	労宮	大陵	間使	曲沢

五要穴①

陰経

	原穴	郄穴	絡穴	募穴	兪穴
肝	太衝	中都	蠡溝	期門	肝兪
心	神門	陰郄	通里	巨闕	心兪
脾	太白	地機	公孫	章門	脾兪
肺	太淵	孔最	列欠	中府	肺兪
腎	太渓	水泉	大鍾	京門	腎兪
心包	大陵	郄門	内関	膻中	厥陰兪

奇経

	脈	
	脈	交信
	脈	築賓

五行穴（五兪穴）

陽経

	井金	滎水	兪木	経火	合土
胆	足竅陰	侠渓	足臨泣	陽輔	陽陵泉
小腸	少沢	前谷	後渓	陽谷	小海
胃	厲兌	内庭	陥谷	解渓	足三里
大腸	商陽	二間	三間	陽渓	曲池
膀胱	至陰	足通谷	束骨	崑崙	委中
三焦	関衝	液門	中渚	支溝	天井

五要穴②

陽経

	原穴	郄穴	絡穴	募穴	兪穴
胆	丘墟	外丘	光明	日月	胆兪
小腸	腕骨	養老	支正	関元	小腸兪
胃	衝陽	梁丘	豊隆	中脘	胃兪
大腸	合谷	温溜	偏歴	天枢	大腸兪
膀胱	京骨	金門	飛揚	中極	膀胱兪
三焦	陽池	会宗	外関	石門	三焦兪

奇経

	脈	
	脈	跗陽
	脈	陽交

八会穴

腑会	
臓会	
筋会	
髄会	
血会	
骨会	
脈会	
気会	

下合穴

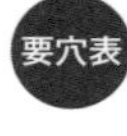
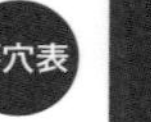

胆	
小腸	
胃	
大腸	
膀胱	
三焦	

五兪穴・五行穴

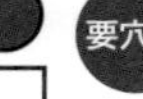

穴名 陰　陽	意味	主治
井穴（　）（　）	経脈の出る所	
滎穴（　）（　）	経脈の溜る所	
兪穴（　）（　）	経脈の注ぐ所	
経穴（　）（　）	経脈の行く所	
合穴（　）（　）	経脈の入る所	

四総穴

肚腹は（　　　　）に止め
腰背は（　　　　）に求む
頭項は（　　　　）に尋ね
面口(目)は（　　　　）に収む

五要穴③

督脈	
任脈	
脾の大絡	

八総穴

（衝脈）	—	（陰維脈）
（帯脈）	—	（陽維脈）
（督脈）	—	（陽蹻脈）
（任脈）	—	（陰蹻脈）

要穴表

四総穴

(　　)	は三里に	(　　)
(　　)	は委中に	(　　)
(　　)	は列欠に	(　　)
(　　)	は合谷に	(　　)

五要穴③

	長強
	鳩鼻
	大包

八総穴

(　　脈)	公孫ー内関	(　　脈)
(　　脈)	足臨泣ー外関	(　　脈)
(　　脈)	後渓ー申脈	(　　脈)
(　　脈)	列欠ー照海	(　　脈)

八会穴

	中脘
	章門
	陽陵泉
	懸鐘
	膈兪
	大杼
	太淵
	膻中

下合穴

	陽陵泉
	下巨虚
	足三里
	上巨虚
	委中
	委陽

五兪穴・五行穴

穴名	陰	陽	意味	主治
井穴	木	金	経脈の(　　)	心下満（肝経）
滎穴	火	水	経脈の(　　)	身熱（心経）
兪穴	土	木	経脈の(　　)	体重節痛（脾経）
経穴	金	火	経脈の(　　)	喘咳寒熱（肺経）
合穴	水	土	経脈の(　　)	逆気而泄（腎経）